척추측만증 솔루션

I Have Scoliosis; Now What?

척추측만증 솔루션

I Have Scoliosis; Now What?

척추측만증 교육

정보, 영감 그리고 감명을 주다

지은이 에린 마이어

대표 역자 백 형 진

대성의학사

차례

역자 서문

저는 스포츠의학으로 시작하여 헬스케어, 통합의학, 정골의학(DO), 자연치유학(DN) 등 다양한 분야를 공부하며 계속해서 연구하고 고민해 왔습니다. 특히 척추측만증을 가진 고객들을 만날 때마다 그들의 삶에 어떻게 도움을 줄 수 있을지에 대해 계속해서 고민하고 연구하였습니다.

이전에 소개된 에린 마이어의 『척추측만증 분석』에 이어 이번에는 『척추측만증 솔루션』을 번역하게 되었습니다. 이를 통해 보다 많은 사람들에게 건강한 삶을 선물할 수 있게 되어 매우 의미 있는 일이 될 것 같습니다. 척추측만증은 정확한 분석을 기반으로 어떻게 관리하는지가 매우 중요합니다. 개인적으로 매일 운동을 하는 등 일상적인 습관을 개선하는 것뿐 아니라 의료기관의 도움을 받는 것도 중요합니다. 그러나 현장에서는 척추측만증이라는 주제가 복잡하고 어렵게 느껴지며, 잘못된 정보들로 인해 오히려 척추측만증이 악화되는 경우가 많아 어떻게 접근해야 할지를 모르는 경우가 많았습니다.

『척추측만증 솔루션』은 이러한 상황에 도움이 될 것이라고 생각합니다. 이 책은 척추측만증을 실제로 경험하고 있는 저자가 현장에서 필라테스 지도자로서 어떤 생각과 지식으로 고객들에게 접근하고 있는지부터 척추측만증 분석과 아울러 문제 해결을 위한 저자만의 노하우, 도움이 되는 필라테스 동작 등을 척추측만증을 매우 쉽게 설명하고 있습니다.

저는 의학 박사이자 운동 전문가로서 이 책을 통해 많은 운동 지도자들이 척추측만증이라는 복잡하고 어려운 주제를 해결하는 데 도움을 받기를 바랍니다.

척추측만증이라는 도전 속에서도 용기를 잃지 않고 노력하면 좋은 결과를 얻을 수 있을 것입니다. 도움을 드릴 수 있는 모든 지식과 노하우를 제공하겠습니다. 함께 힘을 내어 좋은 성취를 이루시길 바랍니다. 당신의 노력을 응원합니다!

대표역자 백형진(Ph.D, DO, DN)

감사의 글

이 책을 쓰는 동안 10년이 훨씬 넘는 시간 동안 쌓은 지식과 경험의 조각들을 모으는 과정은 힘들었지만 사랑스러운 시간이었습니다. 몇 달 동안 앉아서 글을 쓰고 싶었지만, 고객들을 가르치고 보살펴야 했고, 아들의 수학 숙제를 도와주어야 하고, 가족과 저녁 식사도 해야 했고, 제 몸도 스스로 치료해야만 했습니다.

저는 전 세계 사람들로부터 척추측만증의 모든 측면에 대해 많은 것을 배웠습니다. 이 책에서 제가 배운 것을 활용하고 인용하려고 노력했지만, 제 노력을 인정하지 않은 누군가도 있다는 것을 알고 있습니다. 아들 학교의 차량 탑승 위치에서 기다리는 동안 몇 단락을 쓰다가 아이들이 간식을 사 달라고 하면 차에 올라타서 하루 일과를 이야기할 때 감사의 글을 추가하는 것을 잊어버렸던 것 같습니다. 이 책에서 미처 언급하지 못한 척추측만증에 대한 모든 것을 가르치고, 영감을 주고, 제 마음을 자극하는 데 도움을 주신 모든 분들께 감사드립니다.

이 책은 척추측만증을 앓고 있으며 이 중요한 정보를 세상에 알리고자 하는 마음을 가진 동료 '스파이럴 스파인Spiral Spine'들의 진정한 팀워크가 만들어 낸 결과물입니다.

이 책의 표지는 제 스튜디오인 스파이럴 스파인의 캐서린 벤슨이 만들었습니다. 그녀는 처음에 두려워했던 X-ray에서 나올 수 있는 희망과 아름다움에 대한 제 머릿속의 이미지를 만들어낼 수 있었습니다. 제 마음속의 생각을 이끌어내어 영혼을 감동시키는 예술 작품으로 만들어주셔서 감사합니다.

표지의 X-ray 사진은 스파이럴 스파인의 용기 있는 고객들과 전 세계의 척추측만증 환자들이 다른 사람들의 삶이 변화되기를 바라며 자신의 무서운 척추측만증 여정을 담은 사진을 기꺼이 세상에 공유한 것입니다. 척추측만증의 세상을 바꾸고자 하는 여러분의 용기와 마음이 정말 자랑스럽고, 감사합니다.

스파이럴 스파인의 훌륭한 직원들인 제니퍼 스타크, 케이트 플레밍, 사라 케이스. 모든 챕터를 읽어주고 제가 놓친 부분을 채워주셔서 감사합니다. 여러분의 도움이 없었다면 이 책은 완성되지 못했을 것입니다.

여러 해에 걸친 이 책의 작업에 지쳤을 때 계속 진행할 수 있게 해준 제니퍼에게 특별한 감사를 표합니다. 복잡한 측만증의 세계를 단순화할 수 있도록 도와주면서 수없이 많은 시간을 전화로 응원을 보내주셨습니다. 제가 안주하고 싶을 때, 전 세계 척추측만증 커뮤니티가 더 쉽게 이해할 수 있도록 개념을 더욱 구체화하도록 계속 도전해 주었고, 개인 생활과 직장 생활로 인해 이 책을 완성할 여지가 없었을 때, 이 책을 완성할 수 있도록 도와주셔서 감사합니다.

척추측만증을 앓고 있으며 동료 필라테스 강사인 앨리 미슈카. 처음에 책을 정리하고 윤곽을 잡는 데 도움을 주셔서 감사합니다. 여러분의 도움이 없었다면 저는 말 그대로 10만 장의 작은 종이 조각, 온라인 및 소셜미디어 대화의 스크린샷, 연구 파일들이 끝없이 제 머릿속에서 허리케인처럼 소용돌이치고 있었을 것입니다.

수년간 매주 그녀의 아름다운 스콜리 보디를 가르칠 수 있는 영광을 누렸던 헤더 매시. 지난 10년 동안 제가 수집한 척추측만증의 원인에 관한 수백 개의 연구 논문을 기꺼이 읽어주었을 뿐만 아니라 읽고 싶다고 해주셔서 감사합니다. 유전학 및 후생 유전학에 관심이 많은 동료와 마주치는 것은 흔한 일이 아니니까요.

이 책을 만드는 동안 집중할 수 있게 해준 남편 애런과 아들 리바이와 애셔에게 고마움을 전합니다. 저와 함께 시간을 희생해 준 덕분에 이 책을 척추측만증 세계에 내놓을 수 있게 되어 정말 감사하게 생각합니다.

1 척추측만증 고아

당신이 이 책을 읽고 있다면, 당신 또는 사랑하는 누군가가 척추 측만 문제가 있을 것입니다.

저는 척추측만증이 있고 당신의 마음을 이해하고 있습니다. 당신이 무엇을 원하는지, 무엇을 필요로 하는지 알고 있습니다. 당신의 몸이 다른 형태의 움직임에 어떻게 반응할지, 미래가 어떻게 될지 미지에 대한 두려움과 통증에 대한 고통 속에 살고 있음을 공감하고 있습니다.

당신은 육체적, 정신적 고통과 함께 살고 있습니다. 저는 여러분의 기분이 더 좋아지고 앞으로 더 잘 살아가기를 원합니다. 당신의 척추가 좋아지기를 기원합니다.

당신은 자신의 건강과 정신을 위해 무언가를 실행하고, 주변에 도움을 요청했을 것입니다. 하지만 제 생각에 대부분의 사람들은 좌절했을 것입니다. 그들은 당신의 몸을 도울 지식이 없거나, 겪고 있는 일에 공감할 수 없었을 것입니다. 그렇기 때문에 척추측만증에 도움이 되지 않는 보조기 또는 수술 및 약물을 주었을 것입니다. 이것은 매우 유감입니다.

저는 14살에 17도 척추측만증을 진단을 받았습니다. 한번은 정형외과 의사를 만났습니다. 그는 제 척추가 괜찮다고 했고, 아프거나 수술을 원하지 않는 한 다시 올 필요가 없다고 말했습니다. 그 후 척추 상태를 확인하기 위한 다른 진료 예약은 없었습니다. 저는 그 이후 척추측만증을 가진 고아처럼 외톨이가 되었습니다.

약 15년 전 필라테스를 처음 가르치기 시작했을 때 척추측만증을 전문으로 할 생각은 전혀 없었습니다. 처음에는 사람들이 제가 척추측만증이 있으면서도 라디오 시티 로케츠Radio City Rockettes와 춤을 췄다는 말을 듣고, 제가 척추측만증이 있는 다른 사람들을 도울 방법을 알고 있다고 생각했지만 그 당시 저는 전혀 그렇지 않았습니다.

저는 필라테스 강사 교육을 통해 얻은 신체 움직임 지식을 세상에 널리 알리고자 하는 열망과 강한 의지 외에는 그 어떤 전문 지식도 없었습니다. 그래서 척추측만증 고객이 처한 상황을 바로잡기 위해 본격적으로 시작하기로 결심했습니다.

저는 처음부터 어린 소녀의 척추측만증의 곡률을 줄이는 큰 성공을 거두었고, 지역에서 소문이 나기 시작했습니다. 이 소녀의 어머니가 제 진로를 바꾸었습니다. 제가 6개월 동안 딸의 척추측만증 만곡을 9도 정도 줄였더니, 그녀는 매우 기뻐했습니다. 그리고 다른 사람들에게도 도움이 될 수 있기를 바라며, 딸에게 일어난 일을 정형외과 의사인 주치의와 공유했습니다. 그러나 주치의는 X-ray 사진에서 만곡이 줄어든 것을 보고도 이런 '의학적 기적'이 어떻게 일어났는지 알고 싶어하지 않았습니다. 만곡 감소가 "지켜보고 기다려라"는 그의 처방에 따른 것이 아니기 때문에, 이 케이스를 무시했습니다. 이러한 결과는 적극적 행동의 결과였지만, 주치의는 전혀 고려하지 않았습니다.

주치의의 태도에 좌절감과 분노를 느낀 이 소녀의 엄마는 저에게 그녀의 딸을 계속 돕기 위해 필요한 것이 무엇인지 물었습니다. 그녀와 딸을 도와줄 것이라 여겼던 의학계에서 고아가 된 느낌을 받았기 때문입니다. 저는 그녀에게 연구가 필요하다고 말했습니다. 그녀는 일류 대학의 교수였고, 제가 요청한 지 일주일 만에 그녀가 찾을 수 있는 척추측만증이라는 단어가 포함된 모든 의학 연구 자료가 포함된 압축 파일을 받을 수 있었습니다. 그 후 8년 동안 척추측만증 고객의 신체에 대한 다양한 운동 이론과 연구들을 읽고, 해석하며 도전하였습니다.

그동안 저는 척추측만증이 있다는 사실을 무시했습니다. 몇 년 전에 제가 만난 의사는 제 척추가 괜찮다고 말했습니다. 마음속 깊이, 저도 보살핌이 필요하다는 것을 인정하지 않았습니다. 저의 첫 번째 척추측만증 책을 마무리하려고 할 때, 약 15년 전의 원본이 없어서 사람들이 제 척추측만증을 볼 수 있도록 제 척추의 X-ray를 찍기로 결정했습니다. 저는 X-ray가 무엇을 보여줄지 전혀 걱정하지 않았습니다. 척추의 곡률이 14세 때 처음 진단을 받았을 때와 같은 17도일 거라고 추측했습니다.

충격적이면서 무섭게도, 저의 주만곡major curve은 35도까지 진행되어 있었습니다. 이제 요추 만곡은 24도에 이르게 되었습니다. 오래전에 만났던 의사가 틀렸던 것입니다. 제 척추측만증은 안정화되지 않았고, 곡률은 증가했기에 저는 전혀 괜찮지 않았습니다. 저는 의학계에서 버림받은 듯이 느꼈고, 스스로에게 매우 실망했으며, 완전히 고아가 된 기분이었습니다. 저는 화가 났고, 그동안 무시되어 온 척추측만증과 관련된 잘못을 바로잡기 위해 제 안에서 무언가 불타오르는 기분을 느꼈습니다.

제가 설교한 것과 척추측만증이 있는 사람들에게 도움이 될 거라고 말하는 연구에서 찾은 것을 실행함으로써, 저의 주만곡은 약 20도, 소만곡minor curve은 10도 미만까지 감소했습니다. 이는 성인이 되고 두 명의 건강한 아들을 낳은 후 불과 몇 년 사이에 만들어 낸 결과입니다. 척추측만증은 10도 이상의 척추측만 만곡으로 정의되기 때문에, 저의 요추 만곡은 더 이상 척추측만의 만곡으로 간주되지 않을 수 있었습니다.

매일 저는 제 몸이 필요로 하는 것을 알아보기 위해서 귀를 기울여야 했습니다. 제 몸이 원하는 것을 주게 되면 모든 것이 좋아집니다. 제 몸의 소리를 무시하거나 몸이 요구하는 것을 주지 않으면, 제 몸과 싸우게 됩니다. 제 척추측만증을 돌보면서 제 몸과 삶의 모든 면을 더 조화롭게 만들게 되었고, 그것에 대해 항상 감사하게 생각합니다. 인생에서 끔찍해 보이는 일들이 축복이 될 수 있다는 것은 매우 재미있는 경우입니다.

척추측만증이 있는 사람들을 돕는 데 중점을 둔 세 번째 필라테스 스튜디오인 'Spiral Spine Pilates Studio'를 열었을 때 사람들이 물밀듯이 몰려왔습니다. 의사와 전문가 들에게 상처받고 완전히 실망한 사람들이 제 스튜디오에 찾아오기 시작했기 때문입니다. 저는 그들이 가지고 있는 많은 척추측만증에 관한 문제에 대해 쉽게 대답할 수 없었습니다. 왜냐하면 저는 제 스튜디오의 문을 통과한 다양한 케이스의 척추측만증을 앓고 있는 사람들에 관한 연구들에 대해 들어본 적도 관련 자료를 읽어본 적도 없었기 때문입니다.

- 6번의 척추측만증 척추유합술을 받았지만 여전히 심한 통증을 호소하는 20대 여성
- 척추측만증이 악화될까 봐 일주일에 8명 이상의 치료사를 만나고 매일 몇 시간씩 운동을 할 정도로 두려움에 사로잡힌 40대 여성
- 필라테스 또는 요가 강사가 자신의 자세가 완벽한지 확인하는 데 극도로 주의를 기울이지 않으면 쇠약해지는 편두통을 가졌고, 세션 중에 척추측만증으로 가라앉지 않아 운동하거나 움직이는 걸 완전히 두려워하는 50대 여성
- 1970년대에 유합술을 받았으나, 대$_{rod}$의 금속이 유합 부위의 위는 너무 높게, 아래는 너무 낮게 달라붙어 피부에 통증이 심했음에도, 그것을 고칠 수 있는 외과 의사를 찾을 수 없었던 60대 여성

저는 이러한 이야기를 계속 써 내려갈 것이며, 공감한다면 당신의 마음은 제 마음처럼 아플 것입니다.

제가 제 몸을 다루듯 정기적으로 오는 척추측만증 고객에게 적극적으로 매일 자신의 몸을 돌보고, 다른 모든 사람들이 기피하는 것처럼 보이는 그들의 아름다운 몸을 무시하지 않도록 가르칩니다. 저는 그들에게 그들의 몸이 말하는 것을 듣고 반응하도록 가르칩니다. 우리는 그들의 몸을 분석하고 몸의 말을 함께 듣고 몸이 필요하다고 말하는 것이 무엇인지 알아내는 법을 배우면서, 이 과정을 통해 그들은 더 많은 미소와 웃음을 가지게 되었습니다.

제 스튜디오에서 고객과 함께하고, 전 세계를 여행하면서 척추측만증에 관한 워크숍을 열게 되었고, 온라인으로도 척추측만증에 관하여 가르치고, 웹사이트와 소셜 미디어를 통해 사람들과 소통하게 되면서, 전 세계에서 많은 척추측만증을 가진 사람들이 앓고 있었던 아픔과 어둠의 깊이를 들여다보게 되었습니다. 제 영혼의 깊은 곳에서 이러한 것들을 느끼게 되었습니다. 제 스튜디오, 레슨, 워크숍, 미디어 아울렛은 방황하고 무기력하고 방향을 잃은 척추측만증을 가진 모든 사람을 위한 고아원과 같은 역할을 하였습니다. 이 사람들은 사랑과 안내를 받을 수 있는 안전한 장소를 찾을 수 없었습니다. 그들이 시도한 다양한 방법들이 실패했기 때문에 그들은 마지막 도전으로 저를 찾아왔습니다.

저는 몇 년 전에 이런 이메일을 받았습니다.

> 에린, 지금은 새벽 2시인데 [블로그 게시물에 있는] 당신의 모든 댓글을 읽는 것을 멈출 수 없었습니다! 저의 소중한 딸은 1년 전에 척추측만증 진단을 받았습니다. 겨우 14세입니다. S자 만곡을 가지고 있고 저는 딸이 적절한 운동과 근육 강화로 도움을 받을 수 있다고 믿어야만 했습니다. 저는 우리가 만난 이전의 전문가들을 전혀 믿을 수 없었습니다. 그들은 우리에게 어떠한 정보를 주거나 좋아질 수 있는지에 대한 격려도 하지 않았고, 단지 6개월마다 경과 관찰만을 했을 뿐입니다.

저는 매주 이런 메일을 받습니다. 이 어머니가 원한 것은 대화였고, 그녀의 말을 들어주었습니다. 저는 그녀의 딸을 위해 소중한 제 시간을 내어 도와줄 가치가 있다고 말해 줄 누군가의 역할이었습니다. 그녀는 필사적으로 딸을 도와주고 싶었고 저의 안내를 원했습니다. 그녀는 어떠한 전문가를 찾아야 하는지, 딸이 매일 집에서 어떠한 운동을 해야만 하는지, 딸의 척추측만증 진행을 막기 위해서 일상생활을 바꾸어야 하는 점은 없는지를 알고 싶어 했습니다. 대신에 그녀는 의사들로부터 이전에 아무것도 안내를 받지 못했습니다. 그녀의 딸을 위해 어떠한 적극적인 안내나 영감 또는 감정적 지원도 없었고, 물리적인 도움 또한 없었기에 그녀는 고아가 된 것처럼 느꼈다고 합니다.

척추측만증과 함께 완전한 삶을 사는 방법에 대한 저의 관점은 보통 대부분의 의사들의 관점과 매우 다릅니다. 저는 당신에게 마법의 약, 고통 없는 삶, 곧은 척추를 약속하지는 않을 것입니다. 그런 공허한 약속을 함부로 하기에는 당신은 저에게 너무 소중한 존재이고, 저에게는 당신의 미래를 볼 수 있는 능력은 없습니다.

대신에 당신은 당신의 몸에 대한 지식과 척추측만증을 돕고 고통을 개선시키는 움직임과 감정적 지원들에 관한 안내, 그리고 당신 자신을 스스로 돌보기 위해 삶의 여러 단계에서 사용할 수 있는 적극적인 도구들로 가득 찬 도구 상자들을 통해서 힘을 얻을 수 있을 것입니다.

저는 당신에게 마법 같은 약, 고통 없는 삶,
곧은 척추를 약속하지는 않을 것입니다.
대신에, 당신이 당신의 몸에 대한 지식을 통해서
힘을 얻을 수 있도록 할 것입니다.

세상에서 척추측만증에 관한 혁명이 일어나야 합니다. 현재 의료계가 척추측만증을 가진 사람들을 돌보는 방식이 효과가 있었다면, 이렇게 많은 척추측만증 고아들은 없었을 것입니다. 척추측만증을 가진 사람들과 그들이 사랑하는 사람들이 이렇게 외롭고 버림받았다고 느끼지는 않을 것입니다. 전 세계적으로 수백만 명의 척추측만증 고아들이 있습니다. 저는 그들 중 많은 사람들을 만났습니다. 척추측만증을 보는 새로운 관점이 필요합니다. 손에 힘을 쥐고, 그곳에서 척추측만증으로부터 신체적, 정신적 자유를 누리는 데 필요한 도구들을 배우는 것입니다. 이 책이 척추측만증 세계를 뒤흔들고 그 부흥을 이끄는 데 도움이 되길 기도합니다.

당신의 척추측만증을 다스리세요

척추측만증을 돌볼 수 있는 도구 상자를 채우는 방법을 알려드리고 싶습니다. 도구 상자가 비게 되면 무기력해지고 방향성을 잃게 됩니다. 그것이 가득 차게 되면, 당신의 척추측만증 관리 계획에 대한 힘을 얻고, 통제할 수 있게 되며, 자신감을 갖게 될 것입니다.

저는 당신의 척추측만증을 치료하는 것을 집을 수리하는 것에 비유하고자 합니다. 보통 망치만으로 집을 고치지는 않습니다. 때로는 톱, 렌치 또는 드라이버가 필요합니다. 경우에 따라서는 지지대를 구조적으로 수리하거나 새로운 벽체를 설치하거나 전기 배선을 다시 하기 위해 전문가들의 도움이 필요할 수 있습니다. 또한, 집안의 누수가 저절로 고쳐지지 않는 것처럼(누수로 인해 수리가 필요한 건식 벽체, 페인트, 바닥도 마찬가지입니다), 척추측만증은 이를 무시한다고 나아질 수 없습니다. 저는 제 몸으로 그것을 증명할 수 있었습니다.

척추측만증을 가진 채 생활해야 할 때, 당신의 몸에 관해서 충분히 알고 있어야 하고, 수리가 필요한 부분을 고칠 수 있는 도구들을 갖추고 있어야 합니다. 이러한 도구는 일부 근육을 스트레칭하거나 강화하는 것으로 구성할 수 있으며, 한계를 알고 일부 목표를 재설정하거나 결합된 조직과 근육을 푸는 데 시간이 걸릴 수 있습니다. 때때로 우리는 스스로 할 수 없는 일을 도와줄 전문가들이 필요합니다. 이러한 전문가에는 필라테스 강사, 마사지사, 물리치료사, 교정기 제작자, 때때로 외과 의사가 포함될 수 있습니다.

척추측만증이 당신을 다스리지 않고 당신이 척추측만증을 다스리도록 노력하기를 바랍니다. 그렇게 할 때, 척추측만증은 당신의 삶을 지배하지 않게 될 것이고 간단히 과거의 뒤편으로 사라지게 될 것입니다.

시간이 흐르며 몸의 상태가 바뀔 수 있지만, 괜찮습니다. 집이 지어진 시대와 평생 받은 보살핌에 따라 노후화되고 필요한 수리나 관리가 다른 것처럼, 당신의 몸과 마음도 마찬가지입니다.

살다 보면 몸에 가장 좋은 움직임에 대해 더 많은 신체적 안내와 더 많은 감정적 도움이 필요할 때가 있을 것입니다. 당신의 몸을 이해하는 데 도움이 필요할 때가 있고, 전문가들을 가르쳐야 할 때가 있을 것입니다. 그들의 영양 수준이 적절한지 확인하기 위해 혈액 검사를 받고 싶을 때도 있을 것입니다. 척추측만증이 의료계의 치료를 필요로 하는 상태일 때는 외과 의사나 보조기 제조사 또는 비외과적 의사들과 함께 스스로를 돌봐야만 합니다. 인생의 모든 가능한 단계와 시나리오를 통해서 당신들의 동반자가 되기 위해서 이 책을 만들게 되었습니다.

저는 이 책이 척추측만증 때문에 당신이 가장 훌륭하고 기쁨으로 가득 찬 삶을 살지 못하도록 가로막고 있는 사슬에서 당신을 자유롭게 해주는 자원이 되기를 기도합니다. 이 책이 남은 생애 동안 당신의 특별하고 아름다운 몸을 성공적으로 관리할 수 있도록 자극하여 척추측만증에 대한 좌절감, 두려움, 고통이 더 이상 당신의 삶에서 중심이 되지 않기를 바랍니다.

이 책에서 얻을 수 있는 것

당당하고 자신 있게 몸의 우아함과 아름다움을 뽐내기 바랍니다. 저는 당신이 육체적으로나 정신적으로 강해지기를 바랍니다. 당신의 움직임이 당신을 해칠 것이라는 두려움 속에서 살지 않기를 바랍니다. 그러기 위해서는 기초적인 수준에서 시작해야 합니다. 왜냐하면 당신이 전 세계에서 저와 함께한 모든 척추측만증 환자처럼 자신의 신체에 대해 알고 있다고 생각하는 것이 사실이 아닐 가능성이 높기 때문입니다.

이 책에서 저는 사회적 통념을 폭로하고, 자신의 신체를 분석하는 방법을 알려주고, 적절한 목표를 설정하는 방법을 알려줄 겁니다. 무슨 일이 일어나고 있는지 이해하게 되면 방해가 되어 왔던 두려움을 없애고 더 현명하고 냉정한 선택을 할 수 있게 될 것입니다. 또한 의료계, 운동 전문가 및 물리치료사 들의 언어를 이해할 수 있으므로 그들이 당신을 더 잘 돌볼 수 있습니다.

움직임은 척추측만증을 앓고 있는 사람들에게 필수적입니다. 그래서 여러분이 어떤 단계에 있는지에 따라 몸의 적절한 움직임을 가르치는 데 몇 가지 다른 섹션을 할애했습니다. 운동에 대한 간단한 사진과 설명이 많이 있으므로 집에서 자신만의 속도로 더 좋아질 수 있습니다.

모든 유형의 척추측만증과 수술을 받고 살아가는 사람들을 위한 섹션이 있습니다. 여기에서 운동하는 동안 신체에 패드를 배치하는 방법들을 배울 수 있습니다. 또한, 집에서 할 수 있는 운동을 제공하고, 몸에 좋은 다른 형태의 운동을 제안하고, 숙련된 운동 전문가와 함께 작업하는 방법을 안내해 드립니다. 당신은 이 책에서 보살핌을 받을 수 있을 것입니다.

척추측만증이 있는 아이를 둔 부모라면 이 책은 당신을 위한 책이기도 합니다. 비록 이 책의 대부분이 척추측만증을 앓고 있는 사람을 위해 썼지만, 당신은 모든 것을 당신의 개인적인 상황에 맞게 재해석할 수 있을 것입니다. 당신이 자녀를 더 잘 지지할 수 있도록 특별히 당신을 위한 섹션을 작성하여 어려운 시기에 직면하게 될 어렵고, 특별한 선택의 일부분을 설명하고 선택권들에 대해 안내합니다. 보존적 치료, 보조기, 수술 중 어려운 선택을 해야 합니다. 수술을 고려하고 있는 성인이라면 이 장도 읽으십시오. 부모님께 알려드리는 수술 의견에서 많은 것을 얻을 수 있을 것입니다. 저는 당신을 계속해서 지켜볼 것이며, 당신을 잊지 않을 것입니다.

척추측만증의 뿌리 중 일부가 무엇인지 보여주는 연구에 대한 섹션이 있습니다. 저는 10년 넘게 이 주제에 매료되어 왔습니다. 척추측만증이 있는 사람들에게 부족했던 연구 결과를 공유할 것입니다. 광범위한 연구를 바탕으로 이러한 문제들의 검사법, 보충제 및 식품을 공유합니다. 당신의 척추측만증의 기원 중 일부가 발견되고 그러한 영양 결핍이 고쳐지면, 당신의 삶의 질이 향상되는 것을 볼 수 있고 아마도 당신의 척추측만증이 개선되는 것을 목격할 수도 있습니다.

마지막으로, 척추측만증이 있는 많은 사람들이 결국 척추측만증 고아가 되거나 새로운 치료법이나 수술이 효과가 있는지 알아보기 위한 과학적인 실험을 해야 하기 때문에(그리고 그들 대부분은 결국 득보다 신체적, 정서적 해를 더 많이 끼쳤습니다), 척추측만증이 있는 대부분의 사람들은 신체에 대해 많은 억압된 감정을 가지고 있습니다. 당신이 읽고 싶어 할 감정에 대해 이야기하는 중요한 섹션이 책에 있습니다.

아름다운 몸으로 새로운 도전을 할 수 있도록 이 책에서 용기, 기쁨, 격려, 안내, 평안을 찾으시기 바랍니다. 저는 당신이 내면과 외면 모두를 스스로 치유할 수 있도록 가르치고 싶습니다. 당신의 몸은 당신이 생각하는 것보다 훨씬 더 놀랍습니다. 당신은 더 이상 무시당하는 고아가 되지 않을 것입니다. 당신의 여정은 끝나지 않았습니다. 이제 막 시작되었습니다. 그리고 그것은 아름다운 모험입니다. 저는 당신의 말을 듣고 있으며 당신과 우리 모두를 위한 계획이 있습니다.

2 통념 깨기

저는 척추측만증과 관련하여 주로 언급되는 10가지의 통념을 폭로할 것입니다. 이 통념들은 나의 생각을 마비시키는 공포를 유발하고 경솔한 선택을 부추기는데, 이로 인해 척추측만증 세계에서 종종 평생에 영향을 미치는 결과를 초래합니다. 저는 당신이 자신의 척추측만증에 대해 교육받기를 원하며, 당신은 그것에 대한 진실을 알 필요가 있습니다. 척추측만증에 대한 정확한 사실을 모르면 치료에 있어 현명하지 못한 선택을 하게 되고 기분은 엉망이 됩니다. 누군가가 다른 선택이 없다고 말했다고 해서 공포를 느끼고 급하게 감정적인 선택을 할 필요가 없습니다. 그런 건 이제 그만 하고, 당신은 사실을 배우고, 앞으로 합리적이며 사려 깊은 결정을 내림으로써 당신의 몸을 통제할 것입니다.

통념 1. 모든 사람은 척추측만증을 가지고 있다

아닙니다. 모든 사람이 척추측만증이 있는 것은 아닙니다. 저는 잘못 알고 있는 많은 운동 전문가들이 "모두 약간의 척추측만증은 가지고 있습니다"라고 말하는 것을 들었습니다. 저는 무지한 사람들이 척추측만증은 모두가 있다고 말함으로써, 우리 중 많은 사람들이 일상적으로 다루는 것을 하찮게 만들도록 내버려두지 않을 것입니다.

척추측만증은 척추가 옆으로 10도 이상 휘어진 상태로 정의됩니다.[1] 하지만 고르지 않은 근육 발달, 척추 회전, 어깨와 고관절의 불균형 같은 다른 특징들이 있을 수 있지만, 그것들로 척추측만증을 진단하는 것은 아닙니다. 척추측만증의 증상으로는 앞뒤의 과도하게 둥근 척추 모양이 나타날 수도 있지만, 그것들로만 척추측만증을 진단하는 것은 아닙니다. 척추의 주요 증상이 단순히 척추가 옆으로 10도 이상 구부러진 것이 아니며, 이러한 것들은 척추측만증이 아닌 다른 문제일 수 있다는 것입니다.

인구의 약 1~5%가 11~18세 사이에 척추측만증이 발생하는 것으로 추정됩니다. 이 수치는 25세 이상의 사람들의 경우 약 8%로 증가합니다. 퇴행성 척추 변화로 인해 이 수치는 약 65세에 15~30%로 증가하기도 합니다.[2, 3, 4, 5] 나라별로 인구수에 따라서 다른 연구 결과가 나왔는데, 흥미롭게도 유병률은 국가마다 다릅니다.[6]

그 비율은 전 세계적으로 수백만 명의 사람들이 척추측만증을 가지고 있다는 것을 의미하지만, 그것이 전 세계의 인구를 의미하는 것은 아닙니다. 만약 저러한 모든 것을 측만증으로 간주한다면 측만증 환자가 수십억 명이 될 것입니다. 그렇기 때문에, 모두 척추측만증이 있는 것은 아닙니다.

즉, 당신은 혼자가 아닙니다. 당신과 같은 어려움을 겪고 있는 수백만 명의 사람들이 전 세계에 있습니다.

당신과 같은 어려움을 겪고 있는
수백만 명의 사람들이 있습니다.

통념 2. 척추측만증이 있으면 성공적인 삶을 살 수 없다

거짓말입니다. 전 세계적으로 유명한 사람들이 척추측만증을 앓고 있다는 사실을 알고 계셨나요? 수술을 하지 않기로 선택한 사람과 수술을 받은 사람이 있습니다. 동전의 양면은 똑같이 영감을 줄 수 있습니다. 다음에 나열된 모든 사람들은 공개적으로 척추측만증이 있다고 밝혔습니다.

- 여배우 조지 파커Georgie Parker, 로라 던Laura Dern, 리사 미네리Liza Minnelli, 나오미 해리스Naomi Harris, 르네 루소Rene Russo, 사라 미셸 겔러Sarah Michelle Gellar, 셰일린 우들리Shailene Woodley, 바네사 윌리엄스Vanessa Williams
- 뉴욕시 발레단 발레리나 웬디 휠런Wendy Whelan
- 당구의 전설 자넷 리Jeanette Lee
- 첼리스트의 전설 요요마Yo-Yo Ma
- 사이클 선수이자 투르 드 프랑스 우승자 에간 베르날Egan Bernal
- 패션 모델 엠마 아루다Emm Arruda, 들릴라 벨 햄린Delilah Belle Hamlin, 조안 스몰스Joan Smalls, 마사 헌트Martha Hunt, 나탈리 로저Natalie Roser

- 올림픽 선수 그레이스 프렌더가스트Grace Frendergast, 제임스 블레이크James Blake, 제시카 애쉬우드Jessica Ashwood, 키라 콘디Kyra Condie, 나탈리 코글린Natalie Coglin, 우사인 볼트Usain Bolt
- 영국 요크의 왕족인 공주 에우제니아Eugenia

자녀를 홈스쿨링시켜 훌륭한 성인이 되도록 가르치는 것부터 중학교 때 철자 맞추기 대회에서 우승하는 것, 사랑스럽고 너그러운 사람이 되는 것까지 다양한 방식으로 성공을 정의할 수 있지만, 세계적인 무대에서 성공한 많은 유명 인사들은 척추측만증을 가지고 있습니다. 하지만 그들처럼, 척추측만증이 있어도 성공적인 삶을 살 수 있습니다.

통념 3. 척추측만증은 만곡이 클수록 통증이 심하다

얼마나 큰 척추측만 만곡이 신체의 통증과 불편함을 촉발할 수 있는지 상상하기 쉽지만, 더 작은 만곡이 신체적으로나 정서적으로 고통스러울 수 있습니다. 몸은 균형을 좋아하므로 중심 수직선에서 벗어나면 몸에 혼란이 생길 수 있습니다.

이 주제에 대해 한 여성으로부터 다음의 이메일을 받았습니다.

> 안녕하세요, 에린.
>
> 당신은 저에게 영감을 주었으며 당신의 자료를 보고 읽는 것을 좋아합니다! 다른 많은 사람들처럼, 저도 척추측만증의 진행을 통제하고 싶었습니다. 저는 26세가 될 때까지 척추측만증(14도 흉추 만곡 및 10도 요추 만곡)에 대한 진단을 받지 않았었는데 이때 처음으로 척추측만증으로 인한 문제와 통증에 직면하기 시작했습니다. 저는 현재 45세입니다. X-ray에서 흉추 만곡이 상당히 개선된 것으로 나타났습니다(8도까지 감소). 그래도 아직은 많이 아프네요. 저는 통증에 너무 지쳤습니다!

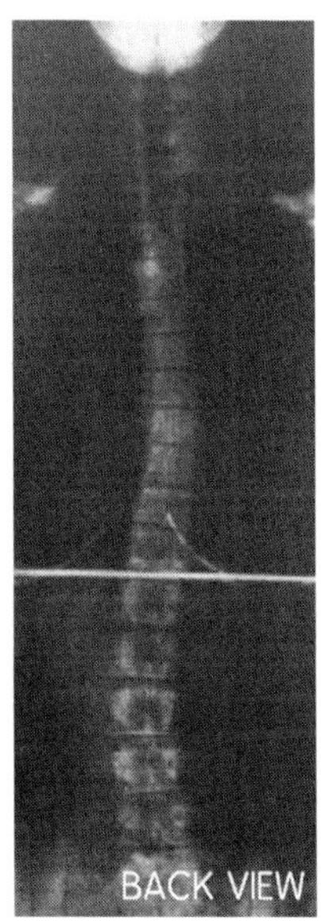

오른쪽 이미지는 이 여성의 척추측만 곡선의 모습입니다.

많은 분들이 "제 X-ray가 그녀 것보다 훨씬 나빠요!"라고 말할 것입니다. 저는 그녀의 척추가 거의 똑바르다는 것을 압니다. 그러나 그녀는 여전히 고통스러워합니다.

작은 곡선은 정서적 건강과 자존감에도 영향을 미칠 수 있습니다. 30대 후반의 척추측만증 고객이 있는데 그녀는 놀라운 몸매와 요추에 매우 작은 척추측만 만곡이 있습니다. 그녀는 허리에 약간 근육 불균형이 있지만, 당신이 그것을 알아차리려면 당신이 찾고 있는 것이 무엇인지 정확히 알아야 합니다. 수영복 모델이 될 만큼 아름다운 몸매를 가지고 있음에도 10대 때도, 지금도 수영복을 입지 않습니다. 이러한 작은 만곡은 신체적, 정서적 건강을 포함하여 큰 만곡이 영향을 미치는 것과 같은 방식으로 누군가에게 영향을 미칠 수 있습니다.

통념 4. 척추측만증은 10대 이후에 진행을 멈춘다

대부분의 사람들은 성장이 끝나고 성장판이 닫히면 척추측만증 관리에 대해 더 이상 생각할 필요가 없다고 들었습니다. 그것은 거짓입니다.

1장에서 제 몸에 대해 말한 것을 기억하십니까? 제 만곡은 성인이 되면서 두 배로 나빠졌습니다. 당신도 그럴까요? 물론 그렇지 않았기를 바라지만 그럴 수도 있습니다.

나이가 들어감에 따라 신체가 변하고 호르몬이 변하고 몸을 다르게 움직이며 몸에 다른 스트레스를 가합니다. 척추측만증이 신체에 어떤 식으로 나타나고 얼마나 잘 관리하는지를 포함하여, 성인 신체에서 척추측만증이 진행할 수 있게 기여하는 몇 가지 요인이 있습니다.

통념 5. 10대 시절 척추측만증에 대한 정기적인 X-ray 검사를 받는 것이 안전하다

거짓입니다. 척추측만증으로 인해 청소년기에 X-ray를 여러 번 찍은 경우에는 유방암과 백혈병에 걸릴 확률이 더 높을 수 있습니다.[7, 8, 9, 10] 척추측만증이 있는 사람들은 성장기 몸에 많은 방사선을 받으면 방사선의 부정적인 영향으로 인해 암에 걸릴 위험이 더 커집니다.[11]

희소식은 이제 의사들이 척추측만증을 추적하는 데 방사능 수준이 훨씬 낮거나 어떤 경우에는 방사선이 전혀 없는 기계를 활용하고 있다는 것입니다. 방사선 촬영을 적게 하거나 전혀 하지 않도록 요청할 수도 있다는 사실을 기억하십시오. 의사가 그런 종류의 기계를 활용할 수 없다고 하면 다른 곳으로 가서 방사선 노출을 낮추고 암 위험이 증가하지 않았는지 확인하십시오.

통념 6. 척추측만증이 있으면 임신하면 안 된다

이 통념은 항상 저를 당혹스럽게 만들었고 저는 전 세계 사람들이 이 거짓된 말을 듣는 끔찍한 상황을 목격했습니다. 여성들은 의사로부터 척추가 견디지 못해 아이를 낳지 말라는 말을 듣고 결혼도 하지 않고, 아이도 가지지 않고, 사춘기 때부터 만성 우울증을 앓았습니다.

여성들은 실제로 아이를 가질 수 있다고 말하며 제 품에서 울었습니다. 그들은 부끄러움 때문에, 아이를 원해서 헤어졌던 연인 때문에, 잃어버린 가임기 때문에, 그리고 앞으로 있을 기쁨과 희망 때문에 눈물을 흘렸습니다.

저는 소셜 미디어에서 척추측만증이 있는 여성으로부터 다음과 같은 메시지를 받았습니다.

> 아이를 더 낳으면 마비될 수도 있다는 말을 들었습니다!
> 의사에게 그 말을 들을 후에 저는 아이 셋을 더 낳았습니다.

네. 척추측만증이 있어도 임신할 수 있습니다. 척추측만증은 당신을 불임이나 아이가 없는 상태로 만들지 않습니다. 저는 건강한 두 아들을 낳았고 제 필라테스 스튜디오와 전 세계에서 척추측만증을 앓고 있지만 자녀를 낳은 수많은 여성들을 알고 있습니다. 또한 척추유합술을 받은 후 건강한 아기를 성공적으로 출산한 많은 여성들을 알고 있습니다. 이 책의 뒷부분에서 저는 이 주제에 대해 더 이야기하고 척추측만증이 있는 동안 유합 수술을 한 사람들과 하지 않은 사람들 모두를 위한 임신과 출산에 대한 조언을 줄 것입니다.

통념 7. 척추유합술은 척추측만증을 치료한다

모든 사람이 어떻게 생각하든 간에 이것은 거짓입니다. 척추측만증 수술은 척추측만증을 몸 밖으로 빼내지 않으므로 치료되지 않습니다.

대부분의 사람들은 수술을 받았다고 해서 척추측만증이 '제거'되는 것이 아니라는 사실을 모릅니다. 수술 후에도 회전 운동 패턴과 측면 굴곡은 여전히 존재하지만, 그 정도가 조금 감소한 것으로 생각됩니다. 그들은 뒤틀렸던 척추를 약간 움직일 수 있는 곧은 척추로 바뀌었을 뿐입니다. 또한 대부분의 경우 그들의 척추측만증 통증은 감소되지 않았으며 척추측만증의 근본적인 원인도 해결되지 않았을 것입니다(자세한 내용은 책 후반부 참조).

불행하게도, 저와 직원들은 보통 척추측만증 수술을 받았거나 받을 생각을 하고 있는 사람들과 이런 대화를 반복해야만 하는 안타까운 상황입니다. 수술은 마법의 약이 아니지만 많은 사람들이 마법의 약이기를 기대합니다. 척추측만증은 아마도 당신을 떠나지 않을 것입니다. 수술을 하느냐 마느냐는 전혀 중요하지 않습니다. 척추측만증 수술을 받았거나 수술을 계획 중이라면 유합 후에도 여전히 척추측만증을 관리해야 한다는 점을 알아두시기 바랍니다.

통념 8. 척추유합술은 척추측만증이 있는 사람들에게 유일한 선택이다

거짓입니다. 첫째, 수술 외에 다른 선택이 가능하다는 점을 알아두시기 바랍니다. 외과 의사일 가능성이 가장 높은 당신의 의사가 치료를 위한 다른 선택 사항을 제공하지 않거나 심지어 대담하게 다른 선택이 없다고 말한다고 해서, 정말로 그렇다는 건 아닙니다.

둘째, 모든 수술이 동일한 방법인 것은 아니며 대부분의 외과 의사가 알려주지 않는 다양한 종류의 수술 옵션도 있습니다. 그들은 다른 외과 의사가 수행하는 다른 종류의 수술이 아니라 자신이 수행하는 수술에 대해서만 알려줄 것입니다.

저는 프랑스에 있는 19세 여성으로부터 다음과 같은 이메일을 받았습니다.

> 저는 척추측만증을 앓고 있습니다. 허리가 36도, 등이 48도 구부러져 있습니다. 목도 영향을 받고 있습니다. 의사에 따르면 30대가 되면 수술을 받아야 된다고 하는데, 어떻게든 수술을 피하고 싶습니다. 당신의 책인 『척추측만증 분석Analyzing Scoliosis』은 제가 스스로 노력할 수 있다는 희망을 주었습니다. 등이 너무 아파서 무엇이든 할 수 있다면, 저는 최대한 빨리 하고 싶어요.

처음에 그녀의 이메일을 받았을 때 오랜 시간 가만히 보고만 있었습니다. 그녀의 의사가 예방적인 조치를 전혀 취하지 않았고 10년 이상 그녀가 고통받을 수밖에 없었다는 사실이 놀라웠습니다. 게다가 10년 뒤에는 수술 일정을 잡겠다며 과감하게 말했습니다. 그는 그녀의 척추측만증을 바꿀 가능성이 있는 힘을 빼앗고 그 미래를 예측함으로써 신이라도 되는 듯 행동했습니다.

도움을 청한 이 젊은 여성이 자랑스러웠고, 여러분 모두도 같은 일을 했다는 것이 자랑스러웠습니다. 저는 수술을 예약하기 전에 다른 모든 형태의 보존적 치료, 즉 칼 아래에 가는 것 이외의 척추측만증에 대한 치료를 모두 해볼 것을 적극 권장합니다. 다음은 전 세계 사람들이 유익하다고 생각하는 다양한 형태의 보존적 치료입니다.

- 등 보조 기기
- 슈로스
- 필라테스
- 요가
- 체력 단련
- 침 치료
- 수영

- 마사지
- 자이로토닉® 방식

이것은 결코 완전한 목록이 아닙니다. 사람들은 자신의 척추측만증에 도움이 되는 새로운 치료법을 발견했다고 항상 말합니다. 제 스튜디오에서 일하는 동료 중에 16세 소녀도 있는데 그녀는 고등학교 레슬링과 브라질 주짓수가 척추에 도움이 된다는 것을 알게 되었습니다!

각 중요 항목에는 다양한 스타일과 전문가의 의견들이 있습니다. 이 책의 뒷부분에서 치료 옵션과 자신의 주변에서 숙련된 전문가를 찾는 방법을 광범위하게 다룰 것입니다.

통념 9. 척추측만증으로 인한 만성통증은 진통제를 복용하는 것 외에 없다

거짓입니다. 오피오이드opioid와 우울증 약물의 유행은 척추측만증 커뮤니티를 강타했습니다. 척추측만증이 있는 사람들은 정신적, 육체적 고통을 다루며 약물로 마비시키는 것은 답이 아닙니다.

의학계는 질병을 진단하는 데에 탁월하지만 건강을 유지하는 데는 그다지 능숙하지 않습니다. 그렇기 때문에 의학계가 발견하고 진단한 척추측만증에 대해 여러분이 최선의 삶을 살 수 있는 방법을 찾아보는 것이 제가 여러분에게 바라는 바이며 여러분들도 자신을 위한 것이라 확신합니다. 많은 사람들이 생각하는 것과는 달리, 약물 외에도 척추측만증 통증(신체적 또는 정서적)을 다루기 위해 할 수 있는 일이 너무 많습니다.

필라테스와 기타 운동 양식은 만성적인 요통을 감소시키는 것으로 나타났습니다.[12] 통제된 운동 프로그램에 참여하는 척추측만증 환자는 참여하지 않는 사람들보다 삶의 질이 더 높아졌습니다.[13] 근막 이완 요법은 척추측만증 환자들의 통증 수준을 감소시키는 데 효과가 있다는 것이 입증되었습니다.[14] 이외에도 통증을 감소시키는 다른 방법에 대해 계속해서 이야기할 수 있었습니다.

이 책에는 신체적 통증을 감소시키는 데 도움이 되는 움직임의 질을 향상시키는 데 집중한 여러 챕터가 있습니다. 또한 당신이 아마도 억압해 왔을 많은 감정들을 다루는 방법에 대한 섹션도 있습니다. 이러한 감정들은 당신의 통증 수준을 증가시킬 수 있습니다. 이제 당신의 도구 상자를 열어놓으세요. 왜냐하면 저는 여러분의 통증을 감소시키고 삶의 질을 향상시키는 다양한 도구들로 여러분의 도구 상자를 가득 채울 것이기 때문입니다.

통념 10. 운동은 척추측만증을 감소시키지 않는다

거짓입니다. "제 의사는 척추측만증이 있는 사람들에게 운동이 도움이 된다는 증거가 없다고 말했습니다. 당신은 있다고 말합니다. 누가 맞는 거죠?"

제가 그 말을 들을 때마다 동전을 받았다면, 동전이 엄청 많아졌을 겁니다! 누군가 연구를 보지 못했다고 해서 그것이 존재하지 않는다는 의미는 아닙니다.

운동은 척추측만증과 함께 생활하는 동안 삶의 질을 향상시키는 것으로 나타났을 뿐만 아니라(통념 9에서 언급했듯이), 특정 운동은 만곡을 감소시키는 것으로 나타났습니다.[15, 16, 17]

척추측만증이 있다면 운동으로 모두 윈-윈Win-Win할 수 있습니다. 저는 이 책의 뒷부분에서 특정한 운동에 대한 연구를 검토할 것입니다. 당신은 연구에서 척추측만 곡선을 감소시키는 것으로 나타난 동작을 시작할 수 있을 겁니다.

과학과 의학의 눈부신 발전에도 많은 척추측만증 문제는 치료가 불가능한 것으로 간주됩니다. 왜냐하면 의학계는 운동이 마법의 약이 아니기 때문에 척추측만증에 대한 실행 가능한 '해결책'으로 생각하지 않기 때문입니다. 한 번 운동을 하고 척추측만증이 고쳐지기를 기대할 수는 없습니다. 평생 꾸준히 해야 하는 일입니다. 의사는 환자가 오랜 기간 숙제를 하리라 생각하지 않습니다. 많은 사람들이 그렇게 하지 않기 때문에 그럴 수 있습니다. 당신의 몸을 돌보고 그들이 틀렸다는 것을 증명하기 위해 행동을 할 것인지 아닌지는 당신에게 달려 있습니다. 움직이고 인생을 바꿀 준비가 되었다면 시작합시다.

그러니 의학계가 발견하고 진단한 당신의 척추측만증을 가지고 최선의 삶을 살 수 있는 방법을 찾아봅시다.

3 몸의 소리에 귀 기울이는 법 배우기

몸의 소리에 귀를 기울인지 얼마나 되었습니까? 지금 당신의 몸은 어떻습니까?

당신의 몸은 항상 당신에게 말하고 있습니다. 당신의 몸이 당신에게 말하는 의미를 모를 수도 있습니다. 이제는 그 말의 의미를 이해하는 법을 배울 때입니다.

다른 언어를 사용하는 나라에 가면 몸짓, 단어가 없는 기호, 사람들의 표정 등 모든 것을 극도로 신경써야 합니다. 이것들은 말이나 글을 이해할 수 없는 우리에게 주변에서 무슨 일이 일어나고 있는지에 대한 맥락을 제공합니다. 저는 당신이 다른 언어를 사용하는 다른 나라처럼 당신의 몸을 대하기를 바랍니다.

몸이 비명을 지르는 동안 정신을 마비시키는 대신(오피오이드를 사용하거나, 넷플릭스를 몇 시간씩 보거나, 소셜 미디어를 통해)에 몸이 말하는 것에 귀를 기울이십시오. 저는 당신이 당신의 몸이 말하는 것에 귀를 기울이기를 바랍니다. 물론 쉽지 않다는 것을 알지만 배우고자 하는 의지가 있다면 가르쳐드릴 수 있습니다.

당신의 몸은 항상 당신에게 말하고 있습니다.
당신이 그 언어를 모를 수도 있습니다.
당신의 몸은 당신에게 말하고 있습니다.

제 새로운 고객 중 한 명이 이 개념을 소개할 때 이렇게 말했습니다. "저는 제 몸의 말에 귀를 기울이고 있지 않았습니다. 무엇이 필요한지 모르겠습니다. 어떻게 들어야 할지 모르겠어요!"

당신이 그 고객과 같다면, 함께 몸이 말하는 것에 귀를 기울이는 법을 배우는 과정을 시작해야 합니다. 당신의 몸에 대한 것들을 기록할 수 있는 일지가 있어야 합니다. 그 일지는 당신에게 척추측만증을 다스리는 것을 가르치는 여정 동안 계속 함께할 것입니다. 상점에서 좋아하는 색상의 귀여운 수첩을 사거나 아이가 사용했던 반쯤 남은 노트를 받아 사용할 수 있습니다(사실, 제가 후자를 사용하고 있는 걸 아시겠나요?). 몸에 대한 모든 메모를 한 곳에 기록할 수 있으면 됩니다. 무엇을 선택하든 다음 섹션에서 필요할 겁니다.

몸의 언어를 배우십시오

저는 척추측만증 세계에서 통증에 대한 반사적인 반응을 여러 번 목격했습니다. 누군가는 자신의 몸에서 새로운 느낌을 경험할 때, 몸이 실제로 말하는 것을 듣기 위해 멈추는 대신, 긴장해서 머리가 어지럽고 위가 메스꺼워지면 의사에게 달려갑니다. 그 후 척추측만증이 있는 사람에게 최악의 시나리오인 수술로 이어지게 됩니다.

저는 10대 때 척추유합술을 받은 60대 고객과 1년 정도 간헐적으로 만났습니다. 그녀는 그 당시 의사들이 그녀에게 행한 시술로 많은 트라우마를 겪었습니다. 제가 그녀에게 척추측만증 병력에 대해 물을 때마다 그녀는 눈물을 흘렸습니다. 어느 날 그녀로부터 음성 메일을 받았습니다.

> 안녕 에린.
>
> 저는 끔찍한 다리 통증을 겪고 있고 이미 다음 주에 신경외과 의사와 약속이 잡혀 있습니다. 다시 수술을 해야 할 것 같아 두렵습니다. 잘 모르겠습니다. 이번 주 수업 때 제 상태를 보고 어떻게 생각하는지 봐주시겠습니까? 수술을 해야 할 것 같은데 잘 모르겠습니다. 저는 제가 받아야 할 수술에 대해 정말 두려워하고 있습니다. 저는 수술을 다시 할 수 없습니다. 그나저나, 이번 주에 저를 볼 수 있나요?

그녀의 두려움이 들리시나요? 그녀는 의사의 진료를 받기도 전에 또 다른 수술이 필요할 거라고 이미 결론을 내린 게 보이나요? 글쎄요, 의사의 약속 전에 그녀를 보았고 그녀는 완전히 괜찮았습니다. 그녀가 통증이 유발된 이유는 엉덩이 근육이 과도하게 긴장되어 있었기 때문입니다. 저는 테니스 공으로 엉덩이 근육을 풀어주었고 다리의 통증은 사라졌습니다. 정말 간단했습니다. 말할 필요도 없이 그녀는 다음 주 신경외과 예약을 취소했고 지난 2년 동안 통증에서 완전히 해방되었습니다.

모든 척추측만증 문제가 이렇게 쉽게 고칠 수 있다는 말은 아니지만, 그녀는 과거의 정서적 척추측만증 트라우마에 사로잡혀 단순히 다리 근육이 긴장했다는 사실을 인식할 수 없었습니다. 이것은 척추측만증이 있는 많은 사람들이 경험하는 통증에 대한 반사적 반응의 완벽한 예이며 피하는 방법을 알려드리고자 합니다.

당신의 아름다운 몸이 스스로에 대해 무엇을 말하는지 봅시다. 베셀 반 데어 콜크Bessel van der Kolk 박사는 그의 저서 『The Body Keeps Score』에서 다음과 같이 말했습니다. "현재를 느끼기 위해서는 자신이 어디에 있는지 알고 자신에게 무슨 일이 일어나고 있는지 알아야 합니다. 몸의 자가감지 시스템이 고장나면 다시 작동시킬 방법을 찾아야 합니다."[18]

당신 몸의 자가감지 시스템은 어떻습니까? 우리 대부분은 신체에 대한 인식이 상당히 낮습니다. 따라서 이를 높이기 위해 몇 가지 활동을 해야 합니다. 아래의 각 중요 항목을 읽고 따라 한 후 일지를 꺼내 생각과 느낌을 적으십시오. 몸의 소리를 듣는 법을 배우는 데 도움이 되는 몇 가지 방법을 안내해 드리겠습니다.

- 눈을 감으세요. 천천히 깊게 숨을 들이쉬고, 천천히 깊게 숨을 내쉬세요. 느린 호흡을 몇 번 반복하세요. 마음을 차분하게 하세요. 정수리 쪽으로 집중하면서 천천히 몸의 내면을 살펴봅니다. 주의를 얼굴로 가져오고 잠시 거기에 머무세요. 이제 천천히 의식을 목으로 가져오고 잠시 거기에 머무르세요. 다시 가슴으로 가서 거기에 머무르세요. 그런 식으로 발가락 끝까지 내려갑니다. 몸의 어떤 부분이 가장 의식이 있었나요? 어떤 느낌이었는지 설명할 수 있나요? 몸을 살펴보았을 때 어떤 이미지가 떠오르던가요?

- 신체적 통증이 있나요? 그렇다면 어떤 느낌인가요? 1에서 10까지 척도 중 당신의 통증은 몇 번인가요?

- 당신의 통증은 어디에 있나요? 당신의 통증은 어떤 모양인가요? 당신의 통증은 무슨 색인가요? 당신의 통증을 컵에 담는다면 컵을 얼마나 채울까요?

생각보다 어려웠나요? 쉬웠나요? 몸에 귀를 기울이기 시작했을 때보다 차분해졌나요? 더 불안해졌나요? 일지에 생각을 적어보세요.

어떤 사람들은 자신의 몸에 대해 한 번도 생각해 본 적이 없는 반면, 다른 사람들은 많은 책을 읽고 다양한 치료법을 시도해 봤을 겁니다. 당신이 후자에 속한다면, 당신의 감정과 척추측만증 사이에 연관성이 있다는 걸 알 수 있을 겁니다. 감정이 육체적 고통을 촉발시키는 과거의 기억을 유발하는지 확인해 보세요. 저는 척추측만증 세계에서 이런 걸 몇 번이나 보았습니다. 발견한 내용을 기록하세요.

자신의 몸에 대해 배우는 게 처음이라면, 당신이 보게 될 패턴에 놀랄 수도 있으니 일지를 잘 검토하십시오. 특정 사건이 감정을 유발하여 척추측만증 통증을 일으키나요? 예를 들어, 제 스튜디오의 어떤 고객이 직장에서 스트레스가 많은 회의가 있었다고 말할 때마다 저는 그녀의 등이 아플 것이라는 사실을 알고 있으며 어떤 특정 근육이 경련을 일으키고 있는지도 알고 있습니다.

남편과 아이들과 함께 디즈니 월드에 갔을 때 스트레스를 너무 많이 받아 척추측만증이 심해져서 이 문제를 해결하는 데 몇 주가 걸린 고객도 있습니다. 디즈니 월드에 3년 연속 간 후에야, 그때마다 그녀의 몸 상태는 매번 정확하게 문제가 생겼기 때문에, 저는 그녀의 몸을 위해 디즈니에 가는 것이 현명한 선택이 아니라고 생각한다고 말했습니다.

자신의 고통을 설명하는 단어를 찾는 것은 어떤 사람들에게는 어려울 수 있습니다. 저는 그녀가 고통스럽고 제 도움을 원한다고 말했기 때문에 레슨을 하기로 했습니다. 그녀에게 통증을 정의해 보라 했고, 그녀는 "아프다"고 대답했습니다. 저는 그녀에게 그녀의 통증을 다시 한 번 설명해 보라고 했고, 그녀는 "저는 기형입니다"라고 대답했습니다. 저는 마지막으로 한 번 더 시도했고, 그녀는 "저는 장애인입니다"라고 말했습니다. 그녀는 간단하게 그녀의 통증을 설명할 단어가 없었고 분명히 그녀의 감정이 지배하고 있었습니다.

저는 전략을 바꿔야 했습니다. 그녀에게 그녀의 몸에 살지 않는 물체에 대해 생각하고 그 단어를 사용하여 그녀의 느낌을 묘사해 보라고 했습니다. 그러자 명확해졌습니다. 이것이 그녀가 자신의 몸을 묘사하기 시작한 방식입니다. "허리에 벽돌 더미가 앉아 있는 느낌이에요. 등 위쪽 중간 부분에 끈적끈적한 껌이 붙은 것 같고요. 오른쪽 다리에 번개가 치는 것 같아요."

그녀의 몸에 무슨 일이 일어나고 있는지에 대해 "아파요. 저는 장애인 같습니다. 저는 기형이 있어요"라고 하는 것보다 더 잘 알 수 있지 않나요? 그녀의 고통을 묘사하는 새로 발견된 이미지를 통해 저는 그녀를 위한 계획을 세울 수 있었을 뿐만 아니라 그녀를 돕고 있는 다른 전문가들에게도 제 계획을 말할 수 있었습니다.

당신도 마찬가지입니다. 저는 당신에게 의학 용어로 설명하라는 게 아닙니다. 친숙한 일반적인 물건을 생각하고 그것들을 사용하여 당신의 느낌을 설명하십시오. 당신의 전문가나 의사는 당신이 느끼는 것을 진심으로 알지 못하므로, 이를 설명할 단어를 생각해 내야 합니다.

저는 영어를 아주 잘하는 20대 중국인 여성과 화상 레슨을 하고 있었기 때문에 그녀와 명확하게 의사소통할 수 있었습니다. 제가 그녀에게 그녀의 척추측만증에 대해 설명해 달라고 요청했을 때, 그녀는 특정 근육통을 '시다'라고 계속 설명했습니다. 솔직히 저는 근육통을 '시다'로 묘사하는 것을 생각해 본 적이 없지만, 그녀가 그녀의 고통과 가장 관련이 있는 영어 단어가 '시다sour'라는 것을 금방 깨달았습니다. 저는 그녀가 신 음식을 좋아하지 않는다고 생각했습니다.

제가 제 고통을 '시다'라고 표현하지 않는다고 해서 이 여성이 그럴 수 없다는 의미는 아닙니다. 사실, 저는 그녀가 말하는 내용을 이해하고 그녀의 '시큼한' 육체적 고통을 치료하기 위한 운동을 신속하게 제공할 수 있었기 때문에 통증에 대한 그녀의 묘사가 매우 성공적이었다고 말하고 싶습니다.

저는 15장에서 척추측만증 감정에 대해 깊이 파고들지만, 그곳을 볼 때까지 의도적으로 자신의 몸의 소리에 귀를 기울이고, 발견한 내용을 기록하고, 변화하는 경향이 보이는지 관찰하기를 바랍니다. 당신의 고통은 감정적 이유일 수도 있고, 육체적인 문제일 수도 있고, 또는 이 둘의 조합으로 인한 것일 수도 있습니다.

육체적인 경우 통증은 항상 몸의 같은 위치에 있을 수도 있습니다. 또한, 특정 활동을 할 때 나타날 수 있습니다. 그리고 아마도 하루 중 특정 시간에 일어날 것입니다. 이것은 수집하고 기록해야 할 정말 귀중한 정보입니다. 척추측만증이 당신을 지배하지 않고 당신이 척추측만증을 다스리는 데 도움이 됩니다. 함께 퍼즐 조각을 맞추거나 이 정보를 전문가에게 가져와 도움을 요청할 수 있습니다. (걱정하지 마세요. 어떤 종류의 전문가를 찾아야 하는지에 대한 조언은 5장에서 알려드리겠습니다.)

어느 날 척추가 좋지 않다고 해서 겁먹을 필요는 없습니다. 심호흡을 하고 느끼는 통증을 묘사할 수 있는 단어나 색상으로 일지에 적으세요. 당신은 스스로의 관리자가 되어야 하며 자신이 느끼는 바를 설명할 수 있어야 합니다.

4 척추측만증 고치기

우리 삶의 많은 부분이 그러하듯 척추측만증을 가진 삶은 느리지만 꾸준한 거북이가 경주에서 이기듯, 포기하지 않은 사람이 궁극적으로 승자가 될 수 있습니다.

제가 척추측만증이 있는 사람들과 처음 일하기 시작했을 때, 저는 고객의 척추를 완전히 곧게 펴고 상황을 '해결할 답'을 찾고 있었습니다. 가장 큰 영향을 미치는 한 가지를 찾고 싶었습니다. 전 세계적으로 척추측만증을 가지고 사는 사람들에게서도 이와 같은 마음을 보았습니다. 이러한 경우는 매우 자연스러운 모습입니다. 우리는 몸에 약간의 문제가 있고 그것을 고치고 싶고 그 결과에 도달할 수 있는 최적의 경로는 없는지 찾게 됩니다.

하지만 문제는 척추측만증은 그렇게 작용하는 경우가 거의 없다는 겁니다. 척추측만증은 매우 복잡하며 대부분의 경우 호전되는 데 수년이 걸렸습니다. 척추측만증을 가진 사람들을 가장 건강하고 행복하게 만드는 완벽한 운동이나 놀라운 운동 전문가는 매우 드뭅니다. 제 경험상 척추측만증이 있는 사람들에게 가장 큰 차이를 만드는 것은 '하나의 큰 기적'이 아니라 작은 것들의 조합입니다. 장기적으로 몸을 돌보기 위해 작은 것들을 꾸준히 해나갈 때 최상의 결과가 나옵니다.

다음은 작은 것들에 대한 몇 가지 아이디어입니다. (이후 장에서 세부적인 사항을 제공하겠지만 지금 당장은 전체 개념을 이해하는 데 집중하시기 바랍니다.)

- 척추측만증 패드 위에 하루에 5분만 누우세요.
- 매주 정기적인 필라테스 또는 자이로토닉® 수업을 예약하세요.
- 매주 친구와 규칙적인 산책을 추가하세요.
- 귀하의 척추측만증 일지를 작성하세요.
- 몇 주마다 정기적으로 마사지를 받으세요.
- 격일로 집에서 혼자 20분간 운동을 하세요.

그 작은 것들 중 어느 하나도 그 자체로 거대하고 세계를 뒤흔드는 사건이 아닙니다. 실제로 그것들은 당신에게 중요하지 않은 것처럼 보일 수 있기 때문에 우리 대부분이 그것들을 행하거나 지속하지 못할 수 있습니다.

몇 가지 작은 일을 꾸준히 하고 안 하고에 따라서 척추측만증으로부터 자유로워질 수도 있고 척추측만증이 당신의 삶을 지배하게 둘 수도 있습니다. 저는 제 몸에 가장 큰 변화를 가져온 것은 작은 일들이라고 분명하게 말할 수 있습니다. 저는 한 번에 작은 것 하나씩 제 몸을 돌보는 선택의 길을 꾸준히 가는 거북이입니다.

몇 가지 작은 일을 꾸준히 하고 안 하고에 따라서
척추측만증으로부터 자유로워질 수도 있고
척추측만증이 당신의 삶을 지배하게 둘 수도 있습니다.

『마사지 테라피 저널』에 척추측만증을 앓고 있는 한 여성의 여정을 다룬 흥미로운 기사가 실렸습니다. 이 기사는 12세에 척추측만증 진단을 받은 40세 여성에 대한 개요를 제공했습니다.[19] 40세에 그녀는 안정 상태에서 숨이 차고 가벼운 운동을 할 때나 고도가 높은 곳에 있을 때 메스꺼움이 있었습니다. 또한 3~10주 동안 지속되는 심한 기침과 발열을 동반한 폐 감염을 1년에 3~5번 앓았습니다. 호흡기 감염과 척추측만증에 지친 그녀는 일상에 작지만 중요한 변화를 주기 시작했습니다. 매달 전신 심부 조직 마사지를 받기 시작했습니다. 엉덩이 근육, 흉터 조직, 흉곽 벽 및 목 긴장감 모두 마사지 치료사가 풀어줬습니다. 여기에 매일 몸통, 복부, 흉곽의 자가가동술self-mobilization과 호흡 운동도 같이 했습니다. 그녀는 마침내 매일 유산소 운동 및 강화 운동까지 추가했습니다. 그녀는 매일 40~60분 동안 수동 견인 및 압박을 통해서 통증성 경련이 나타나는 근육 이완과 가슴 스트레칭을 사용하여 가동술 프로그램을 통합했습니다.

이 '사소한 것'이 20년 동안 그녀의 몸에 어떤 영향을 미쳤는지 주목하십시오.

- 몸통 체형의 눈에 띄는 개선
- 오른쪽 어깨의 전방 회전 감소
- 머리와 목의 가동성 증가
- 불편감 감소
- 향상된 호흡
- 키 2cm 증가

- 약 20년 동안 폐활량 약 2L 증가
- 호흡기 증상이 호전되고 유지됨
- 초기 콥스 앵글Cobb angle 15년 동안 10도 감소

그녀도 거북이 접근 방식을 취했다는 점에 주목하십시오. 그녀의 몸은 수년에 걸쳐 천천히 그리고 지속적으로 개선되었습니다. 이러한 변화는 며칠이 아니라 몇 년, 실제로는 수십 년에 걸쳐 일어났습니다. 또한 그녀가 40세에 이 여정을 시작했다는 사실에 주목하십시오. 이는 그녀가 55세와 60세에도 여전히 긍정적인 결과를 보고 있음을 의미합니다. 그녀의 거북이 접근법의 놀라운 결과는 우리 모두에게 큰 희망과 용기를 줄 것입니다.

당신의 몸과 삶을 되찾으세요

당신의 의사로부터 당신이 원했던 안내를 받지 못해 유감입니다. 현재 의료계에서 척추측만증 시스템은 망가져 있습니다. 아니길 바라지만 그렇습니다. 당신은 언젠가 새롭고 색다른 것을 듣게 되기를 바라며 끝없이 무시당하는 느낌에 휩쓸리거나, 스스로 문제를 해결하고 새로운 길을 개척하기로 결정할 것입니다.

여기서 어디로 가고 싶은지 알아봅시다. 다음 최선의 단계는 무엇입니까? 다음 올바른 단계가 무엇인지 묻지 않았습니다. 다음 최선의 단계가 무엇인지 물었습니다.

때때로 척추측만증의 세계는 매우 어두워, 한 번에 한 발자국씩 앞을 비추는 작은 손전등만 가지고 밤에 밖을 걷는 것과 비슷합니다. 이 길의 끝이 어떻게 생겼는지 전혀 알 수 없습니다. 다섯 걸음 앞도 볼 수 없지만 어둠 속에서 다음 최선의 단계를 선택할 수 있고, 그것이 손전등이 빛을 비춰준 바로 그 앞의 한 걸음입니다.

저는 당신이 20년 뒤를 내다보는 것을 원하지 않습니다. 왜냐하면 당신은 두려움과 앞으로 일어날 수 있는 최악의 시나리오에 휩싸일 것이기 때문입니다. 글쎄요, 『마사지 저널』 기사에 나온 여성이 성취한 것을 기억하십니까? 그녀는 성인이 되어 만곡을 역전시켰고 많은 추가적인 건강상 이득을 얻었습니다. 현실은 척추측만증 여정의 끝이 어떻게 생겼는지 볼 수 있는 마법의 공이 없다는 것입니다. 당신의 의사를 포함하여 누구도 그렇지만, 그것이 당신이 다음 최선의 단계를 선택하는 것을 방해해서는 안 됩니다.

누군가가 당신에게 통제한다고 말한 통념적인 척추에게서 당신의 삶을 되찾을 때입니다. 척추측만증이 당신의 삶을 지배한다는 것은 거짓말입니다. 치료사 또는 의사로부터 삶을 되찾으십시오. X를 해야 하고 그렇지 않으면 Y를 절대 할 수 없을 거라는 잘못된 기사는 무시하십시오. 저는 당신이 당신의 몸을 돌보고 사랑하기를 원하지만 그것이 당신의 삶을 통제하거나 당신을 좌우하는 것은 원하지 않습니다. 대신 당신이 그것을 우아하게 다스리기를 바랍니다.

척추측만증 일지를 펴고 다음 질문에 대한 몇 가지 답을 적어보세요.

- 어떤 면에서 척추측만증이 당신이 살아가는 방식에 너무 많은 영향을 미치나요?
- 척추측만증 때문에 삶에서 포기해야 했던 것들 중 무엇이 아쉬운가요?
- 당신은 당신의 몸에 대해 뭐라고 하겠어요? 누가 그렇게 말했죠?

저는 당신이 이러한 잘못 중 일부를 바로잡고 척추측만증이 당신의 삶을 좌우할 필요가 없다는 것을 스스로 증명하기를 바랍니다. 이것은 두려움을 인정하고 두려움을 극복하려고 다음의 최선의 단계로 나아가기 위한 용기를 찾는 것에서 시작됩니다. 그렇게 한 고객의 다음 예를 읽어보십시오.

몇 년 전 어느 날 제가 문을 닫고 있을 때 한 여성이 스튜디오에 들어와 상담을 해달라고 부탁했습니다. 저는 기쁜 마음으로 그녀를 들였고 제가 어떻게 도울 수 있는지 물었습니다. 다음 30분 동안 그녀는 척추측만증이 그녀의 삶을 어떻게 지배했는지 말하면서 몸을 떨었습니다. 그녀는 10대였던 30년 전에 뼈의 일부를 자르고 해링턴 막대Herrington rod라고 불리는 금속 막대를 삽입하는 수술을 받은 일을 이야기하면서 울었습니다. 그 이후로 그녀는 간호사가 되었고, 결혼하여 아름다운 두 자녀를 두었습니다. 그러는 동안 그녀는 통증을 달래기 위해 매일 한 줌의 아스피린을 복용해야만 했습니다. 그녀는 천천히 약 34kg의 체중이 늘었고 그녀의 변한 몸 때문에 인생의 대부분을 두려워하며 지냈습니다. 저는 그녀를 안아주었고, 그녀의 눈물을 닦는 것을 도와주었으며, 그녀가 제 스튜디오에 와서 용감하게 그녀의 이야기를 들려준 것이 얼마나 자랑스러운지 말해 주었습니다. 그리고 그녀는 첫 필라테스 수업을 등록했습니다.

1년 동안 그녀는 매주 개인 레슨을 받았고, 이 과정을 통해서 소그룹 수업을 시도할 용기를 찾았습니다. 그 시간 동안 그녀는 집에서 볼과 롤러로 뭉친 근육을 풀기 시작했습니다. 또한 스튜디오에 있지 않을 때 매일 장비를 사용할 수 있도록 그녀는 집에 필라테스 리포머를 구입했습니다. 그녀는 몸을 스트레칭하고 강화하면서, 더 많이 웃기 시작했고 필라테스 수업에서 회원들과 친구가 되었습니다.

그녀가 싫어하는 한 가지는 엉덩이가 손과 발보다 높은 파이크 자세로 움직이는 필라테스 리포머 플랫폼 위에 서 있는 것이었습니다. 그녀가 항상 안전한지 확인하기 위해 제가 그녀를 지켜보고 있었지만, 그녀는 두려움 때문에 그것을 거부했습니다. 그녀는 자신의 몸을 믿지 않았습니다. 어느 날 그룹 수업 중간에 제가 그 운동을 한다고 발표하자 그녀가 저를 노려보았습니나. 저는 그녀가 스스로 할 수 있을 만큼 신체적으로 강하다는 것을 알았고 이것이 정신적인 싸움이라는 것도 알고 있었습니다. 저는 그녀가 포기하도록 내버려두지 않을 것입니다. 그녀는 너무 멀리 왔고 다음 최선의 단계를 선택해야 했습니다. 저는 그녀에게 다가가 그녀가 그렇게 할 것이라고 말했습니다. 그녀는 거절했지만 저는 받아들이지 않았습니다. 저는 그녀에게 그녀가 한 모든 일이 자랑스럽고 그녀가 강하고 이제 그녀의 몸을 지배할 때라고 말했습니다. 필라테스 리포머 기구에 흘러내리는 눈물을 통해 그녀는 그토록 두려워하던 운동을 10회 반복하면서 울었습니다. 마지막에는 같이 수업 받는 모두가 울었을 뿐만 아니라 그녀의 뺨에 계속해서 눈물이 흘러내리자 친구들의 환호가 터져 나왔습니다.

또 1년이 지나자 그녀는 22.7kg을 감량했고 참석한 그룹 수업에서 기쁨의 중심 인물이 되었습니다. 어느 날 그녀는 허리에 새긴 첫 타투(55세 때)를 저에게 보여주기 위해 찾아왔습니다. 척추측만증으로 굽은 곳에 '구부러져도 부러지지는 않는다'는 문구가 쓰여 있었습니다. 이제 제가 눈물을 흘릴 시간이었습니다. 그녀가 해냈습니다. 그녀는 자신의 척추측만증을 관리하고 지배할 수 있게 되었습니다.

제가 방금 한 이야기에서 이 여성이 얼마나 많은 다음과 같은 '최선의 단계'들을 만들어냈는지 알 수 있겠습니까?

- 그녀는 필라테스 스튜디오에 들어왔습니다.
- 그녀는 내내 눈물을 흘리면서도 그녀의 척추측만증 이야기를 들려주었습니다.
- 그녀는 첫 개인 레슨에 등록했습니다.
- 그녀는 용감했고 첫 그룹 수업을 들었습니다.
- 그녀는 집에서 볼과 폼 롤러로 근육을 풀었습니다.
- 그녀는 스튜디오에 없을 때 집에서 필라테스 리포머를 사서 사용했습니다.
- 그녀는 두려워하던 운동을 했습니다. 그리고 그 목록은 계속됩니다.

이것들은 대부분의 사람들 눈에 대단한 것이 아닐 수 있습니다. 그저 많은 수의 작은 발걸음이었고, 그녀는 계속해서 다음의 단계로 나아가고 있을 뿐입니다.

저는 또한 그녀가 척추측만증 수술을 받았고 여전히 다음 최선의 단계로 나아가야 한다는 것을 인식하기를 바랍니다. 그녀의 수술은 그녀의 모든 문제를 해결하지 못했습니다. 저는 당신이 수술을 받아야 한다거나 하지 말아야 한다고 말하는 것이 아니라, 당신이 수술을 받기로 선택하더라도 여전히 척추측만증을 돌봐야 한다는 것을 말하는 겁니다. 당신은 여전히 우리처럼 많지만 작은 단계를 밟아야 할 것입니다.

목표

당신은 아마도 완벽하게 곧은 척추를 가질 수는 없을 것입니다. 그 부분에 대해서 저는 분명하고 확실하게 말할 수 있습니다. 저는 당신의 두려움과 곧은 척추를 갖고자 하는 깊은 열망이 항상 여러분의 마음 한구석에 있다는 것을 알고 있습니다. 척추가 똑바르지 않기 때문에 다른 의사와 전문가 들은 당신에게 문제가 있다고 말했을 가능성이 높습니다. 어떤 사람들은 그들의 방법으로 척추를 곧게 만들어주겠다고 약속했을 수도 있습니다. 수술로도 척추를 완벽하게 곧게 만들 수 없습니다. 이루어지지 않은 소원과 공허한 약속에 대해 유감입니다. 마음이 아프고 버림받은 고아가 된 기분이 들 수도 있습니다.

저는 마지막 문단이 의미하는 것이 많다는 것을 압니다. 심호흡을 하세요. 눈에 눈물이 고이면 뺨에 흘러내리도록 두세요.

이것이 당신의 기분을 어떻게 만드는지 기록하기 위해 당신의 척추측만증 일지를 펼친다면, 훌륭합니다. 이러한 감정은 정말 오랫동안 우리 마음속에서 억눌려 왔습니다. 그들이 나오게 하십시오. 자기 안에 오랫동안 묻어둔 분노와 슬픔이라는 감정을 느낄 때 잔잔한 클래식 음악을 틀고 일지를 써보세요. 자신의 감정을 표현할 단어를 찾지 못하면 가끔 그림을 그리거나, 때로는 감정의 색에 맞는 색연필을 들고 눈물을 흘리며 떠오르는 모양과 도형을 그려보세요. 결국 이러한 깊은 감정은 마음 밖 종이에 표현됩니다. 눈물은 결국 멈출 것이고, 훨씬 더 가벼워질 겁니다. 여기에서 어디로 가야 하는지 제가 안내하기 전에 필요하다면 지금 스스로 시간을 내어보세요.

당신의 척추측만증을 위해 어떤 운동을 해야 하는지 또는 척추측만증을 개선하기 위해 주변에서 어떤 전문가를 찾아야 하는지에 대한 계획을 살펴보기 전에, 현실적인 목표를 설정하는 것에 대해 이야기합시다. 당신이 달성 가능한 척추측만증 목표를 이루기 위해 올바른 마음가짐을 갖고 있지 않으면, 실패하거나 큰 실망을 하게 될 것입니다. 이것은 당신을 완전히 포기하게 만들거나, 피해자의 마음가짐으로 살거나, 모든 것을 고칠 수 있을 것이라는 희망으로 수술(또는 또 다른 수술)에 의지하게 할 뿐입니다. 기억하세요. 우리는 더 이상 성급하고 감정적인 결정을 내리지 않을 겁니다. 그건 끝났습니다.

저는 당신이 척추측만증에 대해 기대하는 것이 무엇인지 알아낼 수 있는지 보기 위해 제가 스콜리 믹스Scoli Mix라고 부르는 활동을 하기를 바랍니다.

당신의 척추측만증 일지에서 종이 한 장을 뜯어내보세요. 이제 반으로 접은 다음 반대 방향으로 3등분합니다. 이제 접힌 선을 따라 종이를 6개의 작은 조각으로 찢습니다. 여섯 장의 종이 각각에 저는 당신이 당신의 몸에 대해 달라졌으면 하는 점을 적기를 바랍니다. 무엇을 치유하고 싶습니까? 당신은 무엇에 지쳤습니까? 당신을 괴롭히는 것은 무엇입니까? 현재 힘든 시간을 보내고 있는 당신의 몸이 무엇을 하기를 원하십니까? 일부 목표 또는 기대는 통증, 움직임, 외모 또는 의사가 촬영한 이미지의 측정과 관련이 있을 수 있습니다. 종이의 한 면만 사용하여 각 종이에 한 가지씩 적습니다.

필기면이 아래로 향하도록 6장의 종이를 뒤집고 잠시 섞습니다. 무작위로 3개를 집어 당신이 그것들에 무엇을 적었는지 보십시오. 당신의 몸에 대해 이 세 항목만 실현되고 나머지 세 항목은 실현되지 않는다면 괜찮겠습니까? 현실은 신체에 대한 모든 꿈이 실현되지 않을 수 있다는 것입니다. 저는 이 활동을 통해 척추측만증과 관련하여 당신의 목표와 기대 중 일부는 실현되지 않을 수도 있다는 관점을 가지길 바랍니다. 이것은 강력한 활동이며 때때로 사람들은 이 현실을 이해하기 매우 어려워합니다.

어떤 분들은 여기에서 잠깐 멈추고 잠시 시간을 내야 할 것입니다. 괜찮아요. 이 순간은 매우 심오한 순간입니다. 대부분은 이러한 항목들이 우리 몸에서 '고쳐져'야만 자기 가치self-worth가 있는 것으로 생각합니다. 우리는 척추측만증과 관련된 깊은 수치심을 느낍니다. 불행하게도 많은 전문가들이 이 모든 항목을 고쳐야 할 뿐만 아니라 해결할 수 있다고 말합니다. 저는 당신을 사랑하기 때문에 그런 일이 일어나지 않을 수도 있다는 것을 애정을 담아 말해 주고 싶습니다. 그래도 괜찮습니다. 이 활동을 통해 당신 내면의 깊은 두려움과 기대를 관찰할 수 있는 빠른 현실 점검을 할 수 있습니다. 이 책의 뒷부분에는 이러한 척추측만증 감정에 대해 더 깊이 있게 다룬 장이 있으니, 지금은 당신이 단순히 감정이 거기 있다는 것을 알아두길 바랍니다.

저의 장기적인 척추측만증 목표는 통증이 없는 것입니다. 그게 다예요. 척추측만증과 함께하는 여정의 이 시점에서 제 몸에 대해 너무 잘 알고 있습니다. 그래서 척추가 움직이지 않고 감정이 제어되지 않아 척추의 느낌과 연결될 때를 저는 느낄 수 있습니다. 척추 문제가 발생하면 저의 목표인 통증이 없는 상태로 되돌아갈 수 있도록 제 몸을 관리하기 위한 적극적인 조치를 취해야 한다는 것을 알고 있습니다. 제 척추측만증을 다스린다는 개념은 정말 간단합니다. 핵심은 제 마음가짐을 올바른 곳에 두고 목표에 다시 집중해야 한다는 것입니다.

얼마 전에 매우 어려운 남성 고객이 몇 가지 레슨을 받기 위해 왔습니다. 그는 제가 그를 도울 수 있을 것 같지 않다고 퉁명스럽게 말했습니다(왜 그가 비싼 레슨비를 지불하고 제 스튜디오에 들어왔는지는 제가 알 수 있는 일이 아닙니다). 그는 자신이 목표 지향적이며 나와 함께 레슨을 한다면 언제쯤 자신의 척추가 곧아질지 알고 싶다고 말했습니다. 그것이 그의 목표였기 때문입니다. 곧은 척추. 그는 그 이하로 만족하지 않을 것입니다. 그는 또한 척추가 곧아지기만 하면 되는 47세의 잘생긴 남자라고 말했습니다(저는 거기에 겸손을 약간 더해주면 도움이 될 것이라고 생각했지만, 분명한 건 그는 제 의견을 묻지 않았습니다).

팔 근육은 조금 두껍게 발달해 있었으나, 그의 척추와 온몸이 잠겨 있었습니다. 제가 원하는 척추 강화 운동과 미세 이완 운동을 도움이 되지 않을 거라며 그는 거부하였습니다. 저는 같은 운동을 몇 년 동안 한 후에 제가 얼마나 강해졌는지 보여주기로 결심했습니다. 그래서 저는 매우 어려운 고급 필라테스 동작을 보여주었는데, 이 동작은 척추에 강한 제어, 힘, 유연성이 필요했습니다. 말할 것도 없이, 제가 쉽게 할 수 있는 반면, 그는 거의 할 수 없을 정도로 고생하자, 그는 별로 행복해하지 않았습니다. 그는 완벽하게 곧은 척추를 가지기 위한 자신의 목표를 재조정하기를 거부했고, 그래서 척추측만증에 대한 도움을 받을 가능성을 막아버렸습니다. 저는 그를 다시 보지 못했습니다.

제 목표는 척추측만증에 의해 제한받지 않고 통증 없이 삶을 사는 것이며, 그 목표를 달성하는 과정에서 만곡도 감소했고 척추측만증 모양도 개선되었습니다. 이 사람은 곧은 척추에 너무 집착한 나머지 제 말을 듣지 않았습니다. 따라서 그는 척추측만증을 개선할 기회를 놓쳤습니다.

통증 관리는 60대에 저를 찾아오기 시작한 척추측만증 고객과 마찬가지로 많은 척추측만증 고객의 장기적 목표입니다. 솔직히 말해서 그녀의 척추측만증과 함께 레슨하는 것이 처음에는 힘들었습니다. 그녀는 근육이 불균형해져 있었고 자신의 만곡 문제에 침체되어 있었습니다. 그녀는 오랫동안 불균형하고 경직된 몸 상태에 있었습니다. 그녀를 볼 때마다 저는 그녀의 몸을 다시 분석하여 그 수업을 위해 얼마나 많은 레슨을 하고 어떤 유형의 레슨을 할 것인지 결정해야 했습니다.

처음 몇 년 동안 우리는 수업 시간의 절반 정도를 단순히 그녀의 몸을 움직이게 하고 스트레칭하는 데 보냈습니다. 레슨에서 제가 너무 많은 운동을 했다면, 그녀는 일주일 내내 고통스러운 근육 경련을 경험했을 것입니다. 그녀는 그만큼 컨디션이 좋지 않았고 그 정도 반응 없이는 운동 강도를 견딜 수 없었기 때문입니다.

시간이 지나면서 그녀는 집에서 롤러와 볼을 사용하여 스스로 몸을 이완시키는 법을 배웠고, 저는 그녀가 집에서 스스로 할 수 있는 운동 레퍼토리를 개발했습니다. 기억하세요. 그녀의 목표는 고통을 덜 받는 것이었기 때문에 저는 그녀가 그 목표를 달성하도록 돕기 위해 많은 것을 수정해야 했습니다. 그녀의 근육이 경직되는 것을 방지하기 위해 우리는 수업을 3주의 간격을 두었습니다. 달팽이의 느린 속도처럼 느껴졌지만 시간이 지나면서 그녀의 만성 통증을 줄여갔고, 장기적으로 만성 통증에서 벗어나도록 노력하였습니다.

저는 그녀가 저와 함께 레슨하지 않는 주에 숙련된 마사지 치료사를 만나도록 그녀를 설득했고 나중에는 때때로 도수치료를 받도록 권유했습니다. 결국 그녀는 일정한 루틴을 찾아냈습니다. 1주차에는 저를 보세요. 2주차에는 마사지 치료사를 만나십시오. 그리고 3주차에는 도수물리치료사를 만나십시오. 무엇보다 그녀는 매일 집에서 롤러와 볼을 이용한 자가이완술과 운동을 계속했습니다.

시간과 의사소통이 필요했지만 그녀의 고통을 효과적으로 관리하려는 목표는 결실을 맺었습니다. 그녀는 우리가 함께 운동하기 시작한 지 몇 년 후인 12월 초에 저와 함께하는 수업에 의기양양하게 들어왔고 허리 통증 없이 대가족을 위해 추수감사절 식사 전체를 요리했다고 말했습니다. 그날 그녀의 미소를 병에 담아두고 싶었습니다. 그녀는 크고 빛나게 미소 짓고 있었습니다. 그녀는 극심한 허리 통증 없이 부엌에서 그렇게나 오랫동안 두 발로 서 있었던 게 언제인지 기억할 수 없었습니다. 하지만 그해에는 잔치를 준비하고도 고통이 없었기 때문에, 그녀는 침대에 눕지 않고 휴가를 함께 보내기 위해 날아온 자식들과 손자들과 함께 즐거운 시간을 보낼 수 있었습니다. 그녀는 통증을 없앤다는 처음의 목표를 달성한 보상을 진정으로 누리고 있었습니다.

그녀는 기억에 남을 추수 감사절 파티 이후 몇 년이 지난 지금도 여전히 제 단골 고객입니다. 그녀는 이제 수업을 위해 매주 저를 만나고, 매주 4.8~6.4km를 몇 번 걷고, 정원을 가꾸고, 손주들과 떠들썩하게 놉니다. 최근 그녀는 자신의 정원 창고에서 삽을 가져와 직접 뒷마당에 거대한 구덩이를 판 다음 그 안에 물을 채우고, 막내 손자에게 깜짝 놀이를 시켜준 일을 회상했습니다. 그들은 몇 시간 동안 질주하고, 물을 튀기며, 서로에게 진흙을 바르는 나나 머드홀 Nana mudhole 놀이를 즐겼습니다. 그녀가 그것보다 훨씬 더 좋아질까요? 그렇게 생각하지는 않습니다.

그녀의 삶은 사랑으로 가득 차 있습니까? 네, 그렇습니다. 그녀의 척추는 곧은가요? 아니요, 대략적으로 추측하면 콥스 앵글이 약 40도 정도 됩니다. 그녀는 통증이 없습니까? 예. 만약 그녀가 긴장이나 통증을 느낀다면, 그녀는 자신의 척추측만증을 잘 다스리는 법을 배웠기 때문에 통증을 즉시 멈추기 위해 신속하게 스트레칭과 운동을 할 겁니다.

제 고객의 척추측만증은 통증을 없애는 목표를 이루는 과정에서 나아졌을까요? 물론입니다! 그래서 그녀가 덜 아팠던 겁니다. 그러나 만곡을 줄이는 것은 그녀의 목표가 아니었습니다. 통증을 줄이는 것이 목표였지요. 흥미롭게도 저는 그녀의 첫 수업을 잘 기억하고 있으며 그녀는 척추를 곧게 펴고 싶다고 말했습니다. 우리는 그것에 대해 이야기했고, 바로 그 자리에서 그녀의 목표를 재조정했습니다. 그 후 그녀는 자신의 척추측만증을 다스리고 거북이 속도로 여정을 즐기는 데 집중할 수 있었습니다.

통증을 없애겠다는 그녀의 목표를 재조정하면서 새로운 개념을 도입하는 속도, 수업을 구성하는 방법, 다른 전문가가 그녀의 여정에서 그녀를 도울 수 있는 방법을 파악하는 부분에도 도움이 되었습니다(다른 전문가로 '꿈의 팀dream team'을 만드는 방법은 5장에서 자세히 읽어보십시오).

현실적인 목표가 무엇인지에 대해 이야기했으므로 척추 일지를 다시 잡고 척추측만증의 주요 목표를 적어보십시오. 어쩌면 그것은 당신의 외모와 관련이 있거나, 통증 때문에 포기해야 했지만 다시 하고 싶은 것, X-ray상 척추측만증의 진행을 멈추거나, 통증 없이 사는 것과 관련이 있을 수 있습니다. 지금 당신에게 가장 중요한 것은 무엇입니까? 자신이 어디에 있고 어디로 가고 싶은지 알기 전에는 자신의 몸을 어떻게 돌볼 것인가에 대한 공격적인 계획을 세울 수 없습니다.

척추측만증, 신경통, 근육통, 뻣뻣함과 같이 다양한 신체적 문제가 있다면, 목표를 낮게 시작하십시오. 우리가 너무 많은 일을 겪고 있을 때, 우리는 그 모든 것에 빠져들고 척추측만증을 다스리기 위한 다음 최선의 단계를 밟을 수 없다는 것을 알게 되었습니다. 지금 집중해야 할 한 가지를 선택하고 그 목표를 달성하기 위한 다음 최선의 단계로 나아가십시오. 그 목표를 달성했다면 또 다른 작은 목표를 세우고 그 목표를 달성하기 위한 다음 최선의 단계를 밟으십시오. 이것은 당신이 실제로 당신의 척추측만증을 다스릴 수 있음을 보여주면서, 당신이 승리를 거듭할 수 있도록 해줄 것입니다. 제 생각에 대부분의 사람들이 그렇다고 믿는 당신 척추측만증의 운명을 당신이 쥐고 있다면, 다음 최선의 단계는 무엇입니까?

결론은 아름다운 척추측만증 몸을 관리하는 방법에 대한 관점을 바꾸는 것이 핵심이라는 것입니다. 이러한 마음가짐은 삶의 방식, 건강 및 웰빙에 대한 평생의 접근 방식이어야 합니다. 그게 제가 하는 방법입니다. 그것이 제 스튜디오에서 고객이 하는 방법입니다. 그것이 제가 훈련시킨 전 세계의 전문가들이 고객에게 격려하는 방법입니다. 당신도 그렇게 할 것입니다. 이 모든 것의 목표는 더 행복하고 건강하며 고통 없이 사는 것입니다. 저는 당신이 척추측만증을 잘 다스리고 척추측만증이 뒤편으로 사라지도록 당신의 몸을 잘 돌보기를 바랍니다. 그것은 더 이상 당신을 다스리지 않습니다. 당신은 그것을 다스리고 있습니다. 거북이가 항상 경주에서 이긴다는 것을 기억하십시오.

5 당신의 드림팀과 계획 만들기

현실은 당신이 남은 생을 혼자 척추측만증과 함께 살아야 한다는 것입니다. 이 책임은 부모님, 정형외과 의사, 기타 다른 의사들, 기타 의료인의 어깨가 아닌 당신의 어깨에 짊어져야 합니다.

당신은 당신의 척추측만의 병력(언제 진단을 받았는지, 몇 번이 진행되고 퇴보했는지, 어떤 치료법과 치료 과정을 가졌는지)뿐만 아니라 어떤 게 오늘날 당신의 등이 비틀린 것을 풀어지게 만들었는지 알아야 합니다.

이것이 당신이 짊어져야 할 짐입니다. 당신은 그것을 품위 있고 멋진 힘으로 운반하는 법을 배울 수도 있고 또는 그것이 당신을 짓누르며 지속적으로 당신의 어깨에 앉아서 당신의 삶을 지배하는 무겁고 감정적이며 육체적인 무게가 되게 할 수도 있습니다.

저는 제 척추측만증 고객의 척추를 책임지지 않을 것이며 그들에게 그렇게 말할 것입니다. 저는 그들의 비틀린 몸을 풀어주고, 근육을 강화시키고, 척추측만증을 분석하였고, 척추측만의 퍼즐을 함께 맞추며 그들의 여정을 항상 격려하고, 힘들고 무거울 때 안아주었고, 짐을 덜어주기 위해 경로를 다시 설정해 주기 위해 존재할 뿐입니다. 저의 일은 당신을 위해 존재합니다. 그러나 저는 의료 데이터 수집이나, 다른 치료 일정을 예약하거나 제 고객이 운동 숙제를 잘하고 있는지에 대한 책임을 떠안지는 않을 것입니다. 혹여나 제가 이런 일을 할 의향과 능력이 있다 할지라도 그것은 당신에게 유익하지 않을 것입니다. 당신 스스로 척추측만증에 대해 제어하여 스스로 책임질 수 있어야 진정으로 증상이 진전되는 것을 볼 수 있을 것입니다.

당신의 척추측만 병력

당신의 고유한 척추측만 이야기를 편집함으로써 당신의 척추측만을 대담하고 아름답게 스스로 지켜내는 길에 놓는 것으로 시작해야 합니다. 이것은 척추측만증에 대한 모든 정보를 한곳에 모으는 것으로 구성된 매우 중요한 단계입니다.

먼저 저는 당신에게 모든 X-ray, MRI, CT 스캔, 의사 소견서, 당신이 함께한 모든 의료 종사자의 의견을 받아오기를 원합니다. 여러분 중 일부는 한 곳만 방문해 이미지가 하나뿐이어서 이 과정이 쉬울 수도 있을 것입니다. 아마도 그 이미지는 서랍 어딘가 처박혀 있다가 나올 것입니다. 어떤 사람들에게는 이것은 꽤 복잡한 일이 될 것입니다. 당신은 아마 많은 전화를 돌려야 하겠지만 그만한 가치가 있을 것입니다. 저를 믿기 바랍니다. 이 작업을 꼭 수행해야만 합니다.

이전에 처음 척추측만증에 대한 책을 쓰기 시작했을 때, 제가 14세 때 척추측만증 진단을 받았던 때의 첫 번째 이미지를 구하고 싶었습니다. 제 가장 최근 이미지와 비교하고 싶었지만 그것을 얻을 수 없었습니다. 제가 이미지를 회수하려고 노력하며 겪은 시련은 척추측만증을 안고 살아가는 우리 모두를 위한 교훈이기 때문에 여러분이 알기를 원합니다.

저는 그때 제 의사가 누구인지 알아보기 위해 어머니에게 전화를 걸었습니다. 그녀는 정형외과 의사를 기억하지 못했지만 저를 소개한 소아과 의사를 기억했습니다. 그 소아과 의사는 은퇴했지만 그가 일하던 병원은 여전히 존재했기 때문에 그녀는 저에게 그 번호를 주었고 저는 전화를 걸었습니다. 그들은 저장소에서 아주 오래된 종이 파일을 발견했고, 제가 갔던 정형외과 의사의 이름을 찾았습니다. 그 번호를 검색해서 찾았지만 결국 10년 후 이 정형외과 의사가 모든 이미지를 폐기한다는 사실만 알게 되었고(기억하세요. 이것은 디지털 파일 이전이었으므로 실제 X-ray 촬영 필름이었습니다), 따라서 저의 척추측만 X-ray 원본 파일은 영원히 사라졌습니다.

저의 엄마는 그것을 복사하지 않았습니다. 제 소아과 의사는 사본을 보관하지 않았습니다. 제 척추 정형외과 의사도 그것을 저장하지 않았습니다. 왜 당신 스스로만이 당신의 척추에 대해서 책임이 있는지 알겠나요? 다시 말하지만, 모든 문서의 사본을 보관해야만 합니다.

현대 기술 시대는 우리에게 이러한 것을 컴퓨터에 저장할 수 있는 이점을 제공합니다. 더 이상 실제 X-ray 필름을 확보할 필요가 없어졌습니다. 이것의 단점은 현재 의료 규정으로 인해 이미지가 당신에게 공유될 수 있는 유일한 방법은 디스크뿐이며 대부분의 사람들이 그 디스크 파일을 그들의 컴퓨터에서 열 수 없다는 점입니다. 그 이미지들을 디스크에 구운 다음에 병원이 당신을 위해 2~3개의 해당 디스크 추가 사본을 만들 수 있도록 하길 바랍니다. 한 사본은 누구에게 줄 것이 아니라 당신의 것이 될 것이며, 나머지 사본들은 다른 의사가 요청할 경우 그들에게 제공될 것입니다. 당신의 마스터 사본을 꼭 지켜야 한다고 아무리 강조해도 지나치지 않습니다. 그것이 사라지면 이 전체 과정을 다시 거쳐야 하기 때문입니다. 그렇지 않고 당신이 나처럼 한다면, 병원에서 당신을 마지막으로 본 지 너무 오래되어서 당신의 이미지 파일들을 버릴 수도 있고, 그러면 그 파일은 영영 사라질 것입니다.

대부분의 사람들은 이미지를 열고 읽는 데 필요한 소프트웨어가 없으므로 다른 의사들이 볼 수 있도록 이미지를 디스크에 저장해야 하는 반면, 특정의 사람들이 볼 수 있도록 하기 위해 쉽게 읽을 수 있는 형식의 이미지 또한 필요합니다. 이러한 이유로, 각 이미지와 함께 제공되는 영상 또는 의사의 소견들을 포함하여, 당신의 척추에서 촬영된 모든 이미지들에 대한 복사본을 인쇄하기를 바랍니다.

가장 쉬운 옵션은 당신이 디스크를 회수할 때 병원에서 종이 이미지를 인쇄하도록 하는 것입니다. 이것을 폴더에 넣거나 더 나은 방법은 바인더를 찾고 그에 대한 관련 기록과 함께 각 이미지를 투명 시트에 넣고 보관하는 것입니다. 모든 이미지들과 자료들을 연대순으로 폴더에 넣어서 당신의 척추측만증의 진행 과정(또는 호전 과정)을 볼 수 있도록 해야 합니다.

마지막으로 이 모든 것을 휴대폰으로 찍어서 저장하고, 옵션이 있다면 이미지를 즐겨찾기로 저장하길 바랍니다. 우리 대부분은 항상 휴대 전화를 지니고 있기 때문에 모든 이미지와 자료들에 쉽게 접근할 수 있습니다.

당신이 새로운 의료인에게 가게 되면 그들이 당신의 척추측만 병력에 대한 포괄적인 관점을 가질 수 있도록 바인더를 가져가세요. 이것은 당신이 보여주기 위한 것이지, 그들이 갖도록 하기 위한 것은 아닙니다. 만일 그들이 참조용으로 파일에 보관하고 싶은 이미지가 한두 개 있는 경우, 그들이 사진을 찍게 하거나 혹은 당신이 모두 당신의 휴대폰에 저장해 놓았으므로 단순히 그들에게 이메일로 보내주는 간단한 방법도 있습니다.

얼마나 많은 고객이 자신의 척추측만에 대해 아무것도 모른 채 제 사무실에 오는지 모릅니다. 그들 중 일부는 40년 넘게 척추측만을 안고 살았고, 일부는 다양한 수술을 경험했고, 일부는 의사가 몇 달 안에 수술을 원하기 때문에 최후의 수단을 찾고 있으며, 일부는 새롭게 진단을 받습니다. 대부분의 사람들이 척추측만이 언제 혹은 얼마나 빠르게 진행되었는지를 보여주는 이미지, 의사의 소견 내용, 시간 순으로 된 이미지 또는 자료를 가져오지 않습니다. 저는 매번 이런 것들이 믿기 힘들며 매주 경험을 합니다.

이 사람들은 제가 그들의 척추측만증을 도울 수 있기를 바라며 저에게 오지만 그들의 신체에 대한 정보는 전혀 가져오지 않습니다. 그들이 제가 아무런 데이터 없이 그들의 몸을 기적적으로 좋아지게 하는 마법의 지팡이를 가졌다고 생각하면 제가 우쭐할 수는 있겠지만, 진실과는 멀어집니다. 그들이 저에게 아무런 정보도 주지 않는다면, 그들의 몸을 시각적으로 분석하는 동시에 그들이 자신의 척추측만증 병력에 대해 기억하는 정보를 입으로 꺼내느라 우리의 첫 진료 시간의 반을 보내야 합니다.

그들이 당신을 도울 수 있기를 바란다면 새로운 병원에 가기 전에 척추측만증 이야기를 미리 준비하여 시간과 비용을 절약하십시오. 당신의 척추측만증 바인더를 그들에게 제공할 수 있다면 몇 분 안에 당신의 담당 의료인이 당신의 척추측만증 병력을 완전히 이해하고 신속하게 당신이 어떤 과정을 거쳐왔는지 파악할 수 있을 뿐만 아니라 당신이 가고 싶은 방향에 대해서 계획을 세울 수 있습니다.

척추측만증 드림팀

"만일 당신이 빠르게 가고 싶다면, 혼자 가고, 멀리 가고 싶다면, 함께 가라"

- 아프리카 속담

이 인용문은 세계적으로 유명한 메이오 클리닉Mayo Clinic에 대한 영감을 주는 다큐멘터리의 시작 부분에 있었습니다.[20] 이 인용문은 메이오 클리닉의 협력적인 본질과 가능한 최선의 방법으로 환자를 돕기 위해 의사들이 서로 의지하는 것을 토대로 어떻게 구축되어 왔는지에 관한 것입니다. 세계적으로 누군가가 아프고 각 의사들이 어떻게 상황이 돌아가는지 파악할 수 없을 때 종종 메이오 클리닉에서 마무리가 됩니다. 왜 그럴까요? 사람들은 해결책을 모색하기 위해 협력하고자 하는 마음이 많이 모이면 성공 가능성이 훨씬 더 높아질 것을 알기 때문입니다.

앞으로 당신의 척추측만증 여정을 도와줄 사람을 찾는 것과 관련하여 이와 같은 마음가짐을 갖기를 바랍니다. 저는 그들을 척추측만증 드림팀이라고 부릅니다. 당신과 함께 더 멀리 갈 것입니다. 저는 제 스스로의 여정을 나아가면서도 지속적으로 새로운 의료인과 함께 제 몸에 대한 새로운 움직임 및 새로운 매뉴얼 양식을 시도하고 있습니다. 비록 제가 인체와 척추측만증에 대해서 방대한 지식을 가지고 있지만 저보다 더 많고 다양한 지식을 가진 사람들과 함께 일해야 한다는 것을 알고 있습니다. 그것이 제가 앞으로 계속 나아가는 방식입니다.

건강을 최적화하고 진행을 방지하여 척추측만증을 호전시키는 데에 관하여 저는 몇 가지 다른 기준에 부합하는 개입들에 관심이 있습니다. 이러한 개입들이 여러 이점을 갖고 안전하고 측정 가능하며 즐길 만한 것이길 바랍니다. 척추측만증을 계속 사랑하도록 동기를 부여하는 유일한 방법은 거북이의 속도로 그 여정을 즐기는 것입니다. 저는 이러한 것들이 일이 되는 것을 원하지 않습니다. 당신의 돈을 아끼고 다음 방문 일까지 애타게 날짜를 카운트 다운하는 모습을 원합니다.

운동이 가장 좋은 예입니다. 다양한 형태에서 잘 연구되었고 안전한 운동은(뒷장에서 저는 유합 수술을 한 사람들을 위해 구체적인 운동 처방을 알려줄 것입니다) 신체의 근육 강화, 신경학적 및 정신적 건강을 개선하는 것을 포함한 여러 이점들을 가지고 있으며 초기에 겪는 고비 이후에는 재미있게 즐길 수 있습니다.

마사지 요법은 광범위한 이점을 가지고 있는 중재의 또 다른 완벽한 예입니다. 근육 긴장과 스트레스 호르몬을 감소시키고 림프계를 자극하며 순환 및 관절 가동성을 향상시킵니다. 척추측만증이 있는 대부분의 사람들에게 즐겁고, 편안하고, 안전합니다. 만일 엘러스 단로스 증후군이 있거나 다른 형태의 과운동성 진단을 받은 경우 마사지 요법에 주의해야 합니다. 그럴 경우 당신은 운동 전문인과 함께하는 것이 더 이로울 가능성이 매우 높습니다.

이 두 양식 모두 제 드림팀과 고객들의 주춧돌이 되었고, 저는 이 두 그룹 내의 전문인들이 다를 수 있음을 잘 알고 있습니다. 그리고 제가 좋아하는 전문가의 유형이 있지만, 저는 사람들이 이 두 그룹 내에서 다양한 전문가들을 통해서 척추측만증 관리에 놀라운 성공을 거둔 것을 알고 있습니다.

더 구체적인 종류의 전문가들을 찾기 전에, 당신의 마을에서 전문가를 찾는 것이 얼마나 중요한지 알아야 합니다. 실제로 당신의 주변에 '척추측만증 전문가'가 있는지 모르는 일이지만 저는 올바른 기초 지식, 당신을 도울 마음, 그리고 열린 마음을 가진 누군가를 찾을 수 있다고 장담합니다(이 경우, 저는 이 전문가가 당신을 도울 수 있는 방법을 구체적으로 배울 수 있도록 많은 리소스를 SpiralSpine.com에 만들었습니다). 매달 당신의 신체를 봐줄 신뢰할 수 있는 눈길이 필요합니다. 그들의 훈련된 눈은 때때로 당신이 느낄 수 없는 것들을 당신의 몸에서 볼 수 있을 것입니다. 그들은 당신의 척추측만이 진행되는 것을 막고 진정시킬 수 있는 당신의 첫 번째 방어선입니다.

다음은 당신의 마을에서 찾을 수 있는 다양한 운동과 마사지 전문가들의 목록입니다.

운동 또는 움직임 전문가의 유형

- 필라테스 강사
- 자이로토닉®강사

마사지 또는 수기 치료사의 유형

- 마사지 치료사
- 구조적 통합 치료사
- 물리치료사

때때로 당신의 치료법은 한 가지 이상 문제에 도움이 될 것입니다. 예를 들어, 저는 침술이 그들의 척추측만과 호르몬 불균형을 바로잡는 데 도움이 된다는 것을 발견한 두 명의 10대 여성 고객들이 있었습니다. 호르몬에 대해서는 다음 장에서 자세히 설명하겠습니다.

첫 번째 척추측만 10대 고객의 월경은 초경 이후 처음 2년 동안 주기가 제멋대로였습니다. 그녀의 부모님은 그녀를 매달 침 치료에 데려가기 시작했고, 치료가 끝날 때마다 그녀의 월경이 조절되었을 뿐만 아니라, 그녀의 척추도 개선되었습니다.

두 번째 10대 고객은 심각한 상태의 무용수였으며 2년 동안 신체의 여러 뼈가 골절되었고 초경이 지연되는 것을 경험했습니다. 제가 정말 존경하는 비수술 정형외과 의사와 긴밀히 협력하여 2년 동안 세 번째로 교정기를 신겨 발의 뼈를 치료하였습니다. 그 후, 의사는 엄마에게 그녀의 몸에서 일어나는 모든 일이 연결되어 있다는 것을 알았기 때문에 한 달 동안 쉬고, 건강하게 먹고, 낮잠을 자고, 춤을 추면 회복해서 초경을 할 수 있을 것이라고 말했습니다. 그리고 매주 침을 맞으면 좋을 것 같다고 덧붙였습니다. 그들은 제안한 모든 것을 부지런히 수행했고, 그달 말에 그녀는 초경을 했습니다.

모든 치료법은 동일하지 않고, 전문가 역시 동일하지 않습니다. 예를 들어, 모든 필라테스 강사들이 같지 않은 것처럼 사실, 그 개인이 갖고 있는 차이점은 극단적일 수도 있습니다. 저는 필라테스 스튜디오 주인이고 제 스튜디오에서 고용하는 강사들에 대해 매우 조심스럽습니다. 훈련을 잘 받으면 척추측만 고객을 늘리고 강화하고 균형을 잡을 수 있습니다. 그것은 보기에 아름다운 광경입니다. 가끔씩 저는 스튜디오 한구석에 앉아서 이메일 작업을 하면서 몇몇 선생님들이 일을 하고 있는 것을 한가롭게 보는 것을 좋아합니다.

만약 강사가 훈련을 잘 받지 못 했다면, 그것은 열차 사고와 같습니다. 고객은 수업이 끝날 때까지 갇혀 고통스러운 채, 편안하지 않은 상태로 강사의 부적절한 운동을 어쩔 수 없이 힘겹게 해 나갑니다.

당신의 지역에서 알맞은 전문가를 검색할 때 참조할 수 있는 몇 가지 핵심 사항이 있습니다.

- 가장 교육을 잘 받은 전문가를 찾아야 합니다. 그들의 약력을 훑고 그들의 교육 이수 내역을 살펴보아야 합니다.
- 가능하면 여러 자격증을 보유한 사람을 찾아야 합니다. 이러한 전문가들은 더 열정적이고 일반적으로 빠른 학습자이며, 당신의 척추를 돕기 위해서라면 기꺼이 더 많은 것을 배우고자 소매를 걷어붙이려고 할 것입니다.
- 당신이 그들에게 당신의 척추측만증 병력을 말한 후에, 그들이 수용적이고 다른 척추측만증 고객과의 성공 경험을 가지고 있다면, 그들에게 시도해 보세요. 그들이 한 번도 척추측만증 고객과 함께한 경험이 없지만 기꺼이 배우고자 한다면 신중하게 진행해 보시고 그들을 돕기 위해 스파이럴 스파인의 리소스들(책 끝부분에 있는)을 가르쳐야 합니다. 만약 그들이 당신과 함께하는 것을 두려워한다면 그들을 보지 말아야 합니다. 그들이 당신을 고칠 수 있거나 치료할 수 있다고 말한다면 그들을 보지 말고 가능한 빨리 다른 방향으로 달려야 합니다.
- 겸손하고 자신감이 있으면서도 당신과 함께 운동하기를 열망하는 사람을 찾아야 합니다.

저는 제가 가르치는 척추측만증 워크숍이 끝날 때 저에게 각각의 척추측만증 이야기를 가져온 전 세계 필라테스 선생님들과 함께 일했습니다. 그들은 고객의 병력을 알고, 고객의 몸이 할 수 있는 것과 할 수 없는 것에 대한 세부 사항을 저에게 말해 주고, 그들이 척추측만 고객들을 위해 만든 운동을 제공합니다. 고객을 돕고 고객을 다치지 않게 한다는 확신에 찬 마음을 담아서. 저는 정말이지 너무 놀라웠습니다. 필라테스 강사들은 사람들을 돕고자 하는 깊은 마음을 가지고 있으며, 모든 연습에서 아주 특별한 부분을 차지하고 있는 그들의 척추측만증 고객들을 위해 끝까지 함께하려는 의지가 있다는 것입니다.

당신이 치료사를 결정했고 그들과 한 세션을 가질 준비가 되었다고 가정한다면, 그 세션이 끝날 때 당신은 그것이 좋은 치료였는지 그리고 당신이 다른 세션을 더 예약해야 하는지 어떻게 알까요? 이것은 정말 좋은 질문이고 중요한 질문입니다. 치료가 효과가 있는지 아는 것은 매우 중요합니다.

그 치료법이 정말 효과가 있는지 아는 것이 정말로 중요합니다.

당신의 몸을 도와줄 의사들을 찾는 데는 시간, 에너지, 그리고 비용이 들어갑니다. 당신은 당신의 몸에 실제로 행해지고 있는 것이 당신의 척추측만증에 도움을 주고 있는지 확인할 필요가 있습니다. 세션을 종료할 때, 치료가 성공적이었는지 몇 가지를 측정해 주었으면 합니다. 세션이 끝난 후에 당신의 신체적, 정서적 상태가 어떤지 스스로에게 물어봐야 합니다. 여러분은 세션을 시작했을 때보다 더 길어지고 덜 뒤틀린 느낌을 받고 정신적으로 더 즐거운 상태로 있어야 합니다. 만약 당신이 운동을 한다면, 당신은 길어지고 강한 느낌이 들어야 하며, 묶이거나 근육 경련 직전의 느낌이 들지 않아야 합니다. 신체적으로 더 제한되거나 정신적으로 좌절감을 느껴서는 안 됩니다.

당신이 새로운 치료법과 치료사를 만날 때는 세션 전후에 허리에 척추 척도계를 사용하는 사람을 만나길 바랍니다. 이것에 대해 몇 장에 걸쳐 알려드릴 것이며 복습이 필요하면 이전 설명으로 돌아가서 다시 살펴보아야 합니다. 이것은 새로운 치료사가 진정으로 당신의 척추측만증을 다루는 방법을 알고 있는지 판단할 수 있는 가장 빠르고 정확한 기준이 될 것입니다.

저는 당신이 단순히 그 치료사를 좋아한다는 이유로 그 치료사를 계속 만나기를 원하지 않습니다. 그들은 반드시 척추를 돕는 방법에 대한 지식까지 갖추고 있어야 합니다. 그들이 훌륭한 사람일지라도 훌륭한 치료사가 아니라면 그들과는 커피 한 잔은 마실 수 있습니다. 그러나 저는 그들이 당신의 몸에 관여하는 것은 원하지 않습니다. 사람들이 정말 좋은 사람이라는 이유만으로 척추유합술을 위해서 특정 외과의를 선택했다는 말을 들었을 때 꼭 제 머리카락을 뜯고 싶은 것처럼 정말 좋은 사람이라는 이유로 그 치료사를 선택하지 않았으면 좋겠습니다. 당신에게는 또 다른 벤치마크가 있어야 하고, 척추측만 측정 도구가 될 것입니다.

우리 선생님들과 저는 모든 척추측만 수업 전후에 척도계를 고객의 척추측만증이 개선되고 있는지 확인하기 위해 활용합니다. 대부분의 치료사들은 이렇게 하지 않는다는 것을 알아두어야 합니다. 그렇다고 해서 그들이 나쁘다는 뜻이 아닙니다. 이것은 단순히 측정이 이루어지는지에 대해 확인하는 책임이 이제 당신에게 있음을 의미합니다.

제가 척추측만증 치료를 위해 만난 치료자 중 누구도 제 등에 척추 척도계를 사용하지 않았습니다. 그래서 저는 모든 세션이 시작되고 끝날 때까지 자신의 몸에서 무엇을 느꼈는지에 대해 묻는 습관이 생겼습니다. 상황이 더 좋아졌는지, 나빠졌는지 또는 다르게 보이는지 측정하도록 요청하였습니다. 우리는 그것을 논의한 후 가장 문제가 되는 것으로 나타나는 부분을 개선시키기 위해 집에서 할 수 있는 한두 가지 움직임을 할 수 있도록 요청하였습니다. 이렇게 함으로써 수년간에 걸쳐 제 생각에 대한 극단적인 통찰력을 얻게 되었고, 그 과정에서 몇 가지 귀중한 운동과 이완 기술을 배웠습니다. 여러분도 이런 습관을 들이라고 권하고 싶습니다. 이러한 방식으로 척추측만증에 매일 사용할 수 있는 도구 상자가 집에 기하급수적으로 늘어날 것입니다.

자, 저는 여러분 중 일부가 집에서 차로 30분 거리에 필라테스 강사가 없는 외딴 지역에 살고 있다는 것을 알고 있습니다. 그렇다면 다른 유형의 실력자를 찾아야 합니다. 저는 자이로토닉® 강사이고 이것이 척추측만증이 있는 사람들에게 놀라운 치료법이 된다는 것을 알고 있지만 그런 치료자는 필라테스 강사들보다 훨씬 더 드뭅니다. 때때로 당신은 멀리 어딘가에 숨겨져 있는 것을 발견할 것입니다. 둘 중 어느 것도 불가능한 경우 당신 지역에 어떤 체육관이 있는지 확인해야 합니다. 요가나 수영 코치, 또는 아쿠아 에어로빅 수업을 찾을 수 있을 것입니다. 당신은 궁극적으로 최선의 단계가 아닌 차선책을 찾고 있다는 것을 기억해야 합니다.

주변에서 가장 지식이 풍부한 치료사를 찾기만 하면 그들이 당신의 척추측만증과 함께 일하는 것에 대해 더 많은 교육을 받게 할 수 있습니다. 저는 치료사들이 당신과 함께 일하는 방법을 배울 수 있도록 책, 온라인 워크숍 및 대면 워크숍 형식으로 많은 자료를 구체적으로 만들었습니다. 당신에게 주어진 과제는 당신을 도와줄 가장 박식하고 기꺼이 도와줄 영혼을 찾는 것이며 그다음에는 그들이 척추측만증 및 당신과 어떻게 진행할지에 대한 추가 지식을 얻기 위해 spiralspine.com을 방문하는 것을 목표로 해야 합니다.

한 특정 개업의와 한 시즌 또는 몇 년 정도만 함께한다는 것을 알기를 바랍니다. 우리 몸의 새로운 계절에는 일반적으로 새로운 치료사가 필요합니다. 저는 10년 넘게 같은 수기 치료사와 함께 지내는 동안 제가 그녀를 찾기 전에 얼마나 많이 시도했는지조차 기억을 못합니다. 저는 또한 제 몸이 다른 손길을 필요로 할 때면 몇 달마다 다른 치료사를 찾았습니다.

그 점에서 저는 당신이 때때로 최고의 치료사들은 숨겨져 있다는 것을 알기를 바랍니다. 이 사람들을 찾을 수 있는 유일한 방법은 입소문입니다. 보통 이러한 사람들은 수년 동안 자신의 기술을 사용해 왔으며 수많은 고객들을 가지고 있습니다. 그들은 더 많은 고객이 필요하지 않기 때문에 마케팅을 하지 않습니다. 당신이 그들을 찾을 수 있다면, 그들은 당신을 고객으로 받아들일 것입니다.

이와 같은 사람들은 웹 사이트도 잘 없습니다. 그들이 소셜 미디어 페이지를 가지고 있다면 당신은 운이 좋은 것입니다. 하지만 대부분 전화번호나 Google 목록이 없을 것입니다. 저는 매우 진지하고 미친 짓이라는 걸 알고 있습니다. 여러분들이 도대체 어떻게 그런 사람들을 찾을 수 있다는 겁니까!? 라고 머릿속으로 생각하는 것이 들립니다.

당신의 새로운 척추측만증 여정에 대해 친구들과 이야기하고 그들이 앞서고 있는 점이 있는지 알아보아야 합니다. 그것들을 추적하고 시도해 보아야 합니다. 수업이 끝나면 그 사람과 대화하고 다른 종류의 치료에 대한 새로운 정보가 있는지 확인하고 그 정보를 얻기를 바랍니다. 결국 몇 명의 치료사를 거치고 당신의 드림팀을 찾을 때까지 이 여정을 계속해야 합니다.

몇 년 동안 저는 집에서 개인 스튜디오를 운영했습니다. 저는 마케팅을 하지 않았고, 테네시주 내슈빌 지역에서 척추측만증으로 도움이 필요한 누군가가 저를 찾을 수 있는 방법은 정말 없었습니다. 제 책은 유익한 내용들로 가득 차 있었고 저는 꽤 만족했습니다. 저는 두 아이를 돌보는 전업 주부였고, 제가 가르칠 수 있는 시간은 제한적이었습니다. 잠재 고객이 제 휴대폰에 전화를 걸어서 저와 함께 일하는 방법에 대한 정보를 요청하면, 저는 그들에게 저에 대해 어떻게 알게 되었으며 제 휴대폰 번호를 어떻게 알았는지 물었습니다. 때때로 저는 누가 그들에게 저를 언급했는지 전혀 알 수 없었습니다. 그들의 사촌의 삼촌의 가장 친한 친구의 남자친구였고, 5년 전에 그의 어머니를 위해 일한 것을 기억하고 있는 분이었습니다. 저는 한 여성분에게 그녀가 어떻게 제 번호를 알았고 누가 그녀에게 저에 대해 말했는지 20분 동안 들었지만 여전히 누가 그녀에게 저에 대해 얘기했는지 알 수 없었던 적도 있습니다.

때때로 어떤 멋진 치료사들은 숨겨져 있고 그들의 집에서 일하고 있다는 것을 당신에게 말하고자 합니다. 탐색하면 결국 찾을 수 있습니다.

마지막으로, 당신은 당신의 마을에 당신의 드림팀의 일원이 있다고 주장하지만, 우리는 이제 미디어 수업의 가상 세계에 살고 있습니다. 즉, 더 많은 치료사가 당신의 손끝에 있다는 것입니다. 척추에 대해서라면 제 직원과 저는 전 세계 척추측만증 고객 및 그들의 고향 의사들과 함께 일합니다. 때때로 우리는 척추측만증이 있는 사람에게 집에서 할 운동을 제공하고, 때때로 척추측만증이 있는 사람과 그들의 마을에 있는 치료사 둘 모두를 안내하기 위해서는 둘과 함께 일하며, 때때로 집에 필라테스 기구가 있는 고객과는 매주 운동을 합니다. 결코 누군가와 꼭 함께해야 할 필요는 없으며 항상 실천 가능한 옵션으로 제안할 뿐입니다.

척추측만 계획

당신의 척추측만을 스스로 책임지기 위한 능동적 접근 방식의 회로를 관리하는 방법의 마지막 조각은 당신이 얼마나 자주 스스로의 힘으로 움직여야 하는지와 제가 당신의 척추측만 계획이라고 부를 당신의 드림팀을 볼 일정을 얼마나 자주 잡아야 하는지를 이해하는 것입니다.

저는 매일 아침 일어나자마자 거실 바닥에 앉아 성서를 연구하고 30분 정도 제 몸을 움직입니다. 저는 부드러운 모션과 롤러, 다양한 크기의 공을 이용하여 머리끝부터 발끝까지 천천히 움직입니다. 숨을 들이쉬고 단단히 조여진 부분을 늘리고 제 몸이 저에게 내는 소리에 귀를 기울입니다. 태양과 제 가족이 일어나기 전에 주님 그리고 제 몸과 함께 시간을 보낼 수 있어 하루 중 가장 좋아하는 시간 중 하나입니다. 저는 이 시간을 일상적인 척추측만 일정을 따를 것인지 아니면 조금 더 추가할 것인지 결정하는 기준점으로 사용합니다.

보통 저는 집에서 일주일에 몇 번은 10분씩 필라테스 리포머로 운동하고 스트레칭을 합니다. 저는 주 1~2회는 제 스튜디오에서 자이로토닉 도르래 또는 필라테스 장비에서 운동을 할 수 있는 고정된 시간을 갖고 있습니다.

저는 2주에 한 번씩 근골격계전문 치료사에게 60~90분 동안 마사지를 받았습니다. 수년간 제 척추를 관리하고, 다양한 치료사, 운동 양식, 치료법 및 척추측만증 스케줄을 시도한 결과입니다.

저는 제 척추측만 일정의 모든 과정을 진정으로 즐깁니다. 모든 것이 저를 위한 과정입니다. 저는 아침에 조용한 시간을 갖고, 집에 있는 필라테스 리포머에서 시간을 보내고, 스튜디오에서 혼자 운동하고, 월 2회 마사지를 받는 것을 기다리지 않을 수 없었습니다. 저는 그것에 관한 모든 것들을 사랑하며 제 인생에서 제 자신에게 바칠 시간을 더 많이 가질 수만 있다면 그것을 가슴으로 받아들이고 그것이 하나님이 주신 선물이라고 생각할 것입니다. 이 과정은 제가 바쁜 생활에 정착하지 못하게 하고 강제로 저 자신을 위해 시간을 내어 돌볼 수 있도록 해 줍니다. 사실 척추측만증이 없었어도 이 일정은 저에게 축복이 될 것입니다.

이 모든 것이 시간, 에너지 및 비용을 요구합니까? 그렇다면 그것은 저를 더 좋은 사람으로 만듭니다. 남편과 저는 이것에 대한 예산을 짜며, 그는 제가 이 일을 할 때 더 나은 아내, 어머니, 사업주, 예수님의 제자, 척추측만증 코치, 그리고 좀더 완전한 사람이 된다는 것을 압니다. 제 척추측만증은 제가 이런 식으로 저 자신을 돌볼 때 개선되어 갑니다. 아마도 당신이 이러한 과정을 파악하는 데는 시간이 걸리겠지만 그만한 가치가 있을 것입니다.

제 직원과 저는 몇 년 전 켈리라는 한 여성이 척추측만증을 관리할 수 있도록 도왔습니다. 뉴욕에 사는 44세인 그녀는 4세 아이의 엄마로서 사무직으로 일하고 있었습니다. 그녀는 자신의 척추측만증에 대해 언급하지는 않았고 생활에 불편함이 크다고 말했습니다.

켈리는 내슈빌로 출장을 가면서 몇 시간을 할애할 수 있었고 제 강사 중 한 명을 만났습니다. 수업이 끝날 무렵 저는 그녀와 이야기할 수 있었습니다. 저는 아이를 출산한 경험이 있는 그녀에게 뉴욕의 놀라운 치료사와 함께하는 동안, 그녀가 하기 편한 것만 찾는 경우가 아니라면, 그녀는 앞으로 그녀의 척추측만증을 신경 쓰지 않아도 될 것이라고 말해 줬습니다. 그녀는 제 내슈빌 스튜디오에 다니고 난 몇 달 후 저에게 다음과 같은 이메일을 보냈습니다.

> 당신의 일과 생활에 딱 맞는 무언가를 찾으라는 지시가 머릿속에 못처럼 박혔습니다! 저는 척추 곡선이 약간 더 나아진 것을 이해하게 되면서 수영과 체육관에서 웨이트 운동에 대한 맞춤형 접근 방식의 간헐적인 운동에 대한 상담 및 치료를 병행했습니

다. 꾸준히 관리할 수 있다고 발견한 한 가지 방법은 제 사무실 맞은편에 있는 체육관과 수영장을 잘 활용하는 것입니다. 저는 과거 몇 달 동안 거의 대부분의 평일에 20분씩 수영(또는 당신의 지도자가 저에게 가르쳐준 척추측만증 운동 및 스트레칭 또는 웨이트 운동)을 하며 제 몸을 관리했습니다. 저는 또한 한 달에 한 번의 마사지 일정을 포함시킬 수 있었습니다.

켈리의 척추측만증 스케줄과 그녀의 드림팀이 제 스케줄과 얼마나 다른지 알아차렸나요? 그녀는 직장 근처 체육관에서 수영, 웨이트, 스트레칭을 하고 있었으며 한 달에 한 번 마사지를 받았습니다. 그녀는 치료사가 그녀 동네에서 닿을 수 있는 분들 중 최고가 아닐지라도 그녀의 삶에 극히 편한 무언가와 일관된 리듬을 찾을 수 있었습니다. 제 스튜디오에 있는 60도 이상으로 측정되는 주 만곡과 40도 정도로 측정되는 보조 만곡으로 이루어진, 꽤 강한 척추를 가진 40세의 척추측만증 고객과 비교해 보아야 합니다. 그녀에게는 돈도 시간도 문제가 아닙니다.

그녀의 척추측만증 스케줄과 드림팀은 일주일에 한 번 개인 레슨을 위해 저를 만나며, 또 개인 레슨을 위해 일주일에 한 번 다른 강사 중 한 명을 만나고, 주 1회 마사지, 주 1회 연부 조직 이완을 위해 카이로프랙터에게 방문하고, 매일 30분씩 집에서 운동과 스트레칭을 했습니다. 그녀의 팀과 스케줄은 그녀의 척추측만증을 나아지게 해서 더 나은 아내, 어머니, 그리고 전반으로 더 좋은 사람이 될 수 있도록 합니다.

우리 모두는 다른 금전적, 시간적, 위치적 제한을 가지고 있습니다. 이 모든 것을 정말 잘 살펴보고 드림팀과 척추측만증 스케줄을 만들기 위한 최선의 다음 단계를 밟아야 합니다.

6 움직여야 할 때

"운동을 하면 허리에 더 무리가 갈까 봐 무서워서 안 해요."

이 말을 몇 번이나 들었는지 모릅니다. 이 생각의 고리를 끊어야 합니다. 당신은 움직여야 합니다. 그것은 당신의 척추측만증에 약이 되므로 그것을 사랑하는 법을 배우기를 바랍니다.

연구에 따르면 일반적으로 불행히도 과학계는 척추측만증 치료의 한 형태로서 신체 운동에 대한 고려를 거의 하지 않습니다.[21] 이 중 척추측만증이 있는 많은 사람들은 의사나 의료인으로부터 움직임은 몸에 좋지 않다는 말을 듣기 때문입니다. 그들은 운동이 상태를 악화시킬 수 있다고 믿게 되었습니다. 그것은 그들에게 두려움을 불러일으키고, 그래서 그들은 당연히 움직임을 멈추었습니다.

연구에서 운동이 실제로 척추측만증이 있는 사람들에게 도움이 될 수 있음이 입증되었습니다. 몇 가지 일반적인 결과들이 여기 있습니다.

- 스포츠 및 신체 활동 참여는 유해하다는 증거가 없기 때문에 장려해야 합니다.[22]
- 훈련은 척추 유연성과 코어 강화에 중점을 두어야 합니다.[23]
- 규칙적인 유산소 운동을 한 사람들이 심폐 기능이 더 좋습니다.[24]

척추측만증이 있는 사람들은 움직여야만 합니다. 그 연구 결과는 단지 전반적인 움직임의 이점들을 제공하지만 특정 교정 운동은 척추측만증을 안정시키고 통증 감소뿐만 아니라 척추측만 곡선을 감소시킨다는 것을 보여주는 많은 연구결과들이 있습니다(특히 성장기에 있는 청소년기 특발성 척추측만증[25]). 이러한 결과에는 다음이 포함됩니다.

- 신체적 운동은 보강 및 척추측만증 곡선을 30도 미만으로 유지하기 위해서나 악화되는 것을 지연시키거나 예방하기 위해 성장기에 중요합니다.[26]

- 신체 운동은 척추측만증 환자의 호흡 기능, 근력 및 자세 균형에 긍정적 영향을 줍니다.[27]

일부 연구자들은 의사들이 보통 운동 제한(예: 사람들에게 움직이지 말라고 지시, 등 보조기 또는 유합 수술)을 두어 척추측만증을 치료한다고 지적할지라도 척추측만증이 있는 사람들에게 운동 요법을 권합니다.[28] 어느 날 제가 소셜 미디어에서 인용한 연구를 게시했고, 한 여성이 개인적으로 다음과 같은 메시지를 보냈습니다.

> 15년 전에 저는 식기 세척기 비우기, 진공청소기 밀기, 공 던지기, 골프, 건조기에서 옷을 꺼내기 위해 구부리기, 자전거 타기, 요가뿐만 아니라 거의 아무 것도 절대로 하면 안 된다는 말을 들었습니다. 또한, 아마 저는 결코 아이를 가질 수 없을 것이며(현재 저는 아름다운 두 아이가 있습니다) 평균보다 15년 이상 빨리 죽을 것이라는 말을 들었습니다. 저는 그때 집에 가는 내내 울었습니다.

이 여성의 주치의는 단지 척추측만 환자를 위해 교정 치료를 위한 움직임만을 피하라는 것이 아닙니다. 그녀는 주치의의 말을 듣고 모든 움직임을 꺼렸습니다. 척추측만증을 앓고 있는 사람들은 움직임을 제한하고 아무것도 하지 말라는 의사의 제안으로 그들은 더 나쁜 상태로 나아가게 되는 것입니다. 이처럼 움직임을 중단한 고객에 대해 당신과 공유할 몇 가지 무서운 척추측만증 이야기가 있습니다.

제 스튜디오 매니저가 저에게 전화를 걸어 그녀가 방금 응급실을 떠난 여자와의 통화를 마쳤다고 말했습니다. 그들은 그녀에 대한 일련의 평가를 수행했고 아무런 잘못된 점을 발견하지 못했지만 이 여자는 거의 걸을 수 없었습니다. 그녀는 정말 심한 요통을 호소했으나 그들이 발견한 유일한 것은 그녀가 이미 자신이 앓고 있다고 알고 있는 척추측만증이 있다는 것이었습니다. 그들은 그녀에게 보행기와 근육 이완제를 주고 그녀가 갈 길을 가도록 보냈습니다. 집으로 운전하는 길에 그 여자는 미친 듯이 온라인에서 도움을 구하다가 저를 찾았습니다. 저의 관리자는 다음 날 일정에 그녀를 맞출 수 있는지 물었고 그렇게 했습니다.

그다음 날 저는 이렇게 젊은 30대 초반의 누군가가 보행기를 밀며 조심히 걷는다는 것을 상상할 수 없었습니다. 그녀의 어머니와 4세 자폐증 아들은 스튜디오 밖에서 걷고 놀고 있었습니다. 저는 그녀가 나아지기 위한 계획을 세울 수 있도록 즉시 그녀를 앉혀놓고 저에게 모든 이야기를 들려주도록 했습니다.

그녀는 도움이 필요한 싱글 맘이었고, 아들에게 더 나은 삶을 주기 위해 최근에 로스앤젤레스에서 내슈빌로 왔지만 근처에 사는 가족이 없었습니다. 전날 그녀의 허리가 약해졌을 때 그녀의 어머니는 그녀의 허리 통증이 사라질 때까지 도움을 주기 위해 4시간을 운전해 왔습니다.

아들을 돌보지 않는 평범한 날, 그녀는 전일제로 사무 일을 하고 있었습니다. 그녀는 그날 1초도 쉴 수 없었습니다.

로스앤젤레스에서 그녀는 더욱 활발하게 움직였고, 척추를 확인하고, 고통에서 벗어나기 위해 어김없이 일주일에 2~3회 기구 필라테스를 했습니다. 그녀는 누군가 아들을 돌보는 동안, 그녀 스스로를 돌볼 시간을 찾을 수 있도록 로스앤젤레스에서 지원하는 커뮤니티에 참여했습니다. 그녀가 네슈빌로 이사한 후로 그녀는 지원해 주는 커뮤니티를 잃었을 뿐만 아니라 그녀의 아들도 많이 성장했습니다. 그녀는 여전히 아들을 들어 안아주고 육체적으로 그를 돌보고 있었지만 정작 그녀 자신의 몸을 돌보기 위해서는 아무것도 하지 못했기 때문에 그녀는 점점 악화되어 갔습니다.

조심스럽게 필라테스 기구에 앉히고 몇 가지 근육 검사를 하였습니다. 그녀의 허리 근육이 과긴장되어 있었으며, 복근과 둔근은 거의 제 기능을 못하는 상태라는 것을 발견했습니다. 저는 그녀가 제 스튜디오를 나가는 순간 믿을 수 있는 마사지 테라피스트에게 전화를 걸어 다음 날 예약을 하였고 그다음 날 다시 저를 만나라고 말했습니다.

2주가 '빨리 감기'처럼 지나갔습니다. 몇 번의 개인 운동과 몇 번의 마사지를 받은 후, 그녀는 제 스튜디오에서 필라테스 그룹 수업에 참여했고 그녀의 삶은 대부분 정상으로 돌아갔습니다. 이제 그녀는 혼자서 아들을 다시 돌볼 수 있게 되었기 때문에 퇴원할 수 있었습니다. 그녀는 현명하게 몸을 움직이고 돌보는 것이 타협할 수 없는 현실이라는 것을 크게 깨달았습니다.

어느 날 제 스튜디오 매니저가 비슷한 전화를 받았는데 이번에는 벤더빌트대학교Vanderbilt University의 세계적으로 유명한 의사로부터 걸려온 전화였습니다. 두 아이의 어머니인 이 여성은 걸을 때 안정을 취할 수 있도록 70세 어머니의 부축을 받으며 제 스튜디오로 들어왔습니다. 그녀는 스위스에서 열리는 컨퍼런스의 기조 연설자로 참석할 예정이었지만 걸을 수 없어 취소해야만 했다고 말했습니다.

그녀는 이 모든 상황이 척추측만증을 스스로 돌보지 않은 탓이라고 생각했고, 어떻게 그녀가 제 스튜디오로 오게 되었는지 모르겠지만 그럼에도 불구하고 그녀는 저를 다시 찾아왔습니다. 그녀 또한 자신을 제외한 모든 사람을 돌보았지만, 이제 아무도 돌볼 수 없게 만들었습니다. 다시, 몇 번의 마사지와 많은 개인 수업 후에 그녀는 척추측만증에 있어 자가관리와 그 중요성에 대한 새로운 깨달음을 얻고 제자리를 찾았습니다.

척추측만증이 있는 사람이 만일 현명하게 움직이거나 그들의 몸을 돌보지 않았을 때 결국에 처하게 되는 극단적인 상황을 목격한 것이 제 눈을 뜨게 했습니다. 이 이야기들을 마음에 새겨주세요. 제 스튜디오 매니저가 당신에게 비슷한 전화를 받지 않았으면 좋겠습니다!

여러분을 웃게 해줄 이야기가 하나 더 있습니다. 2년 전에 한 고객이 그녀의 고통을 감춘 채 미소를 머금고 제 스튜디오에 들어왔습니다. 그녀는 항상 스튜디오에 들어와서 모든 사람들을 안아주었고 운동할 동기 부여도 받았지만, 그녀는 척추측만증이 아닌 수년간 운동 부족으로 체중이 45kg 이상 증가한 것이 고통의 진정한 근원이 아닐까 하는 의문이 들었습니다.

그녀는 네 명의 아이를 낳아 홈스쿨링을 시키며 항상 모두를 위해 희생했지만 정작 자신은 돌보지 못했습니다. 그녀는 제 강사들 중 하나와 개인적으로 운동을 하기 시작했고, 저는 그 강사에게 그녀의 신체 정렬이나 척추측만증을 지나치게 교정하지 말고 그냥 그녀를 운동하게만 하라고 말했습니다. 저는 우리가 척추측만 교정 운동의 문을 열기 전에 그녀가 운동을 통해서 약간의 체중을 줄이고, 신체적 성취감을 얻는 것을 통해서 자신을 돌보는 일에 다시 사랑에 빠지기를 원했습니다.

그 후 1년 동안 그녀는 필라테스를 부지런히 하였고, 몇 가지 식단 병행과 유산소 운동을 추가하면서 몸이 변화하기 시작했습니다. 그녀는 더 많이 움직일수록 자신의 몸을 되찾아갔고 새로운 것을 시도하여 더 빨리 과정을 진행하려는 동기를 갖게 되었습니다. 지방이 줄어들면서 그녀의 고통 또한 사라져갔습니다.

이제 실제로 그녀의 척추측만증이 보이기 시작했습니다. 예전에는 과체중에 가려져 척추측만증이 신경 쓰이지 않았지만, 이제는 자신의 몸이 어떻게 느껴지는지 알아채면서 감격하게 되었습니다. 그녀는 매일 적어도 한 시간 이상 운동을 하였고, 그다음 디즈니 월드 하프 마라톤에 뛸 계획을 세우며 매우 스릴을 느끼고 있었습니다. 정말 놀랍지 않나요? 그녀를 생각할 때마다 저는 그녀의 여정에 대한 경외감에 기뻐서 혼자 낄낄거리곤 합니다.

마지막 몇 가지 이야기에 대해 잠시 생각해 보세요. 한 사람은 말 그대로 절대 움직이지 못할 거라고 들었고, 두 사람은 결국 말 그대로 걷지 못하게 되었으며, 한 사람은 몇 년 만에 처음으로 자신을 돌보기 시작하면서 용기를 되찾았습니다.

운동은 척추측만증을 앓는 분들에게 협상할 수 없는 일이라는 것을 어떻게 말해야 할지 정말 모르겠습니다. 자신의 몸을 위해서 시간, 에너지, 돈을 쓰는 것은 이기적인 일이 아니니까요. 사실, 저는 그것이 이타적이라고 생각합니다. 다른 사람을 돕고 싶다면 먼저 자기 자신을 돌봐야 합니다.

이 책의 뒷부분에서 제가 발견한 가장 중요한 곡선 안정화 및 감소 방법과 이를 집에서 할 수 있는 운동 프로그램에 통합하는 방법의 일부를 여러분과 공유할 것입니다. 그러나 지금은 운동이 척추측만증이 있는 사람들에게 좋다는 사실을 꼭 기억해 주셨으면 좋겠습니다.

이 장은 코로나로 인해서 전 세계가 폐쇄된 지 약 6개월 후에 작성했습니다. 제 오프라인 사업은 한 달 반 정도 문을 닫았지만 다시 척추측만증 고객들이 제 스튜디오로 돌아오는 데에는 더 오랜 시간이 걸렸습니다.

팬데믹 동안 저에게 가장 충격적인 것은 제 척추측만증 고객들의 등이 단순히 움직이지 않았다는 이유로 얼마나 더 악화되었는지 모릅니다. 저와 함께 교정 수업을 가지는 것에 대해 말하는 것이 아니라 일반적으로 움직이지 않는 사람들에 대해 이야기하는 것입니다. 일주일에 몇 번씩 수영을 하는 모든 척추측만증의 10대들은 수영장이 폐쇄되자 수영을 멈춰야 했습니다. 노인들은 집에 틀어박혀 산책도 하지 않았습니다. 또한 사람들은 몇 시간 동안 구부정한 자세로 앉아 움직이지 않았습니다.

그 결과가 궁금하신가요? 사람들의 척추측만증의 곡선이 심각하게 휘어졌습니다. 스튜디오가 다시 문을 연 후 척추가 잘 움직이지 않을 것이라고 예상을 했지만, 제가 목격했던 것들은 전혀 예상하지 못했습니다.

척추측만증이 있다면 반드시 움직여야 합니다. 이는 타협할 수 없는 사실입니다.

척추측만증이 있으면 반드시 움직여야 합니다.
이는 타협할 수 없는 사실입니다.

척추측만증 움직임 제일 규칙

- 운동 후 아파서는 안 됩니다. 얼마 전 새로운 척추측만증 고객이 운동 후에 통증을 느껴야 하는지에 대해 물어왔습니다. 저는 즉시 놀라서 아니라고 대답했고 제 스튜디오에서 세션을 마친 후 그녀가 통증을 느꼈는지 걱정했습니다. 다행이 그녀는 고통을 느끼지 않았었고, 그래서 제게 이 문제를 제기한 것이었습니다. 그녀는 항상 과거에 운동 후 통증을 경험했기 때문에 운동 후 당연히 그래야 하며, 제 스튜디오에서 그녀의 운동이 '효과가 없다'고 생각했습니다. 하지만 예를 들어 척추측만증이 있는 사람이라고 하더라도 제대로 된 운동을 하면 튼튼하면서도 움직일 수 있는 느낌이 들어야 합니다. 몸이 뻐근하더라도 아프지는 않아야 합니다. '고통 없이는 이득도 없다'라는 현대 사회의 사고방식으로부터 벗어나야 합니다. 실제로는, 척추측만증으로 통증을 느끼면 진정으로 얻을 수 있는 것이 없습니다.

- 패드를 사용하세요. 다음 장에서는 척추측만증을 분석하는 방법과 패드의 위치를 파악하는 방법을 알려드리겠습니다. 운동하는 동안 바닥에 누워 있을 때마다 패드를 사용하세요.

- 좋아하고 그리워하는 운동을 하세요. 어떤 형태의 움직임과 사랑에 빠지세요. 자신의 것을 되찾으세요. 저는 척추측만증이 있다고 해서 무언가를 빼앗겼다고 느끼지 않기를 바랍니다. 움직임에서 어린 시절 같은 기쁨을 찾으세요.

- 일기를 쓰면서 자신의 척추에 귀를 기울이세요. 자신의 몸에 대해 잘 알면 매일 필요한 것이 무엇인지 알 수 있습니다. 매일 어떤 동작을 하는지 적어두면 신체 통증이 발생했

을 때 무엇이 원인이었는지 추적할 수 있습니다.

- 작게 시작하세요. 한동안 움직이지 않았다면 일주일에 몇 번 15분씩만 움직이면서 시작하세요. 안전하고 자신감이 생기면 운동량을 늘리되, 무리하게 시작했다가 통증이 생기면 다시 시작할 동기를 찾기가 어렵습니다.
- 체중을 건강한 수준으로 유지하세요. 척추측만증으로 인해 척추에 이미 많은 부담이 가해져 있으므로 체중을 추가로 감량하고 건강한 체중을 유지하는 것이 척추측만증에 도움이 됩니다.

영감을 주는 척추측만증 움직임 이야기

이 책에서 척추를 움직일 수 있는 분들과 척추유합술을 받은 분들이 몸을 움직이기 위해 할 수 있는 구체적인 동작에 대해 설명하려 합니다. 그 전에 몇 가지 운동 이야기를 여러분과 나누고 싶습니다. 이 이야기들이 여러분에게 영감을 줄 것이고, 운동 제한의 사슬에서 벗어날 수 있는 용기를 주며, 다시 하고 싶은 동작을 떠올리게 하는 계기가 되기를 바랍니다.

- 제 60대 고객 중 한 분이 일주일간 파리 여행을 마치고 내슈빌로 돌아왔습니다. 그녀는 요추측만증이 매우 심하고 척추 각도가 약 50도 정도였습니다. 장시간의 야간 비행, 자갈길을 수십 킬로미터씩 걷고 여행 중에 감기에 걸렸기 때문에 저는 그녀가 돌아왔을 때 그녀의 척추 상태가 상당히 나쁠 것이라고 생각했습니다. 흥미롭게도 수업 초반에 척추측만증 척도계로 그녀의 허리를 측정했을 때 몇 년 만에 가장 낮은 수치를 기록했습니다. 각도 수치가 낮았을 뿐만 아니라 이렇게 튼튼하고 통증이 없는 것은 오랜만에 느껴본 것이었습니다. 울퉁불퉁하고 언덕이 많은 지형에서 몇 킬로를 걸었던 것이 그녀의 몸에 좋은 영향을 미쳤습니다.
- 제가 방금 언급한 고객과 거의 같은 척추측만증을 앓고 있는 70대 초반의 또 다른 고객이 영국으로 하이킹 여행을 떠났는데, 저는 그녀가 돌아왔을 때 최악의 상황을 걱정했습니다. 하지만 휴가를 다녀온 후의 척추측만증 척도계 수치는 제가 오랫동안 본 것 중 가장 좋았습니다. 그녀의 몸은 격렬한 하이킹으로 많은 혜택을 받았습니다.
- 흉추가 50도로 휘어진 15세 고객님은 어릴 때부터 브라질리언 주짓수를 해왔습니다. 그녀는 강하고 심신이 훌륭합니다. 제가 그녀와 처음 개인 레슨을 했을 때 근육 검사를 했던 기억이 납니다. 척추측만증이 있는 사람들은 대부분 둔근이 그다지 강하지 않은 경우가 많고, 힘이 있더라도 대개 한쪽에만 있는 경우가 많습니다. 하지만 제가 그녀를

검사했을 때 그녀의 둔근은 매우 강했을 뿐만 아니라 강도도 균일했습니다. 하지만 그녀의 만곡은 예상치 못한 결과를 보여주었습니다. 그런 다음 저는 그녀의 고르지 않은 허리 근육을 운동하기 시작했습니다. 어느 근육을 자극하고 싶은지 알려주고 그 근육에 손을 얹었습니다. 그녀는 눈을 감고 놀랍게도 운동을 시작하기도 전에 근육을 활성화시켰습니다. 저는 척추측만증을 앓고 있는 십대가 그런 능력을 가진 것을 그전에 본 적이 없습니다. 어느 날 그녀가 들어와서 학교 레슬링에 합류할 것이라고 말했습니다. 처음에 저는 이것이 그녀의 허리에 어떤 영향을 미칠지 조심스러웠습니다. 레슬링을 시작한 지 한 달쯤 지난 어느 날, 레슬링 수업에서 척추측만증 척도계의 수치가 역대 가장 낮은 수치를 기록하는 것을 발견했습니다. 레슬링을 하면서 어떤 운동을 추가로 하고 있는지 물었더니 코치들이 케틀벨 훈련을 시켰다고 말했습니다. 무거운 케틀벨을 휘둘러도 허리가 나빠지지 않는다는 사실에 충격을 받아 몇 가지 동작을 보여달라고 부탁했습니다. 이때 저는 모든 것이 연결되는 것을 보았습니다. 그녀는 그렇게 근력과 신체 조절 능력이 뛰어나고 레슨을 통해 척추를 풀어주는 방법을 알고 있었기 때문에 케틀벨 훈련을 하는 동안 그 자세를 유지할 수 있었습니다.

- 제가 코스타리카에 있을 때 저는 매일 태평양에 있었습니다. 저는 제 아이들과 함께 파도를 뛰어넘고, 서핑을 하고, 몇 시간 동안 남편과 해변을 걸었습니다. 제 몸은 몇 달 동안 그렇게 좋았던 적이 없습니다. 저는 거기에 있는 동안 척추측만증 운동이나 마사지를 받지도 않았습니다. 저는 하루에 몇 시간 동안 단순히 다양한 방법으로 제 몸을 움직이고 도전했던 것뿐이었는데, 제 몸은 너무 좋아져서 감사했습니다.
- 최근에 꽤 심한 요추 척추측만증으로 저를 찾아온 여성이 일주일 동안 가족과 함께 활강 스키를 탈 때 기분이 가장 좋았던 이유를 저에게 물었습니다. 그녀는 가족들이 해가 뜰 때부터 해가 질 때까지 슬로프에 있었다고 말했습니다. 저는 아마도 그것이 평소에 사용하지 않던 근육을 하루 종일 사용하여 계속해서 도전했기 때문이라고 말했습니다.

저는 60대의 척추측만증을 사랑하는 한 고객이 말을 통해서 자신의 움직임에 대한 척추측만증의 여정을 격려하는 시간을 갖도록 했습니다.

저는 에린과 2년 넘게 필라테스를 연습하고 있습니다. 저의 척추에 대한 여정은 근육과 정신이 황폐화되고 약해지게 했던 간염을 앓은 후 시작되었습니다. 저는 또한 나이가 들면서 악화되는 것 같은 저의 척추측만을 관리하는 방법을 배우고 싶었습니다. 저는 성인이 된 후 평생을 운동했지만 척추뿐만 아니라 엉덩이, 골반, 등에서 찾은 놀랄 만한 움직임과 유연성을 동원하고 강화시키는 방법으로는 필라테스가 유일하다는 것을 알게 되었습니다. 에린은 근력을 얻기 위해서는 우리는 또한 관절의 심지어는 우리를 묶는 바로 그 근막까지 가동성과 유연성이 있어야 한다고 저에게 가르쳐주었습니다.

감사한 마음으로 늙어가는 것을 계속 추구하다 보니 필라테스가 없는 삶이 상상이 안 됩니다. 필라테스는 제 모든 일상적인 활동을 계속할 수 있는 힘과 걷기나 하이킹처럼 제가 좋아하는 일들을 계속할 수 있는 에너지와 매우 활동적인 손자와 함께 지낼 수 있는 체력을 주었습니다! 제가 참석하는 각 세션에서 얻은 성찰을 선물로 준 에린과 그녀의 훌륭한 직원들에게 영원히 감사합니다. 신체와 정신의 독창성은 척추에 대해서 영감을 주고 저에게 매일 영감과 용기를 줍니다. 스튜디오를 나갈 때마다 기분이 좋은데 요즘 세상에서 누가 더 바랄 것이 있을까요?

자신을 격려해 주는 사람들과 함께 즐겁게 할 수 있는 운동을 찾아 자신의 신체가 얼마나 놀라운지 다시 한 번 느껴보세요. 여러분은 자신이 생각하는 것보다 훨씬 강합니다. 저는 여러분이 정말 자랑스럽습니다.

7 신체 분석하기

당신의 몸이 어떻게 굽혀지고, 비틀리고, 회전했는지 명확하게 볼 수 있을 때, 그때서야 실제로 문제를 바로잡는 방법을 알아낼 수 있습니다. 당신이 지금 현재 어디에 위치해 있는지 알지 못한다면 당신은 어디로 가야 하는지 알 수 없습니다. 척추측만증이 당신 몸의 뒤쪽에 있기 때문에 실제로 자신의 척추측만증이 어떻게 생겼는지 모를 수도 있습니다.

저는 사람들이 자신의 척추가 끔찍하게 틀어져 있다고 말하지만, 막상 분석해 보면 척추가 거의 곧게 펴져 있다는 것을 알고 충격을 받은 적이 한두 번이 아닙니다. 저는 이런 경우를 너무 많이 봐서 계속 당황스럽습니다. 제가 내릴 수 있는 유일한 결론은 과거에 누군가가 자신의 등을 보고 다른 사람들과는 다른 것을 발견하고 어떻게 해야 할지 몰랐으며 자신이 본 척추측만증 중 최악의 사례라고 말했다는 것입니다. 척추측만증 사례를 많이 보지 못했기 때문에 솔직히 그럴 수도 있지만, 그 말을 들은 척추측만증 환자는 자신이 끔찍해 보일 것이라고 생각하게 되었습니다.

허리를 위해 무엇을 해야 할지 계획을 세우기 전에 먼저 자신의 척추가 어디에 위치해 있고 어떻게 생겼는지 알아봅시다. 이것은 여러분에게 재미있는 프로젝트가 될 것입니다. 이 작업을 도와줄 친구나 친척을 찾아주세요.

당신이 현재 당신이 어디에 있는지 알지 못하는 한,
어디로 가야 하는지 알 수 없습니다.

척추와 골반 평가

척추 측면 평가

가장 먼저 할 일은 대상자의 척추가 측면 또는 옆으로 이동하였는지를 평가하는 것입니다. 시작하려면 검사자 앞에서 등을 돌린 채 평평한 바닥에 서세요. 검사자는 손으로 검지와 중지를 사용하여 브이 모양을 만들게 합니다. 두 손가락은 머리 밑에서 당신의 척추뼈 또는 척추뼈가 있는 부분의 양쪽 부분에 위치하게 합니다. 고개를 가슴 쪽으로 숙일 때 두 손가락은 척추를 따라 천천히 내려오면서 손이 발끝까지 닿을 때까지 내려갑니다. 숙이는 동안 검사자는 척추 양쪽에 두 손가락을 브이 모양을 하고 대고, 대상자가 발가락을 만지기 위해 앞으로 숙일 때 척추를 따라 등의 아래쪽으로 내려갑니다.

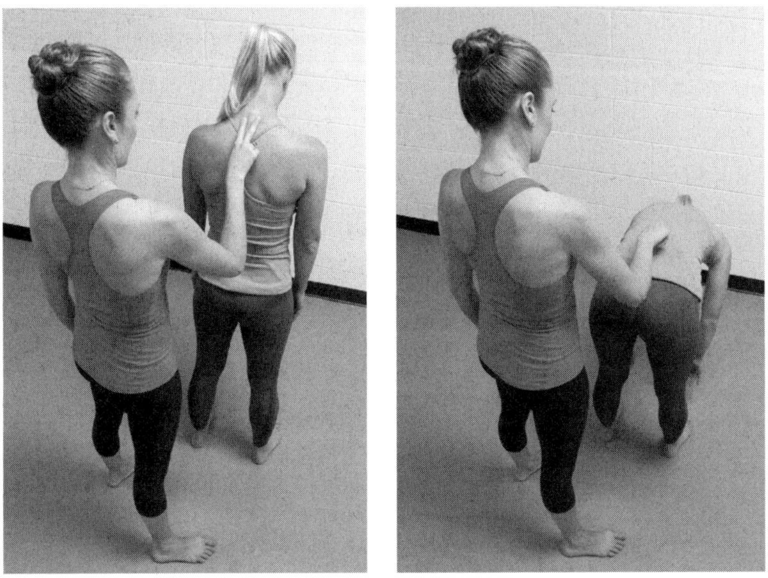

척추가 등 가운데에 있지 않을 가능성이 높으므로 뼈가 이끄는 대로 손가락을 움직이도록 유도하세요. 뼈가 중심에서 벗어나는지, 어디에서 벗어나는지 알아차릴 수 있게 합니다. 척추가 한 번 이상 중심을 벗어나 다른 방향으로 움직일 수 있으므로 이 사실을 알려주세요. 단순하게 당신의 척추가 정확히 어느 공간에 있는지 대상자가 몸으로 느낄수 있게 보여주면 됩니다.

척추 회전 평가

다음으로 척추 회전을 평가해 보겠습니다. 다시 일어서서 친구에게 양손을 손바닥이 바닥을 향하게 하여 칼날처럼 납작하게 만들라고 합니다. 등이 여전히 친구를 향하도록 한 상태에서 친구가 손을 제 어깨 위에 올려놓게 합니다. 손이 바닥에 닿을 때까지 천천히 다시 아래로 내립니다. 친구에게 손을 등 아래로 천천히 미끄러지듯 내려가게 하여 허리 아래쪽에서 끝내게 합니다.

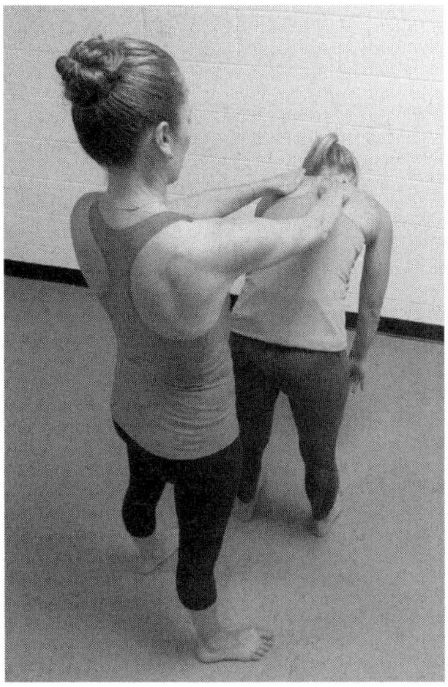

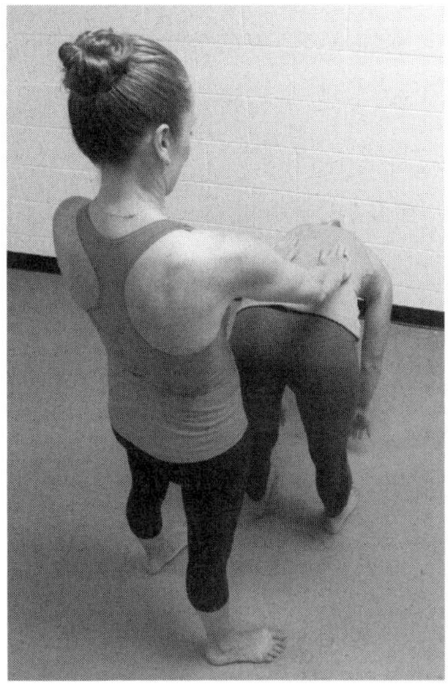

친구가 여러분의 등 특정 부위에서 한 손이 다른 손보다 높게 느껴졌나요? 손이 등 아래쪽으로 내려가면서 그 느낌이 바뀌었나요? 한 손이 더 높았을 때 척추가 옆으로 이동하는 부위와 같은 위치에 있었나요?

이러한 모든 관찰 사항을 일기에 기록하세요. 이것들은 모두 척추의 중요한 조각입니다.

골반 평가

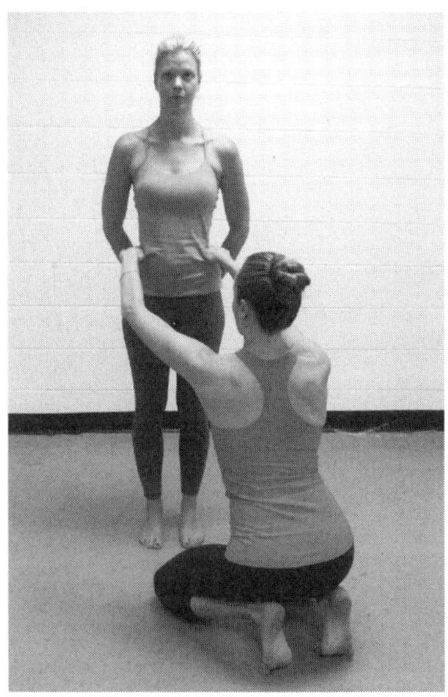

친구가 여러분을 마주보고 의자에 앉게 하고 여러분은 팔 길이 정도 떨어져 서 있게 합니다. 다시 한 번 친구에게 손바닥이 아래를 향하도록 손을 칼날처럼 곧게 펴게 합니다. 손을 허리 라인에 대고 골반 윗부분(장골)이 느껴질 때까지 아래로 누르도록 합니다. 무엇이 보이나요? 두 손의 높이가 같나요, 아니면 한 손이 다른 손보다 눈에 띄게 높아 보이나요? 이를 일기에 적어보세요.

도트 스티커

이제 친구가 척추 그림을 머릿속으로 그릴 수 있게 되었으니 이제 실제 그림을 만들 차례입니다. 먼저, 도트 스티커를 구입하세요(또는 집 주변에서 동그란 스티커를 구할 수 있습니다). 공예품점이나 사무용품점, 또는 자주 가는 식료품점의 학교 및 사무용품 코너에서도 구할 수 있습니다. 도트 스티커 사진을 최대한 단순하고 사용하기 쉽게 만들려면 한 가지 색상만 사용하는 것이 좋습니다.

친구에게 V자 모양 손가락을 사용하여 목 위쪽에서 시작하여 아래쪽까지 내려가 척추가 어디로 이동하는지 알려주기 위해 척추 측면 평가를 다시 한 번 빠르게 해보라고 합니다. 이제 친구에게 등 아래까지 척추뼈 한두 개마다 점 스티커를 붙이게 합니다(척추뼈는 친구의 등을 따라 느껴지는 뼈입니다).

골반 평가에서와 마찬가지로 골반 위쪽(장골)이 느껴질 때까지 손으로 허리 라인을 눌러 골반 위쪽을 다시 찾게 합니다. 골반이 있는 곳의 가장 높은 지점에 오른쪽과 왼쪽 모두 스티커를 붙이게 합니다. 모양이 다를 수 있지만 뼈의 같은 부위에 스티커를 붙이도록 합니다.

그런 다음 친구에게 견갑골의 바깥쪽 지점(견갑골의 외측 척추)에 점 스티커를 붙이게 합니다. 다시 말하지만, 양쪽 뼈의 같은 부분에 스티커를 붙이되 다르게 보일 수 있으므로 주의하세요.

친구가 스티커를 다 붙였으면 등 사진을 찍도록 합니다.

- 똑바로 서세요. 이 사진은 당신의 아름다운 척추측만증의 등 곡선을 보여줄 것입니다.
- 당신의 손을 발가락까지 뻗어 아래쪽으로 숙이세요. 척추의 측면 곡선 중 하나가 등의 가장 높은 지점에 도달할 때마다 친구에게 사진을 찍을 수 있도록 숙이는 것을 멈추라고 합니다. 측면 곡선이 여러 개인 경우 여러 장의 사진을 찍을 수 있습니다. 이 사진을 통해 옆구리 뼈가 구부러졌을 때 척추 또는 흉곽의 회전이 동반되었는지 확인할 수 있습니다.

다음 페이지에는 저와 같은 청소년 특발성 척추측만증(AIS) 진단을 받은 사람, 막대를 이용한 척추유합술을 받은 사람, 다리 길이 불일치로 인한 기능성 척추측만증 진단을 받은 사람의 점선 사진이 있습니다. 이 사람들은 모두 척추측만증을 가지고 있지만 신체와 곡선이 모두 다르게 보입니다.

여러분의 사진도 이들과 비슷하게 보이나요? 다르게 보이나요? 아름다운 척추의 고유한 복잡성을 볼 수 있나요?

청소년 특발성 척추측만증(AIS)

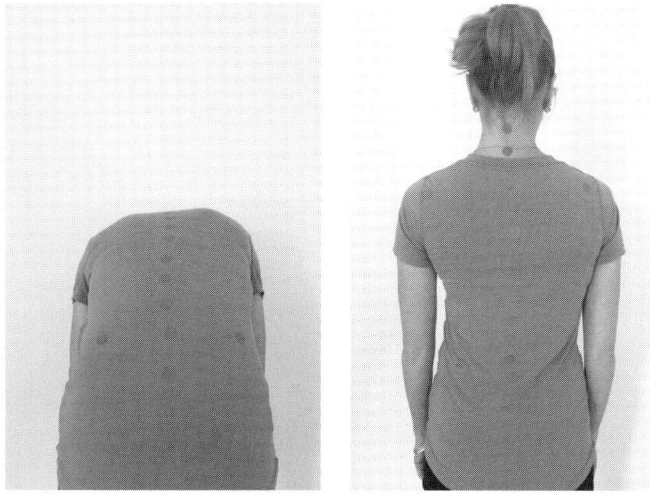

척추유합술

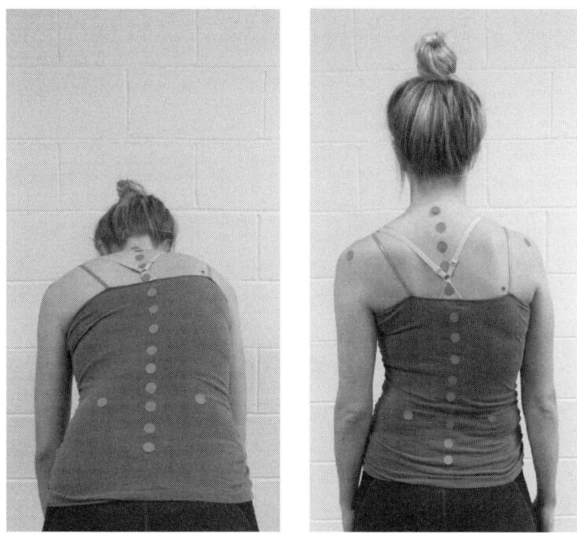

다리 길이 불일치

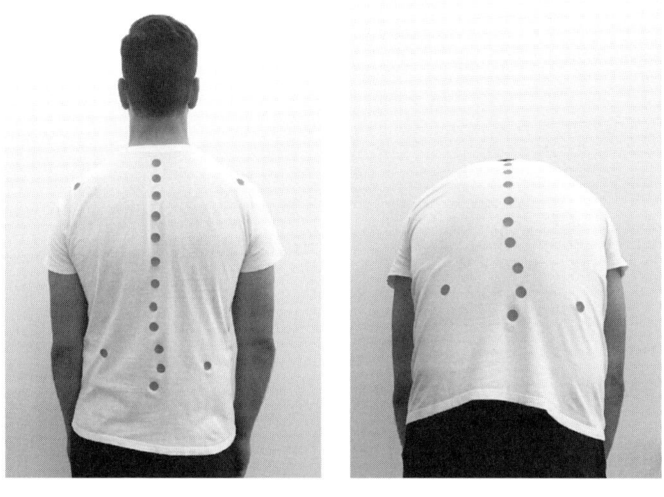

다이어그램 스케치

몸에서 일어나는 일에 대한 사진과 머릿속 그림이 생겼으니 이제 종이에 그려서 이 모든 것을 진정으로 이해할 차례입니다. 다이어그램 스케치를 만들려면 도트 스티커 그림이 필요합니다.

이것은 미술 수업이 아니므로 화가가 될 필요는 없지만 나중에 그림을 다시 보고 참고용으로 활용할 수는 있어야 합니다. 도트 스티커를 참고하여 신체의 다이어그램을 그릴 수 있습니다. 다음 단계에 따라 다이어그램 스케치를 만드세요.

- 머리에 원을 그리고 머리카락에 몇 개의 선을 그려서 몸의 뒤쪽임을 알 수 있도록 합니다.
- 당신이 똑바로 서 있는 사진을 참고하여 다음 단계를 따르도록 하세요.
  - 머리에서 아래로 척추를 나타내는 선을 그립니다. 도트 스티커가 구부러진 부분이 보이도록 곡선을 그립니다.
    - 어깨를 좌우로 직선으로 그리되, 견갑골 도트 스티커에 어깨가 수평이 아닌 경우 적절한 각도로 그리도록 주의합니다.
    - 다시, 골반의 도트 스티커에서 엉덩이 좌우를 직선으로 긋고, 엉덩이 도트가 수평이 아닌 경우 적절한 각도로 다시 그립니다.
    - 당신의 그림에 따라서 적절한 각도로 골반을 나타내는 삼각형을 아래쪽으로 그립니다.
- 앞으로 숙인 당신의 사진을 참고하여 자신의 척추측만 곡선이 회전을 포함하는지를 평가할 것입니다(여기에 힌트가 있습니다. 대부분이 그렇다는 것입니다). 만약 사진에서 흉곽의 한쪽이 사진에서 다른 쪽보다 높으면 몸의 더 높은 부분에서 아래쪽으로 화살표를 그립니다. 이것은 척추가 특정 방향으로 비틀어지고 있음을 나타냅니다. 서로 다른 곡선이 서로 다른 방향으로 회전할 수도 있다는 것을 상기하며 그림에서 볼 수 있는 각각의 회전을 그립니다. 회전 화살표로 볼 수 있는 모든 회전을 그립니다.

당신이 만약 저의 등 사진을 참고하면, 저의 AIS가 회전이 있는 전형적인 역방향 S 곡선이라는 것을 볼 수 있습니다. 제 도트 스티커 사진은 제가 더 높은 오른쪽 곡선과 아래에 있는 왼쪽 곡선이 있다는 것을 보여줍니다. 제 어깨 위 제 오른쪽 도트 스티커가 제 왼쪽보다 높기 때문에 제 오른쪽 어깨가 더 높다는 것을 보여줄 수 있는 각도로 직선을 그렸습니다. 저의 엉덩이의 도트 스티커는 고르게 있어서 라인이 한 각도로 잡히지 않습니다.

아래로 숙인 저의 사진을 보면 저의 갈비뼈에 회전이 있음을 알 수 있습니다. 저는 저의 도식 스케치에 흉추 주위에 큰 원을 그렸습니다. 오른쪽 뒤 갈비뼈가 공간에서 더 멀리 떨어져 있고 앞쪽 왼쪽 갈비뼈가 공간에서 더 앞쪽에 있음을 나타내기 위해 원을 시계방향으로 그렸습니다. 저는 보상적인 요추 만곡의 반대 방향의 추가 회전까지 있기 때문에 요추 주위에 시계 반대 방향의 원을 그렸습니다.

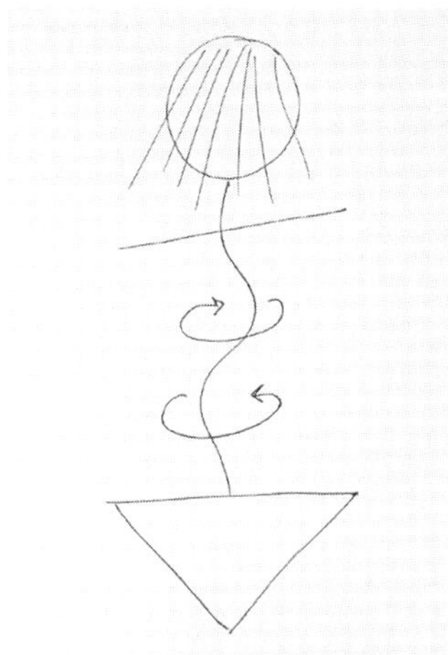

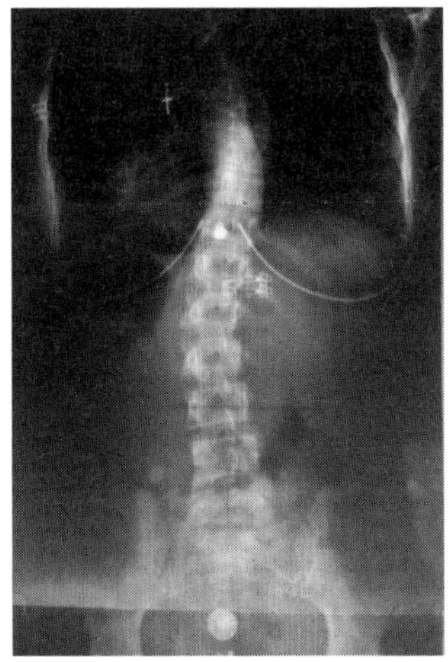

이 X-ray 이미지(위에 있는)는 몇 년 전에 제 등을 촬영한 것입니다. 도트 스티커 사진, 다이어그램 스케치, X-ray는 모두 상당히 비슷하다는 것을 알 수 있습니다. 모두 오른쪽 위가 더 높고 왼쪽이 더 낮은 곡선뿐만 아니라 오른쪽 어깨가 더 높고 골반이 수평인 것까지 보여줍니다. 이 과정을 거치는 것이 결코 X-ray를 대신할 수는 없지만 당신의 몸이 어떻게 움직이고 있는지에 대한 전반적인 이해를 도와줄 수 있는 그림을 제공합니다.

다음으로 척추유합술을 받은 AIS 환자의 점 스티커와 다이어그램 스케치를 보세요. 그녀의 도트 스티커 사진을 보면, 그녀의 엉덩이는 저와 같이 회전이 있는 전형적인 후방 S자 곡선 패턴을 가지고 있음을 알 수 있습니다. 곡선의 크기는 달라 보이지만, 금속으로 고정되어 있긴 하지만 척추가 여전히 위쪽 척추에서는 오른쪽으로, 아래쪽 척추에서는 왼쪽으로 휘어져 있습니다.

그녀는 유합술을 받았기 때문에 유합된 부분을 직선의 두꺼운 선을 그렸습니다. 오른쪽 견갑골 점이 왼쪽 견갑골 점보다 낮기 때문에 오른쪽 어깨가 더 낮다는 것을 나타내는 직선을 비스듬히 그렸습니다. 오른쪽 엉덩이가 왼쪽보다 높기 때문에 엉덩이 라인이 비스듬히 그려져 있습니다. 유합술을 받은 사람은 앞으로 숙일 수 없지만, 그녀가 '앞으로 숙인' 그림에서 앞으로 기울였을 때 여전히 회전이 있음을 알 수 있으며 이는 저와 비슷한 모습입니다. 그녀의 다이어그램에서 위쪽 곡선에는 시계 방향 화살표가, 아래쪽 곡선에는 시계 반대 방향 화살표가 표시되어 있어 척추 회전을 나타냅니다.

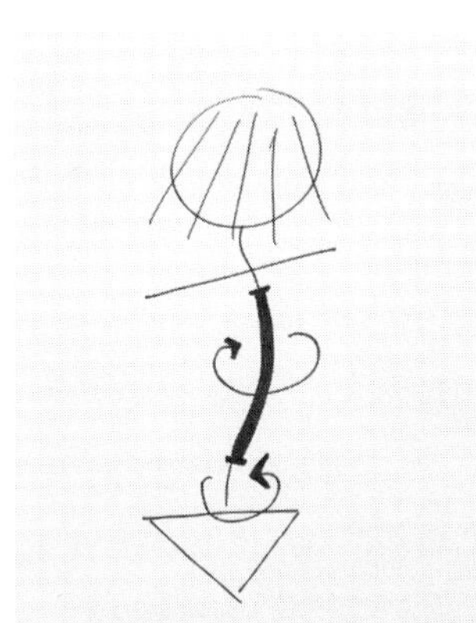

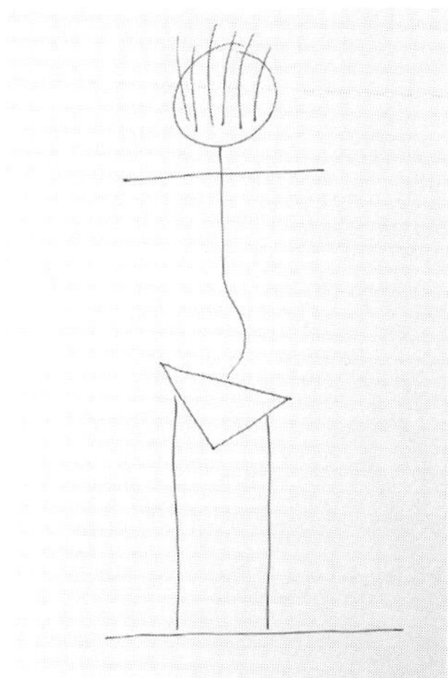

마지막으로 다리 길이가 다른 사람을 살펴봅시다. 도트 스티커 사진을 보면 요추가 오른쪽으로 휘어져 있는 것을 볼 수 있습니다. 그는 왼쪽 다리가 오른쪽 다리보다 길어서 발생하는 기능성 척추측만증을 앓고 있습니다. 이 불일치로 인해 엉덩이가 올라가면서 척추가 오른쪽으로 휘어지고 있습니다.

다리 길이 평가

다리 길이의 불일치가 있는지 평가하는 것은 이미지와 측정 없이는 매우 까다로울 수 있으므로 자신의 신체에 대해 알아두어야 할 몇 가지 사항을 알려드리고자 합니다. 다리 길이에 차이가 있는 경우, 신체는 긴 쪽 다리를 더 짧게 만들어 보상하려고 시도합니다. 다음은 길어진 다리를 보상하려고 시도하는 몇 가지 징후입니다.

- 짧은 다리가 아닌 긴 다리의 무릎을 과도하게 곧게 펴기
- 짧은 다리에 서서 긴 다리의 무릎을 굽히기
- 짧은 다리에 서서 긴 다리를 비스듬히 몸에서 멀리 내밀기
- 짧은 다리는 발볼 부분에 두고 긴 다리로 서기
- 더 긴 다리로 서서 양발이 바닥에 있을 수 있도록 짝 엉덩이 짚기

많은 고객들이 다리 길이가 척추에 영향을 미치는지 의문을 제기합니다. 척추 및 골반 평가 및 도트 스티커 그림과 함께 이러한 관찰 기법을 사용하여 이것이 척추측만증 퍼즐의 한 조각일 수 있는지 평가해 보세요. 다리 길이의 불일치는 일반적으로 엉덩이가 약간 올라간 경우에도(그 근원은 단순히 단단한 조직인 경우가 많음) 척추측만증의 근본 원인은 아니지만, 이것이 척추측만증 퍼즐의 한 조각이 아닌지 확인해야 합니다. 다리 길이 불일치가 있으면 운동 전문가가 운동하는 방법과 운동 중 패드를 착용하는 방법에 영향을 미치며, 수술과 보조기 치료에도 영향을 미칠 수 있습니다. 이러한 이유로 다리 길이 불일치 여부를 파악하는 것이 중요합니다.

척추측만 척도계

저와 제 직원들은 스파이럴 스파인의 모든 수업 전후에 고객의 척추 회전을 측정하는 간단한 장치인 척추측만 척도계를 사용합니다. 연구에 따르면 콥 각도(X-ray로 측정)와 척추 회전(척추측만증 측정기)은 양의 상관관계가 있는 것으로 나타났습니다.[29] 즉, 활동이나 치료 세션 전후에 허리를 측정한 결과 회전 정도가 감소한 것을 발견하면 해당 활동이나 치료 세션 동안 척추가 조금 더 곧게 펴졌을 가능성이 있다고 추론할 수 있습니다. 시간이 지남에 따라 척추측만증 측정값을 추적하는 것은 척추를 다치게 하지 않고 돕고 있는지 확인할 수 있는 좋은 방법입니다. 다이어그램 스케치에서 동그라미 화살표로 표시한 것은 척추의 회전을 그린 것이며, 이는 척추측만증 척도계로 측정한 것입니다.

목표는 척추의 회전이 0이 되게 하는 것이 아니라, 실제로 척추가 0이 되더라도 척추가 어떤 방향으로 회전하는지 관찰하는 것입니다. 척추를 정기적으로 추적하면 척추가 계속 악화되고 있는지, 안정화되고 있는지, 심지어 감소하고 있는지에 대한 피드백도 얻을 수 있습니다. 척추에 어떤 일이 일어나고 있는지 알기 위해 다음 X-ray를 초조하게 기다릴 필요가 없습니다. 이를 통해 몸을 적절하게 관리하는 방법을 알 수 있습니다.

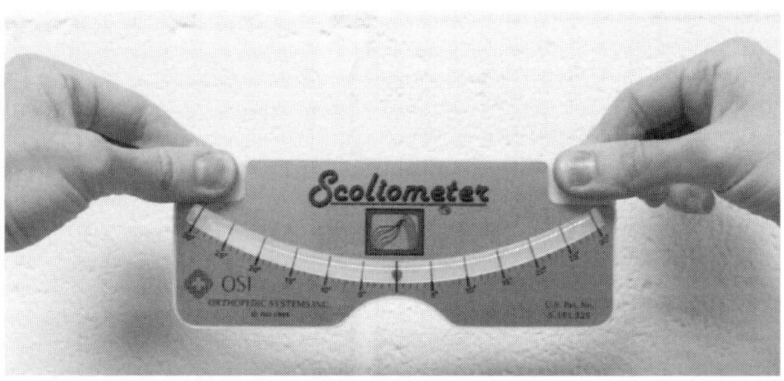

의료용품 회사에서 척추측만증 척도계를 구입하거나 휴대폰에 앱을 다운로드하여 사용할 수 있습니다. 몇 년 전에 저는 시중에 나와 있는 제품이 마음에 들지 않아서 직접 척추측만증 측정기 앱인 Scoliometer by Spiral Spine을 만들었습니다. 이 앱은 스파이럴 스파인 필라테스 스튜디오의 모든 직원들이 사용하고 있으며, 최고의 척추 측정기 앱이 될 수 있도록 정기적으로 업데이트하고 있습니다. 이 앱은 몇 달러 정도이며 아이폰과 안드로이드 앱 스토어에서 모두 사용할 수 있습니다.

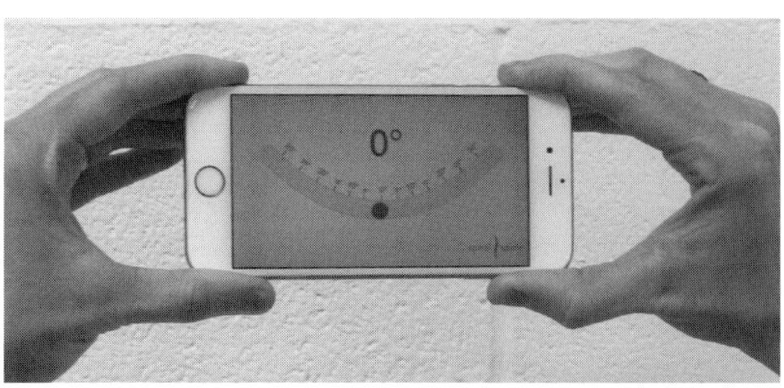

척추측만증 측정기는 어떤 제품을 선택하든 반드시 구입해야 합니다. 이 도구는 저와 제 직원들이 스튜디오에서 고객의 척추를 평가할 때 가장 많이 사용하고 유용한 도구입니다.

또한 SpiralSpine.com의 상점 페이지에서 다운로드할 수 있는 무료 PDF인 '척추측만증 추적 시트'를 만들어 이 모든 수치를 직접 기록할 수 있도록 했습니다.

Scoliometer Tracking Chart

spiral spine

www.SpiralSpine.com

Name: ______________________________

Date	Beginning of Session	End of Session	Notes

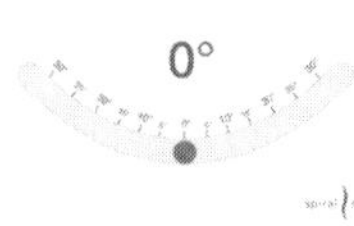

Download the app *Scoliometer by Spiral Spine* and track scoliosis from the convenience of your phone.
Access the *Scoliometer Tracking Chart* for free on the Shop page at www.SpiralSpine.com.

척도계로 척추측만증에 대해 알 수 있다는 사실을 알고 계셨나요? 제 젊은 여성 고객의 척추측만증 추적표를 보면 무슨 말인지 알 수 있습니다. 몇 달에 걸쳐 수업 전과 후의 척추측만증 측정값을 기록했습니다.

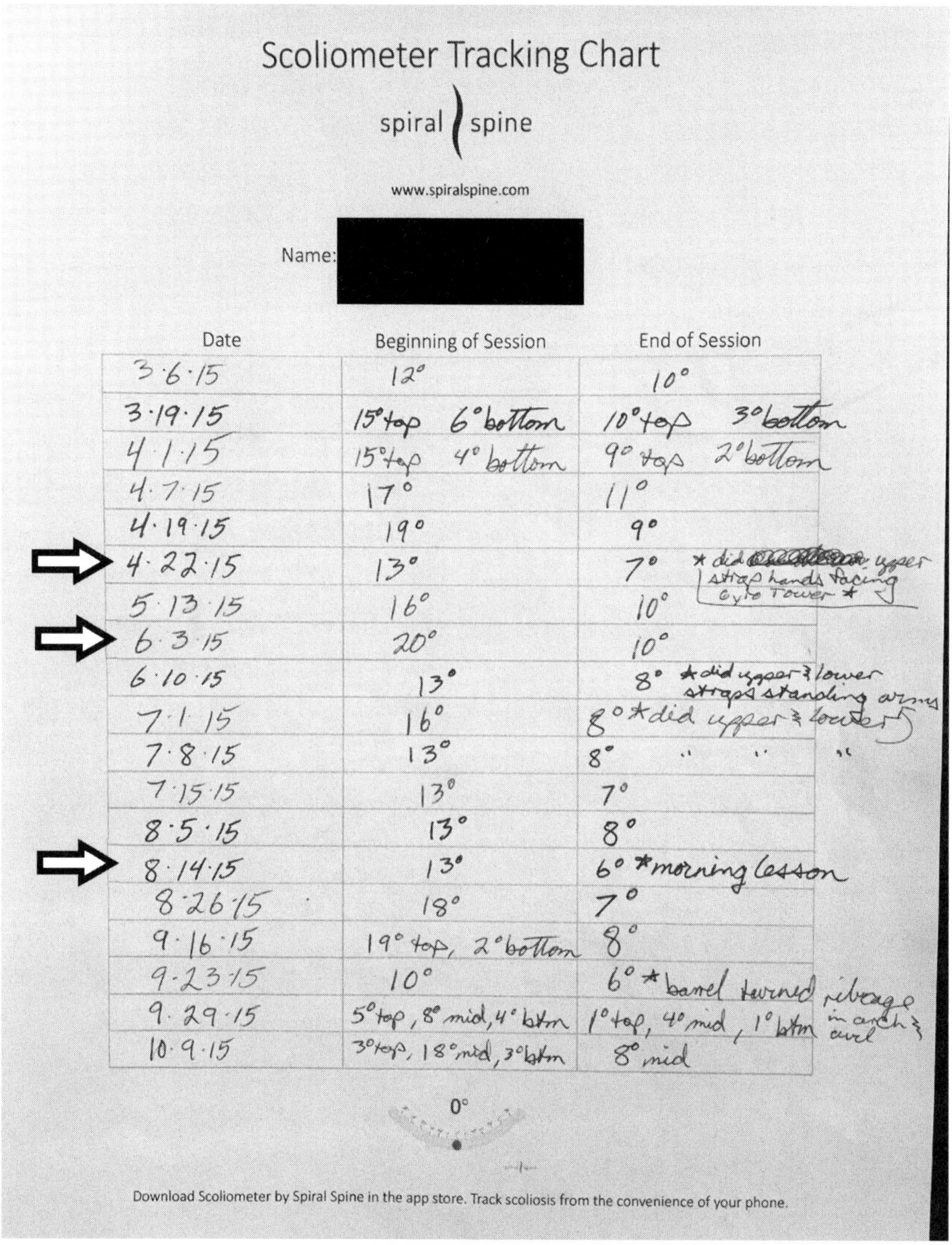

Scoliometer Tracking Chart

spiral spine

www.spiralspine.com

Name:

Date	Beginning of Session	End of Session
3·6·15	12°	10°
3·19·15	15° top 6° bottom	10° top 3° bottom
4·1·15	15° top 4° bottom	9° top 2° bottom
4·7·15	17°	11°
4·19·15	19°	9°
4·22·15	13°	7° * did upper strap hands facing Cyto Tower *
5·13·15	16°	10°
6·3·15	20°	10°
6·10·15	13°	8° * did upper & lower straps standing arms
7·1·15	16°	8° * did upper & lower
7·8·15	13°	8° " " "
7·15·15	13°	7°
8·5·15	13°	8°
8·14·15	13°	6° * morning lesson
8·26·15	18°	7°
9·16·15	19° top, 2° bottom	8°
9·23·15	10°	6° * barrel turned ribcage in arch & curl
9·29·15	5° top, 8° mid, 4° btm	1° top, 4° mid, 1° btm
10·9·15	3° top, 18° mid, 3° btm	8° mid

0°

Download Scoliometer by Spiral Spine in the app store. Track scoliosis from the convenience of your phone.

이 고객은 보통 주요 커브는 15도 또는 16도 정도에서 들어왔다가, 약 9도 또는 10도 정도 나갑니다. 2015년 4월 22일, 우리는 돌파구를 찾았고 그녀의 허리에 정말 도움이 되는 일련의 운동을 발견했습니다. 저는 그녀의 척추측만증 추적 시트에 특정 운동에 허리가 반응하는 것을 기록했습니다. 우리는 처음으로 그녀의 척추 회전을 7도까지 낮출 수 있었습니다. 그날은 정말 신나는 날이었습니다.

2015년 6월 3일, 그녀의 주요 곡선은 20도(정상보다 훨씬 높은 수치)로 측정되었습니다. 알고 보니 그녀가 전날 새 직장에서 사다리를 오르고 무거운 상자를 날랐기 때문이었습니다. 그녀의 척추가 좋지 않은 상태였고, 척추측만증 척도계가 이를 알려주었습니다. 저는 그 수업에서 그녀의 굳은 몸을 풀어주기 위해서 앞으로 해야 할 일이 많다는 것을 알았습니다.

2015년 8월 14일, 그녀의 초기 수치는 매우 낮게 나왔고, 그녀는 역대 최저 수치를 기록하며 수업을 마쳤습니다. 이 특별한 날, 그녀는 평소 오후나 저녁 수업이 아닌 오전 수업을 받으러 왔습니다. 우리는 그녀의 척추가 아침에 더 잘 움직인다는 것을 발견했고, 오전 수업을 통해 그녀의 척추측만증을 더 성공적으로 교정할 수 있었습니다.

이제 여러분의 척추측만증 이야기를 알아볼 차례입니다. 척추측만 척도계를 사용해 줄 누군가가 필요합니다. 자주 측정해야 할 수도 있으므로 함께 살거나 자주 볼 수 있는 사람에게 허리를 측정해 달라고 부탁하는 것이 좋습니다. 사람마다 척추 측정기를 사용하는 방식이 조금씩 다르기 때문에 활동 전후에 같은 사람에게 측정을 받으면 일관되게 척추 상태를 추적할 수 있습니다.

척추측만증 측정기의 사용에 익숙해지는 데는 약간의 시간이 걸리지만, 연습을 통해 익숙해질 수 있습니다. 척추측만증 측정기 앱 사용 방법은 다음과 같습니다.

1. 발끝을 앞으로 향하게 하고 등을 친구에게 향하게 하여 평평한 바닥에 친구 앞에 서세요.
2. 휴대폰에서 스콜리미터 앱을 연 상태에서 친구에게 가로 보기에서 모바일 기기를 옆으로 잡게 합니다. 엄지손가락을 바깥쪽 하단 모서리 아래에 대고 손가락을 위쪽에 대고(햄버거를 잡을 때처럼) 휴대폰을 잡게 합니다. 화면이 바닥과 수직이 되도록 하고 기기 뒷면이 등을 향하도록 합니다.
3. 친구의 손과 휴대폰을 목 아래쪽에 놓고 척추가 휴대폰의 중앙에 오도록 합니다. 휴대폰이 수평을 이루고 척추 척도계에서 0도가 표시될 때까지 기다립니다.
4. 친구에게 등 양쪽에 엄지손가락으로 고르게 압력을 가하도록 하면 척추 척도계가 더 이상 0에 머물지 않을 가능성이 높지만 괜찮습니다.
5. 친구가 가라고 하면 척추 측정 시와 마찬가지로 양손을 바닥에 대고 천천히 등을 돌리기 시작하면서 친구가 앞으로 구르는 속도와 같은 속도로 휴대폰을 등 아래로 내립니다. 척추가 척추 척도계의 중앙에 있어야 하므로 친구는 척추 척도계가 옆으로 움직이거나 회전할 수 있도록 해야 정확한 숫자를 받을 수 있습니다.
6. 친구에게 척추척도계를 등 뒤로 가져가면서 가장 높은 수치를 기록하게 합니다. 여러

개의 커브가 있는 경우, 척도계는 좌우로 전환되며 친구는 여러 개의 척도계 수치를 기억하게 됩니다.

7. 각 커브와 관련된 가장 높은 수치를 척추 척도계 추적 시트에 적고 시트를 보관할 안전한 장소를 찾습니다.

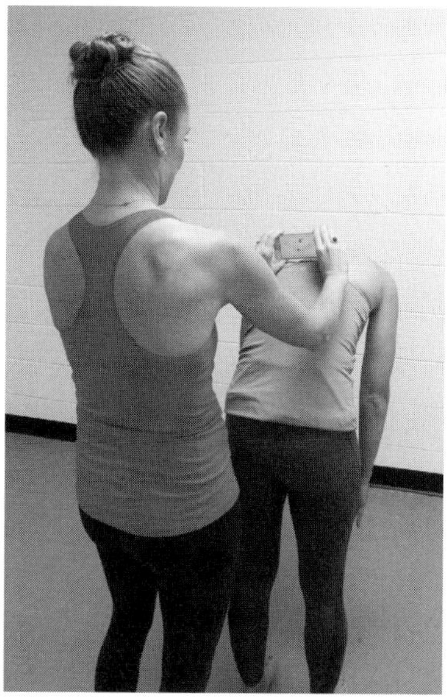

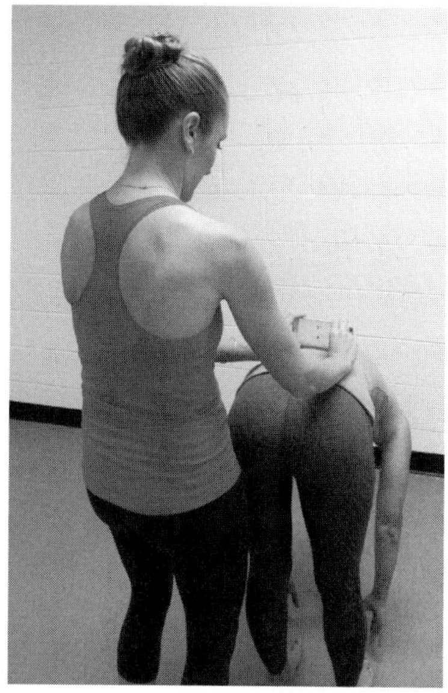

복잡해 보이지만 연습해 보면 그리 어렵지 않다는 것을 알 수 있습니다. 지침을 몇 번 읽고 그림을 보세요. 여전히 길을 잃은 느낌이 든다면 SpiralSpine.com으로 이동하여 시작점 시리즈를 클릭하세요. 첫 번째 무료 튜토리얼 동영상은 척추측만증 척도계 사용법을 보여줍니다.

오목 대 볼록

지금까지 척추측만증이라 불리는 다른 다양한 측면에 대해 말하지 않았습니다. 하지만 여러분이 이해해야 할 두 가지 중요한 용어가 있는데, 이 용어들은 척추측만증을 이해하고 적절하게 운동하는 방법을 아는 데 큰 도움이 되므로 반드시 이해해야 합니다. 이 용어들은 '오목'과 '볼록'입니다. 모든 척추측만 곡선에는 오목한 부분과 볼록한 부분이 있습니다. 그것들은 곡선의 반대 부분입니다. 대부분의 척추측만증 척추는 여러 곡선을 가지고 있고, 따라서 여러 개의 오목하고 볼록한 부분이 있습니다.

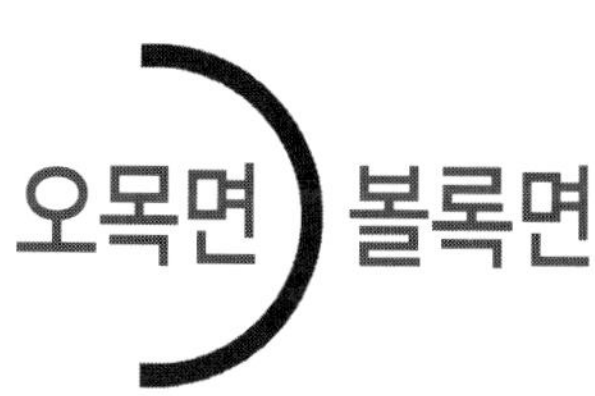

저에게는 바위로 만들어진 실제 동굴을 떠올리며 어느 쪽이 곡선의 오목한 부분인지 기억하는 우스꽝스러운 방법이 있습니다. 제가 동굴 안에 있으면 제 머리 주의를 감쌉니다. 제가 척추측만증의 동굴 부분 '안에' 있다면 그것은 제 머리 위로 둥글게 됩니다. 따라서 저는 곡선의 오목한 부분 '안에' 있습니다.

어느 쪽이 곡선의 '동굴'(오목한) 부분인지 기억하면 그 반대쪽이 곡선의 볼록한 부분입니다. 볼록한 곡선을 시각적으로 기억할 수 있는 방법을 제공하기 위해서 좀도둑 방지를 위해 상점에서 사용하는 둥근 거울을 생각해 보세요. 그것은 매장 관리자가 한 자리에 서 있으면서도 매장에 있는 많은 사람들을 볼 수 있도록 둥글거나 휘어져 있습니다. 척추측만 곡선의 볼록한 부분이 둥글어집니다.

이를 더 설명하기 위해서 아시아의 젊은 여성이 보낸 X-ray에 대해 자세히 설명하고자 합니다. 숫자 2와 3은 곡선의 오목한 부분이며 숫자 1과 4는 볼록한 부분입니다. 2와 3이 어떻게 곡선의 '동굴 안쪽'에 있다는 것을 알 수 있나요? 그렇다면 1과 4가 어떻게 곡선의 볼록한 부분에서 외부에 있는지 이해할 수 있나요?

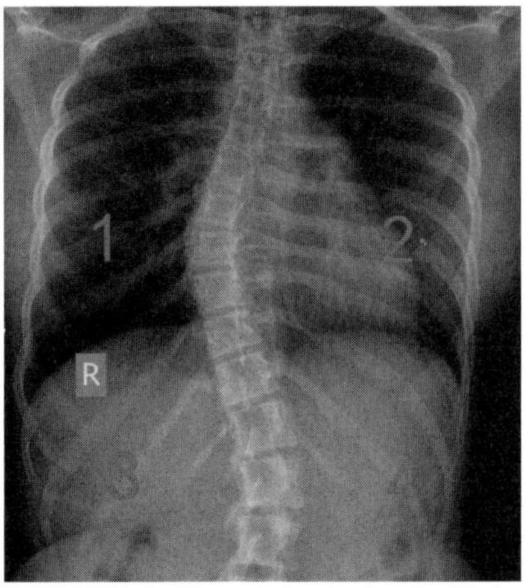

대부분의 사람들의 근육은 곡선의 볼록한 부분에서 더 두껍고 많이 발달되어 있습니다(위 그림에서 1, 4).[30, 31, 32] 이 근육은 긴 근육이지만, 일반적으로 허리를 지탱하는 근육이며 수년 동안 허리를 똑바로 세우려고 노력해 왔습니다. 오목한 부분 안쪽의 근육들은 X-ray상으로 2, 3에 해당하며, 더 짧고 일반적으로 더 위축되어 있습니다. 8장 운동에서 근육 불균형을 다루며 더 자세히 설명하겠습니다.

척추측민증에 대한 근육 발달의 표준을 뒤집어보겠습니다. 자메이카 출신의 올림픽 육상 단거리 금메달리스트인 우사인 볼트는 척추측만증을 안고 살면서도 자신의 신체로 할 수 있는 일을 해낸 덕분에 제가 가장 좋아하는 사람 중 한 명입니다. 그는 세 번의 올림픽에서 연속으로 100미터 단거리에서 우승하며 세계에서 가장 빠른 선수로 군림했습니다. 그의 등이 저를 매료시킨 이유는 오목한 부분의 근육이 볼록한 부분보다 더 커지도록 훈련했기 때문입니다. 해부학적인 관점에서 볼 때 이는 엉덩이의 자연스러운 진행과 반대되는 것이기 때문에 미친 짓입니다.

저는 그의 트레이너가 그의 척추측만증의 진행을 멈추고 척추 근육을 이런 식으로 훈련시켜서 그의 등, 골반, 그리고 다리를 그의 전문적인 달리기 경력을 뛰어넘는 엘리트 수준에서 기능할 수 있도록 도왔다는 것을 확신합니다. 우사인 볼트는 척추측만 곡선들을 안정시키기 위해 등 오목한 부위를 작업했기 때문에 그 부분에 더 많은 근육을 가지고 있습니다.

이제 당신은 곡선의 볼록/오목 부분, 자연스러운 근육 발달, 그다음에 세계에서 가장 빠른 척추측만증 환자가 정상적인 오목/볼록 근육 발달을 되돌리기 위해 한 일에 대한 자세한 내용을 살펴봤습니다.

모든 것을 하나로 종합하기

방금 많은 정보를 알려드렸으니 이제 이 모든 정보를 종합해 봅시다. 일기장에 매일의 신체적 통증에 대해 적었던 내용과 새로 만든 다이어그램 스케치를 비교해 보세요. 다이어그램 스케치에 통증이 있는 곳을 그립니다. 그 통증이 느껴지는 것과 같은 색과 같은 예술적인 모양으로 색칠하세요.

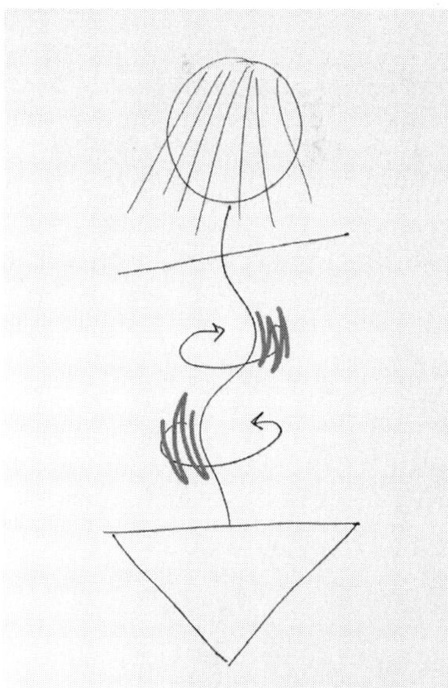

커브의 오목한 부분과 볼록한 부분이 어디인지 적습니다. 곡선의 볼록한 부분의 근육은 일반적으로 과로하고 경련이 있는 상태입니다. 통증이 느껴지는 부분과 일치하나요? 힌트를 드리자면, 대부분의 사람들이 좌골 통증을 느끼는 곳이 바로 이 부분입니다.

우사인 볼트는 통증 없이 더 많이 달릴 수 있도록 척추의 오목한 근육을 강화했습니다. 다이어그램 그림을 보고 오목한 근육을 강화해야 할 위치를 적어보세요. 그 근육을 키우면 척추 반대쪽의 경련성 근육을 완화하는 데 도움이 될 수 있을까요? 도표로 그려보고 잠시 생각해 보세요.

저는 여러분이 정말 자랑스럽습니다. 여러분은 이제 막 척추를 적극적으로 돕기 위한 매우 중요한 첫 단계를 완료하셨으니까요. 이제 여러분은 자신의 좌골이 어떻게 생겼는지, 어떻게 느껴지는지에 대한 시각적 이미지를 갖게 되었을 뿐만 아니라 이를 이해할 수 있게 되었을 가능성이 높습니다. 이는 큰 진전입니다!

처음으로 의사를 만나러 갈 때는 방금 만든 모든 것의 사본을 건네주세요. 교육받은 전문가라면 여러분이 제공하는 정보들을 이해하고 즉시 여러분의 몸을 도울 수 있는 계획을 세우기 시작할 것입니다.

8 척추측만증 운동

"움직임은 생명입니다. 인생은 과정입니다. 과정의 질을 향상시키면 삶의 질 자체가 향상됩니다."

- 20세기의 위대한 움직임 치료사 모셰 펠덴크라이스Moshe Feldenkrais

이 장에서 저는 아름다운 척추의 정렬, 유연성 및 근력을 개선하는 데 도움이 되는 개념과 동작을 소개할 것입니다. 척추를 움직일 수 있는 사람들이 척추측만증의 치료적 운동을 하는 사람들을 위한 주요 개념은 척추를 더 길고 덜 회전된 상태로 전환한 다음 근육학적으로 그 길이를 유지하는 것입니다. 이 장을 함께 진행하면서 이러한 주요 목표를 염두에 두세요.

움직일 수 없는 척추 수술(척추가 움직이지 못하게 하는 유합술 또는 다른 기타 척추 수술)을 받은 경우, 수술 부위를 강화할 목적으로 좌우 근육 발달의 균형을 맞추기 위해서 신체 어느 부분에 문제가 있는지 파악하여 신체 부위를 강화하는 것입니다. 움직임을 시작하기 전에 부상을 방지하기 위해 자신의 구조가 어떠한 상태인지 명확하게 이해해야 합니다. 이 장에서는 지난 장에서와 마찬가지로 척추 수술을 받은 동일한 모델을 보게 될 것입니다. 그녀는 수술 후에도 여전히 움직일 수 있지만 어떤 움직임을 선택할 수 있도록 영향을 받은 부위가 어디에 있는지 아는 것이 중요하다는 것을 보여주고 있습니다.

한 연구에서는 수술을 받지 않은 사람들이 실제로 집에서 운동을 하면 도움이 되는지 알아보기 위해 운동 전후에 이미지를 촬영하고 콥스 각도를 측정하는 연구가 수행되었습니다. 연구자들은 집에서 간단한 운동을 한 후 콥스 각도가 5도에서 20도까지 바뀔 수 있음을 발견했습니다.[33] 놀라운 일입니다! 이것은 제가 제 자신과 고객들의 몸에서 운동이 척추에 도움이 된다는 사실을 정확히 보여줍니다. 척추측만증을 개선하려면 움직이고 관리해야 합니다. 척추측만증에 대한 유일한 해결책으로 제시되는 마사지 및 다른 수동적인 치료법만으로는 측만증을 치료할 수 없으며, 보다 적극적으로 노력해야 합니다.

제가 당신의 몸을 볼 수 없다는 것을 기억하세요. 모든 척추측만증은 약간 다르기 때문에 각 신체는 조금씩 다른 운동이 필요합니다. 제가 가르치는 운동 중 당신의 몸에는 좋지 않은 것들이 있을 수 있습니다. 저는 당신이 몸에 금기인 행동을 하는 것을 막을 수는 없지만, 어떤 사람이 특정한 운동을 해서는 안 되는지 알려줄 것입니다.

자신의 신체에 금기 사항이 무엇인지 모른다면 신뢰할 수 있는 의료 전문가 또는 운동 전문가에게 문의해야 합니다. 당신의 몸과 당신이 선택하는 움직임을 통제할 수 있습니다.

구체적인 측만증 운동법을 알려드리기 전에 운동에 통합해야 하는 중요한 정보 중 하나인 패딩에 대해 한 가지 더 설명해 드리겠습니다.

패딩

누워 있는 동안 등 아래, 특정 위치에 물건을 두는 것만으로도 척추의 회전과 만곡을 줄일 수 있다는 것을 알고 계셨나요? 그것은 사실이며, 저는 등 아래에 놓인 '무언가'를 패드라고 부르겠습니다. 운동하는 동안 패딩을 사용하는 것은 척추측만증에 매우 귀중한 도구였습니다.

패드를 사용하는 목적은 누워 있는 자세에 따라 척추가 보다 중립적인 정렬로 움직이도록 돕고 회전 또는 측면 만곡을 줄이는 것입니다.

제가 등이나 앞쪽으로 누워 있을 때 가장 좋아하는 패드 소재는 접이식 선반 라이너입니다. 필라테스 업계에서는 보통 이를 '스티커'라고 부릅니다. 제 스튜디오에는 약 1.5피트×1피트(45.72cm×30.48cm)로 자른 선반 라이너가 여러 개 있습니다. 저는 두 조각을 겹친 다음 몇 번 접어서 약 1인치(2.54cm) 두께의 패드를 만드는 것을 좋아합니다. 대충 제 손바닥만한 크기가 됩니다. 선반 라이너 조각을 추가하거나 제거하는 등 다양한 방법으로 접어 패드를 원하는 만큼 두껍게 또는 얇게 만들 수 있습니다. 미끄러지지 않는 소재의 특성으로 인해 운동하는 동안 패드를 제자리에 고정해 주므로 패드의 효과를 높이려면 매우 중요합니다.

척추의 움직임에 따라 언제든지 패딩을 추가하거나 제거할 수 있습니다. 척추가 많이 움직인다면 다른 선반 라이너를 하나 더 추가하여 척추를 더 적극적으로 밀고 당겨보세요. 그 반대의 경우도 마찬가지입니다. 척추가 움직이지 않고 통증이 있는 경우 선반 라이너 조각 중 하나를 제거하여 패드를 더 얇게 만들어야 합니다. 운동을 하는 동안 숨을 쉬고 편안하게 패드 위에 누워 있을 수 있다면 적절한 양의 패딩을 사용하고 있는 것입니다.

마음대로 쓸 수 있는 선반 라이너가 없다면 접은 수건이나 운동복 상의를 말아서 사용하세요. 패드가 화려할 필요는 없습니다. 저는 척추측만증을 위한 패드로 사용할 다른 것이 없으면, 양말을 벗어 둥글게 만들어 등 아래에 적용합니다. 패딩 재료는 그다지 중요하지 않습니다. 패드가 올바르게 배치되었는지 확인하는 것이 매우 중요합니다.

옆으로 누울 때는 돌돌 말아서 사용하는 요가 매트나 쌀 주머니, 때로는 두 가지를 섞어서 패딩을 사용하는 것이 좋습니다. 저는 대부분 사람이 앞뒤 패딩에 사용하는 것보다 옆으로 누웠을 때 더 큰 패드를 사용한 것을 볼 수 있었습니다.

패드 높이가 딱 맞아야 그 위에 누웠을 때, "아, 너무 좋다. 이제야 호흡을 할 수 있고 몸이 조금 펴지는 느낌도 들 것 같아요."

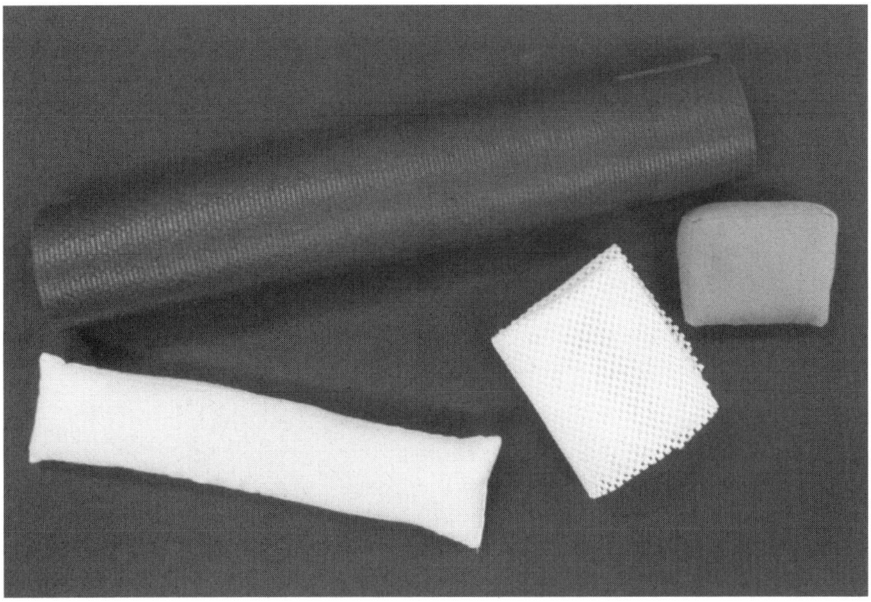

이전에 만든 다이어그램 스케치에서 다른 신체 위치에 있을 때 패드를 어디에 놓아야 하는지 기록해 두어야 합니다. 저는 이러한 위치를 추적하기 위해 문자 체계를 사용합니다.

주의: 움직이지 않는 척추 수술을 받은 경우, 지금 설명하려는 방법과 정반대로 패드를 배치해야 합니다. 패드는 척추를 움직이기 위한 것이 아니라 더 편안하게 느끼도록 돕기 위한 것입니다. 패드를 사용한 후에 불편함을 느끼면 패드를 사용하지 마십시오. 등 패드는 사용하지 않고 앞쪽 패드를 사용하는 것을 좋아할 수도 있습니다. 자신의 몸에 가장 잘 맞는다고 느끼는 패드를 사용하세요.

누워 있을 경우에는 B로 표시

등을 대고 누운 상태에서 척추가 바닥을 향해 회전하는 곳에 패드를 놓습니다. 이것이 척추측만 곡선의 볼록한 면입니다. 패드가 곡선의 가장 옆쪽 부분(곡선의 정점과 같은 척추 높이)에 있는지 확인합니다. 골반 뒤쪽은 척추의 아래쪽으로 때때로 골반이 회전하기 때문에 패드가 필요할 수 있습니다. 이렇게 하면 뒤로 회전하려는 신체 부위가 공간에서 앞으로 움직일 수 있습니다. 또한 앞으로 회전하려는 신체 부위가 중력의 무게로 인해 다시 아래로 떨어질 수 있도록 합니다. 회전이 두 번 이상 있는 경우 각 커브에 대해 이 과정을 반복해야 합니다. 다이어그램 스케치를 찾아서 등 패드가 있는 곳에 B를 씁니다.

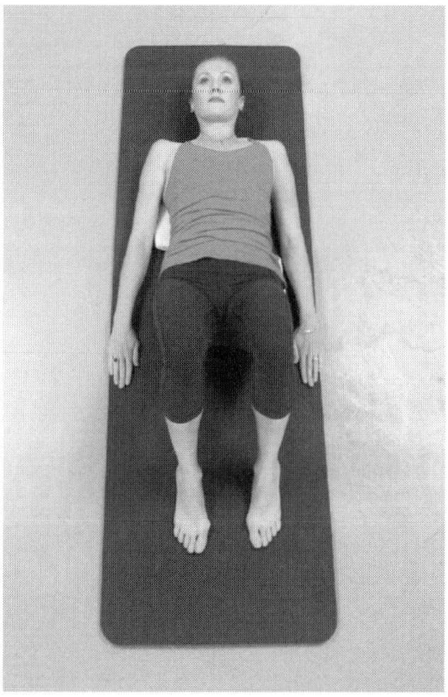

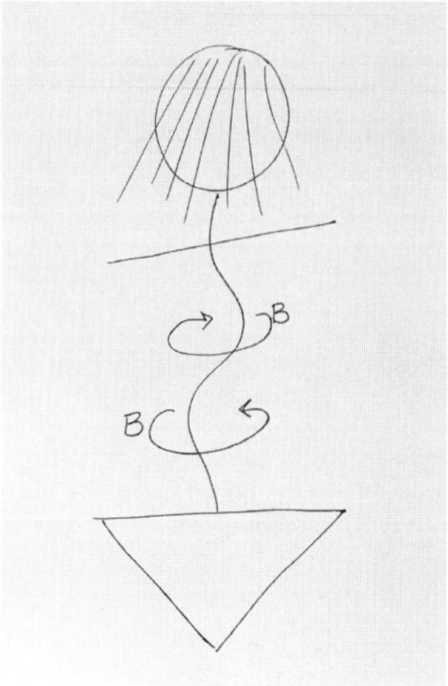

엎드려 있는 경우에는 F로 표시

패드를 앞쪽에 놓고 눕는 것과 패드를 뒤쪽에 놓고 눕는 것은 정반대입니다. 패드를 얹고 등을 대고 누운 다음 패드를 움직이지 않고 배 위로 뒤집으면 패드가 올바른 위치에 놓이게 됩니다. 목표는 척추, 흉곽 및 골반을 보다 중립적인 정렬로 이동하는 것이므로 각 곡선을 확인하여 패딩이 몸을 회전시키지 않는지 확인해야 합니다. 다이어그램 스케치에서 앞쪽 패드의 위치를 F로 표시합니다.

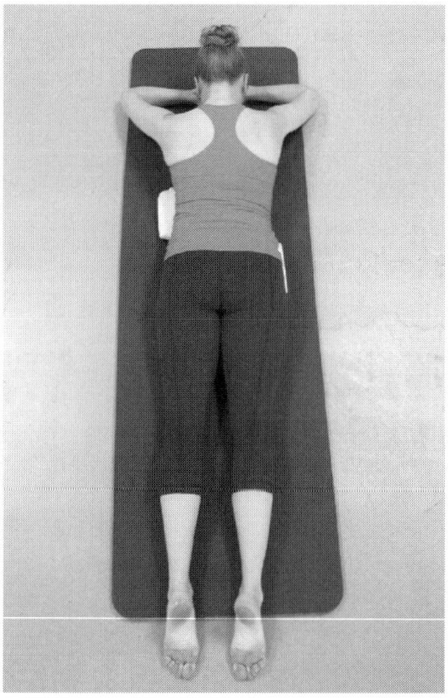

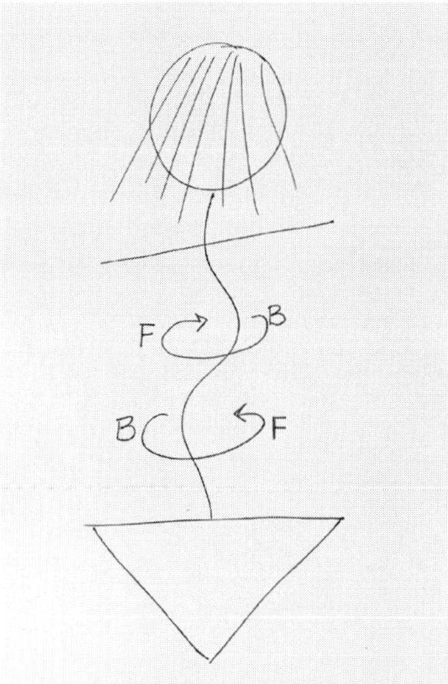

S는 옆으로 누웠을 때를 표현

측면 패딩에 대해 생각하는 가장 쉬운 방법은 단순히 등 패드에 누워서 양쪽으로 굴려보는 것입니다. 오른쪽 패드는 등을 대고 누웠을 때 척추의 오른쪽에 있는 패딩과 같은 위치에 있으며, 그 반대의 경우도 마찬가지입니다. 측면 패드가 다이어그램 스케치에 들어가는 위치에 대해 S를 표시합니다.

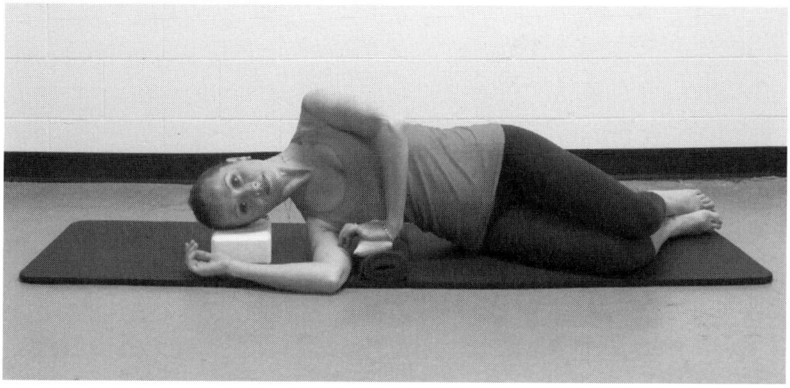

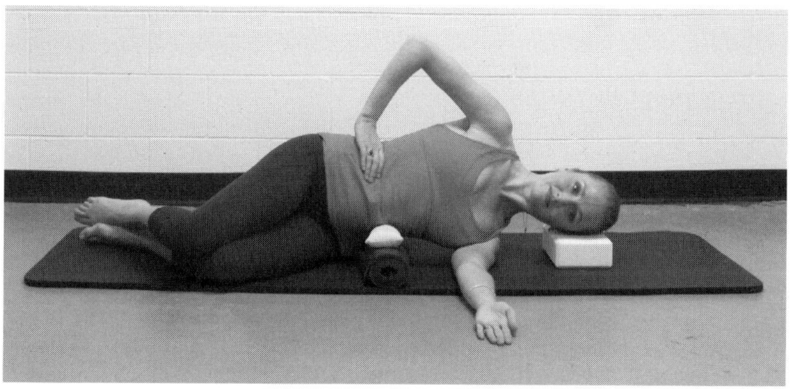

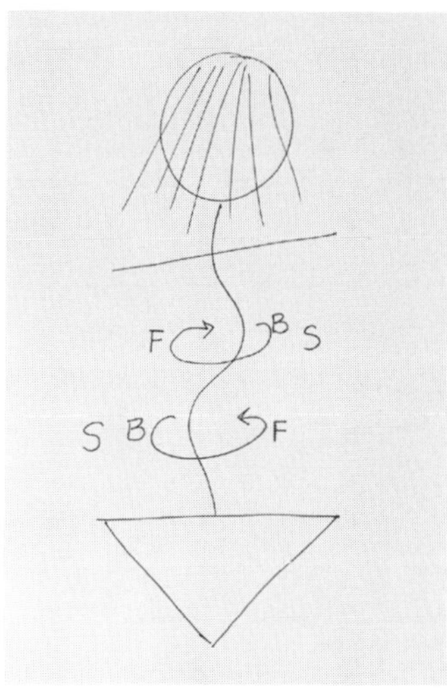

움직이지 않는 척추 수술 환자를 위한 패딩

척추유합술 환자의 패딩의 목적은 척추를 움직이는 것이 아니라 더 편안하게 느끼도록 하는 것입니다. 패드를 착용한 후 편안하지 않다면 패드를 사용하지 마세요. 당신은 뒤쪽 패드를 사용하지 말고 앞쪽 패드를 사용하는 것이 좋을 수 있습니다. 유합술 위치에 따라서 유합이 없는 사람처럼 패드를 사용하는 부위(수술의 영향을 받지 않는 영역)가 있을 수 있습니다. 그것은 당신의 몸에 가장 잘 느껴지고 유합된 부위를 조정하려고 시도하는 것이 무엇이든 상관없습니다.

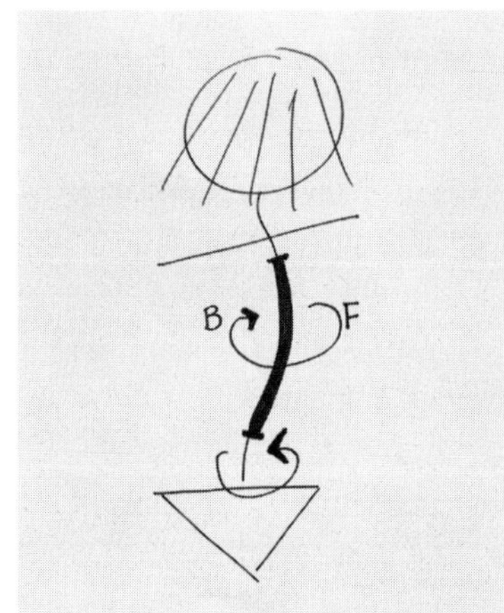

이 다이어그램 스케치는 제 유합술 환자가 패드를 사용하기로 선택할 때 패드를 배치하는 위치를 보여줍니다. 모델은 추가 지원이 필요하거나 통증이 있는 날에만 패드를 사용합니다. 그녀는 측면 패드를 사용하지 않고 아래쪽에 패드를 사용하지 않는데, 왜냐하면 패드가 그녀를 편안하게 하는 대신 불편하게 만들기 때문입니다. 간단하게 설명하기 위해 이 장에서는 그녀가 패드를 사용하는 모습은 볼 수 없습니다.

다리 길이 불일치에 대한 패딩

다리 길이 불일치 패딩의 목적은 골반(장골능)이 수평이 되도록 하여 작업하는 동안 척추가 골반 위로 곧게 펴질 수 있도록 하는 것입니다. 이는 몇 가지 방법으로 수행할 수 있습니다.

신발을 신고 운동하는 경우 짧은 다리의 신발 안에 깔창을 추가하면 해당 다리를 들어 올려 골반의 균형을 잡는 데 도움이 됩니다. 신발을 신고 있지 않은 경우, 짧은 다리 아래에 패드를 놓아도 같은 효과를 볼 수 있습니다. 다리 길이 불일치가 어떻게 나타나는지에 따라 무릎을 꿇고 운동을 하는 동안 짧은 다리의 무릎 아래에 패드를 채워야 할 수도 있습니다. 척추측만증 교정을 위해서는 깔창이나 패드로 다리의 균형을 맞추거나 이 장의 앞부분에서 설명한 패딩을 척추 주위에도 적용할 수 있습니다. 저는 다리 길이 불일치가 있는 일부 고객은 척추에 패드가 필요하고 다른 고객은 다리 패딩이 성공적으로 해결된 후에는 패드가 필요 없어지는 경우도 보았습니다.

운동하는 동안 패드가 어디에 위치하는지 기억하는 데 도움이 되도록 패딩 노트가 있는 다이어그램 스케치를 가까이에 두면 도움이 됩니다. 제 고객이 패드 때문에 헷갈려 하는 경우, 저는 고객이 누워 있는 자세에 맞게 다이어그램 스케치를 돌려보라고 말합니다. 이렇게 하면 패딩을 좀 더 쉽게 이해할 수 있습니다.

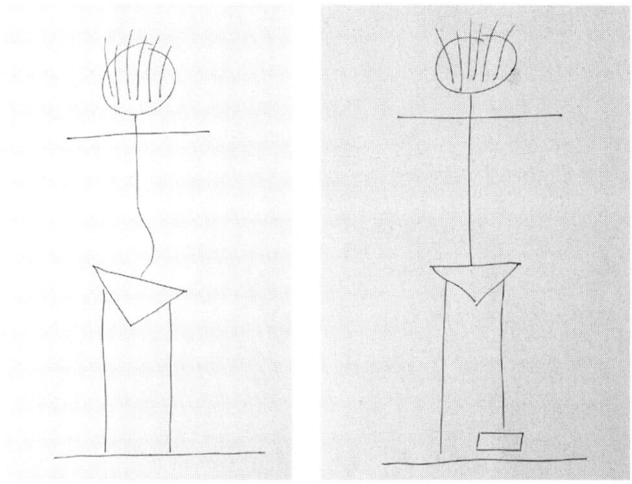

척추측만증 운동 원리

척추측만증 운동 원칙은 제가 척추측만증 연구에 깊이 파고들고, 다양한 운동 양식에 대한 수년간의 경험과 척추측만증 환자에게 최대한의 효과를 제공하기 위해 척추측만증 고객들과의 다양한 시행착오를 통해서 발견한 운동 개념입니다. 각 섹션에는 운동을 하는 동안 생각해 볼 수 있는 질문들이 있습니다. 각 원리를 주의 깊게 읽어 완전히 이해하세요. 필요한 운동의 끝부분에 금기 사항을 나열해 두었으니 시작하기 전에 각 운동이 자신의 몸에 좋은 선택인지 확인하길 바랍니다.

고유수용성 감각 향상

운동을 할 때 '나는 내 몸이 어디에 있는지 알고 있는가?'라고 스스로에게 자문해 보세요.

연구에 따르면 척추측만증을 가진 많은 사람은 고유수용성 감각, 즉 공간에서 자신의 위치를 느끼는 유전 시스템의 전체 또는 일부가 부족합니다.[34, 35] 이로 인해 고유수용성 감각 피드백이 부족하기 때문에 서서 하는 동안 공간에서 자신의 위치를 파악하는 데 어려움을 겪지만 누워 있을 때는 몸이 바닥에 닿아도 느낄 수 있어 더 쉽게 운동할 수 있다고 합니다.[36] 패드를 사용하면 누워서 운동을 할 때에도 고유수용성 감각을 향상시키는 데 도움이 됩니다. 추가적으로 유용한 도구들로는 거울, 손, 기타 운동 소품 또는 장비(저항밴드, 다양한 크기의 공, 필라테스 기구 등) 등이 도움이 됩니다. 당신이 운동하는 동안 당신의 척추측만증에 변화하고 있는지 확인하기 위해 사진이나 비디오를 찍는 것도 유용할 수 있습니다. 제 고객들은 대부분 혼자서는 느낄 수 없기 때문에 제가 제공하는 모든 도구를 통해 자신의 신체 위치를 파악하는 데 큰 도움을 받습니다.

길이 찾기

운동을 할 때, '키가 더 커질 수 있을까?'라고 스스로에게 물어보세요.

슬링키를 가지고 놀아본 적 있나요? 슬링키는 코일로 된 어린이 장난감입니다. 정상적인 상태에서는 슬링키가 깊은 나선형으로 단단히 감겨 있습니다. 슬링키를 길게 늘이면 깊은 나선이 거의 사라지고 구부릴 수 있는 직선으로 거의 변합니다. 먼저 길게 늘이지 않고 곧게 펴려고 하면 그냥 좌우로 펴졌다가 원래의 팽팽하게 감긴 모양으로 돌아갑니다. 척추측만증도 같은 방식으로 작용합니다.

다음 사진은 이 개념을 슬링키와 제가 찾은 나선형 척추와 유사한 다른 장난감으로 설명합니다. 이 물체를 길게 잡아당기면 어떻게 곡선이 줄어드는지 관찰해 보세요.

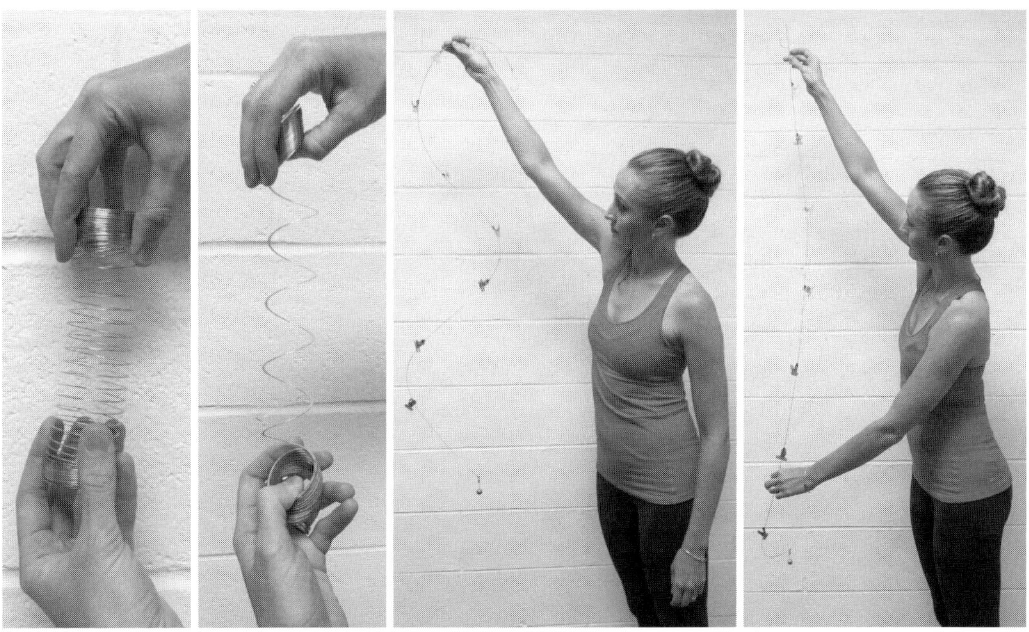

이러한 점을 염두에 두고, 척추측만증이 있는 사람들을 위해 운동할 때 길이를 찾는 것이 최우선순위입니다. 척추를 길게 늘리는 행위는 거의 즉각적으로 척추측만증을 개선할 수 있습니다. 길이를 찾는 방법에는 여러 방법이 있습니다. 여기서는 수동적으로 길이를 늘이는 방법인 견인부터 시작하겠습니다.

양손 매달리기

양손을 수평 막대나 또는 잡을 수 있는 움직이지 않는 물체의 가장자리에 놓고 중력에 의해 몸이 수동적으로 아래로 당겨지도록 합니다. 이 자세에서 최대한 많은 근육을 풀어주고 싶기 때문에 어깨가 자연스럽게 위로 올라오도록 허용해도 괜찮습니다. 척추의 긴장이 풀려야 합니다. 대부분의 사람들은 이 자세에서 큰 스트레칭 효과를 느낍니다. 몸의 한쪽이 다른 쪽보다 더 늘어나도록 한쪽 무릎을 구부릴 수도 있습니다. 그런 다음 다른 쪽 무릎을 구부리고 느낌을 확인하십시오. 한쪽이 더 빡빡하다면 그 쪽을 조금 더 늘려주세요.

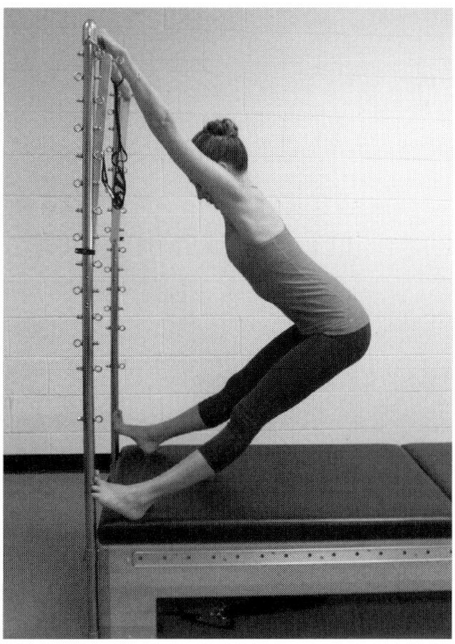

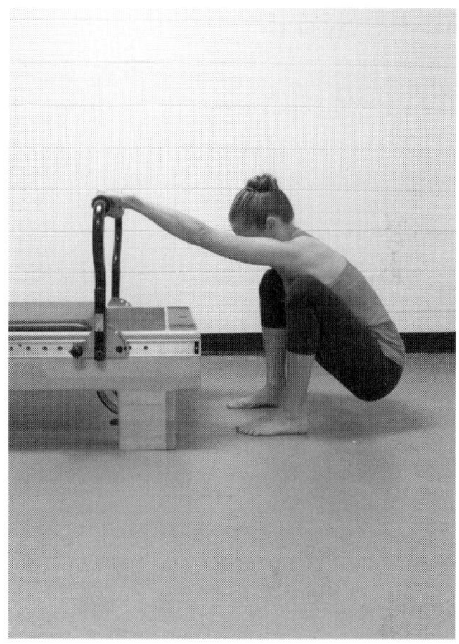

제 고객의 대부분은 집에서 자기 견인을 하는 것을 좋아합니다. 이것은 훌륭한 통증 관리 도구이며 뭉친 조직을 풀어주는 멋진 방법입니다. 집에서 붙잡고 끌 수 있는 몇 가지 물건을 소개하자면 다음과 같습니다.

- 문턱
- 주방이나 세면대
- 강한 옷장 막대
- 이층침대 사다리
- 발레 바

몸의 길이를 늘이는 행위는 항상 몸을 아래로 당신을 끌어내리려고 하는 중력에 맞서 싸우는 것입니다. 중력은 척추측만증을 가지고 있는 사람의 친구가 아닙니다. 저는 하루를 시작할 때 차에 타면 거울을 조금 더 높게 조정합니다. 하루 일과를 마치고 집에 돌아갈 때는 중력 때문에 거울을 1~2인치 아래로 내려야 하는데, 그 이유는 중력이 제 척추 곡선 안으로 더 깊숙이 가라앉았기 때문입니다.

대부분의 사람들은 척추측만증과 관계없이 하루 종일 척추가 약간 내려가지만, 척추측만증이 있는 사람은 척추측만 곡선이 안으로 더 깊이 들어가기 때문에 몇 인치 아래로 가라앉을 수 있습니다.

우리는 지구에 사는 이상 중력이 지속적으로 척추를 아래로 당기기 때문에, 운동하기 전에 가장 먼저 하는 것은 견인을 하는 것입니다. 이렇게 하면 척추가 늘어나도록 유도하여 중력의 영향을 역전시키는 데 도움이 됩니다. 척추에 압박감이 느껴지거나 강도 높은 강화 운동을 방금 마쳤다면, 지금 하던 운동을 멈추고 척추를 견인하세요. 이렇게 하면 몸이 다시 길어지도록 하여 전체 운동 기간 동안 척추가 눌리지 않도록 자세를 유지할 수 있습니다.

호흡과 이완

운동을 할 때 '나는 어디로 숨을 쉬어야 할까?'라고 자문해 보세요.

동료 강사로부터 흥미로운 이야기를 들은 적이 있습니다. 그 강사의 고객 중 하나가 외과 의사였는데 이 외과 의사는 노인 환자의 폐하엽 수술이 가장 싫다고 말했다고 합니다. 그의 말에 따르면 폐에서 나오는 악취가 세상에서 가장 심하다고 합니다. 그는 이런 환자들을 수술하는 동안 민트 사탕을 먹어야 하고, 수술용 마스크 안쪽에 에센셜 오일을 발라서 그 끔찍한 냄새에 기절하지 않도록 해야 한다고 합니다.

그 이유는 노인들이 숨을 깊게 들이쉬지 않기 때문이라고 합니다. 그들은 숨을 매우 얕게 쉽니다. 이것은 그래서 폐 하단부에 있는 공기는 실제로는 폐에서 나가지 않는다는 것을 의미합니다. 그것은 폐 안에 영원히 갇혀 있게 됩니다. 사실상 체내에 영구적으로 갇힌 썩은 공기가 되어버립니다. 이걸 잠시 한번 생각해 보세요. 썩은 공기가 폐에 영원히 갇혀 있을 수도 있다는 것입니다. 진짜로, 당신은 폐에 그 썩은 공기를 남겨놓는 것에 만족하시나요? 어서 밖으로 내보내야 합니다!

연구에 따르면, 척추측만증을 가진 사람들은 이미 흉곽의 갈비뼈가 제한되어 깊게 숨을 쉬기에 불리한 상황에 처해 있다는 것이 밝혀졌습니다.[37] 다른 연구에서는 척추유합술이 환자의 폐 기능을 지속적으로 악화시킬 수 있다는 것도 보여줍니다.[38] 흉곽의 갈비뼈 움직임이 제한되는 이유와 함께 갈비뼈가 폐로 밀려들어가는 회전을 하는 것도 있습니다. 이러한 흉곽의 제한 때문에 척추측만증이 있는 우리 모두의 폐에서도 이 악취가 발생할 가능성이 크다고 생각됩니다.

몸 안으로 숨을 불어넣어 오목한 부위를 열고 척추를 펴는 방법을 배우기 전에 썩은 공기를 제거하는 것처럼 완전하고 깊게 호흡하는 법을 배워야 합니다.

자리에 앉아 천천히 10회 천천히 숨을 들이마시되, 이동하는 데 오랜 시간이 걸리는 매우 걸쭉한 액체인 당밀이나 꿀을 흡입하는 것을 생각하며, 흉곽 아래쪽에서 10초 동안 숨을 내쉽니다. 흉곽과 복부는 숨을 들이쉴 때 풍선처럼 팽창했다가 숨을 내쉴 때 풍선처럼 수축해야 합니다. 한쪽이 다른 쪽보다 더 빨리 채워지는 것을 알 수 있습니다. 나중을 위해 일지에 메모하고 폐를 완전히 채우는 데 집중하세요.

지시에 따라서 폐를 채우고 비울 수 있다고 느껴지면 양쪽 흉곽에서 고르게 숨을 들이마시도록 노력합니다. 항상 더 느리게 채워지는 쪽에서 더 빠른 쪽과 일치하도록 공기를 강제로 밀어넣을 수 있나요? 아마도 느린 쪽이 오목한 쪽이라는 것을 알게 될 것입니다. 폐를 고르게 채우는 것이 더 쉽다고 느껴질 때까지 이것을 시도해 보세요.

이제 패드 위에 등을 대고 누워서 숨을 쉬어보세요. 앞과 옆으로 뒤집어서 이런 호흡이 어떤 느낌인지 확인해 보세요. 어떤 자세가 숨쉬기 더 편한지 기록해 보세요.

더 도전적인 단계로 넘어갈 준비가 되었나요? 척추측만 호흡의 다음 단계는 낮은 오목한 곡선이 있는 경우 호흡을 목표로 하는 것입니다. 제 척추측만증의 경우 왼쪽 등 위쪽과 오른쪽 아래쪽 등으로 숨을 쉬어야 합니다. 오목한 부분에 손을 대고(저의 경우 왼쪽 상단과 오른쪽 하단) 이 부분에 집중적으로 호흡을 해보세요. 패드에 누운 상태에서 이 호흡법을 익히는 것이 저와 대부분의 고객에게 더 쉬운데, 패드가 척추를 펴고 오목한 부위에 숨을 채우는 데 도움이 되기 때문입니다. 이 동작은 간단하지 않으므로 좌절감을 느낀다면 잠시 휴식을 취하고 이전 단계가 이를 위한 기초 작업이라는 사실을 기억하세요. 숨을 어디로 보내야 하는지에 대해 일지에 메모하세오.

현재 어떤 수준의 호흡 조절을 하고 있든 운동을 적용해야 합니다. 호흡 조절은 익숙해지는 데 오랜 시간이 걸릴 수 있으므로 가능한 모든 곳에 적용하세요. 제 고객 중에는 신호등 정지신호에 걸리거나 마트에 줄을 설 때 호흡 운동을 하는 분들이 많습니다. 꼭 운동을 하지 않아도 척추측만증에 도움이 됩니다.

연구에 따르면 척추측만증이 있는 사람들은 곡선의 오목한 부분으로 회전하는 영역에서 근육이 더 약합니다.[39, 40] 희소식은 연구 결과 곡선의 오목한 부분에서 회전하는 것(제가 역회전이라고 부르는 것)이 비대칭성을 줄이는 데 도움이 된다는 것입니다.[41] 호흡 운동은 척추를 역회전시키는 기초입니다.

중립 골반 찾기

운동할 때 '내 골반은 어디 있을까?'라고 스스로에게 물어보세요.

주의: 만약 수술로 인해 골반과 요추를 움직일 수 없는 경우라면, 수술로 인해 고정된 자세가 당신의 중립적인 골반 자세가 됩니다. 패드나 운동으로 골반을 움직이려고 시도하지 마세요.

패드를 가져와 등을 대고 눕습니다. 손바닥으로 엉덩이뼈(ASIS)를 찾고, 가운데 손가락으로 골반의 치골을 찾습니다. 손으로 삼각형 모양을 만들어야 합니다. 저는 당신이 등을 대고 있을 때 이 삼각형이 지면과 평행하기를 원합니다.

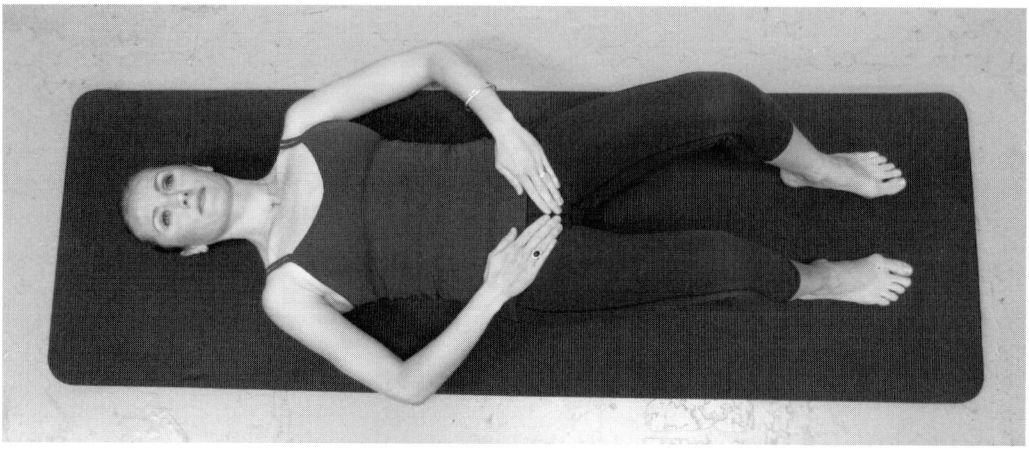

골반 시계Pelvic Clock 운동법은 골반의 균형을 잡기 위한 기본 운동으로 제가 즐겨하는 운동입니다. 골반을 시계로 상상해 보세요. 배꼽은 12시, 왼쪽 엉덩이뼈는 3시, 골반은 6시, 오른쪽 엉덩이뼈는 9시가 됩니다. 골반을 12시에서 6시로, 그리고 3시에서 9시로 흔들어보세요. 한쪽 방향이 다른 쪽 방향보다 쉬운지 어려운지 느껴지나요? 이번에는 골반을 12시로 기울인 후 시계 방향으로 돌려보세요. 그리고 반시계 방향으로 돌려보세요. 어느 방향에서 불편한 느낌이 들었나요? 불편한 곳 주변에서 골반을 흔들어주세요.

이제 골반을 삼각형으로 만든 손을 얹어, 골반을 중립적인 위치로 되돌립니다. 이제는 훨씬 쉽게 바닥과 평행하게 삼각형을 놓을 수 있을 것입니다.

이 장의 앞부분에서 골반 주변에 패드를 사용하려고 결정하셨나요? 패드를 사용하면 안정적인 느낌을 받을 수도, 불편한 느낌을 받을 수도 있습니다. 패드를 가지고 놀아보세요.

당신의 척추를 움직여보세요

운동할 때, '내 등의 모든 뼈가 움직이는 것을 느낄 수 있는가?'라고 자문해 보세요.

주의: 척추측만증이 있는 사람 중에는 가동성 운동을 하면 안 되는 다른 진단을 받은 사람도 있습니다. 예를 들어, 엘러스 단로스 증후군은 체내 결합 조직에 영향을 미치는 과운동성 증후군입니다.[42] 만약 당신이 과운동성 증후군이 있다면, 더 많은 운동은 도움이 되지 않을뿐더러 부상을 유발할 수도 있습니다.

연구에 따르면, '회전 강직'은 보다 심한 콥스 각도와 양의 상관관계가 있는 것으로 나타났습니다.[43] 또한, 강직이 있을 경우, 측만증 곡선은 더욱 증가할 가능성이 높다는 연구 결과도 있습니다.[44] 따라서, 척추를 움직이는 것은 만곡을 감소시키는 데 필수적입니다.

당신은 패드를 가져와 등을 대고 누워, 골반의 중립을 찾습니다. 발은 바닥에 균등하게 놓고 무릎은 세워져 있어야 합니다. 오목한 부분으로 숨을 들이마십니다. 숨을 내쉬면서, 발을 바닥에 꽉 눌러 12시 방향으로(가슴 쪽으로) 골반을 기울인 후 골반을 바닥에서 들어 올려 등을 천천히 하나씩 따라 올리면서 어깨 아래쪽에서 멈춥니다.

숨을 들이마시면서 척추를 길게 늘인다고 생각하고, 숨을 내쉬며 골반을 중심으로 천천히 척추를 하나씩 따라 바닥으로 내려놓아 골반이 중립 위치에 도달하도록 합니다. 척추가 진주 목걸이처럼 하나씩 움직였는지, 아니면 몇 개의 뼈가 함께 움직였는지에 대해 기록해 보세요.

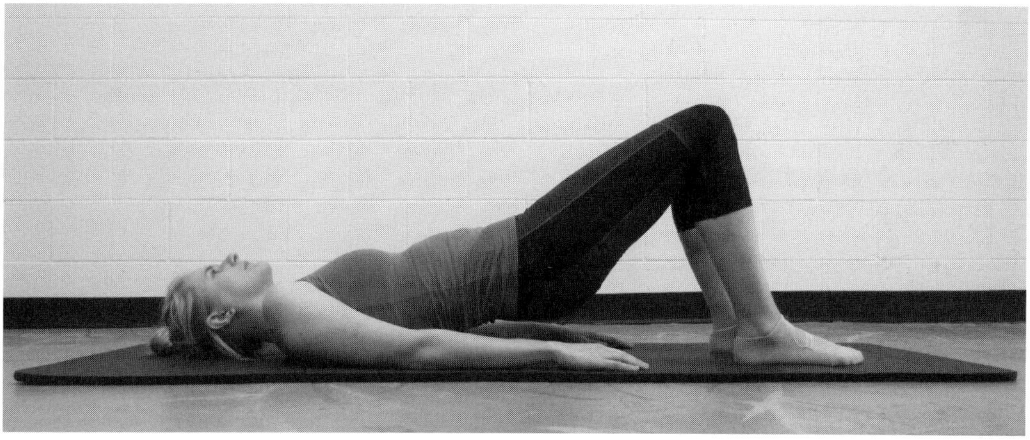

척추 수술로 인해 움직일 수 없는 경우, 척추 중 어느 부분이 유합되었는지에 따라서 이 운동을 할 수 없을 수 있으므로, 확실하지 않은 경우 조심스럽게 운동해야 하고 자세한 내용은 의사나 운동 전문가와 상의해야 합니다.

코어 운동

운동을 할 때 '내가 더 이상 안정된 자세를 유지할 수 없는 지점은 어디인가?'라고 자신에게 물어보세요.

척추측만증 환자들에게 있어서 코어 근육 강화는 매우 중요합니다. 주요 코어 근육은 횡격막(호흡 보조 근육), 복횡근(복부의 가장 깊은 층으로 코르셋처럼 복부를 감싸는 역할), 다열근(척추뼈를 뒤에서 서로 연결해 주는 근육), 그리고 골반저근(중력에 맞서 복부 내용물을 지탱하며 체내 기능이 일어나는 것을 조절하는 근육)의 네 가지 근육으로 구성되어 있으며, 하반신을 안정화하는 역할을 합니다.

한 연구에 따르면, 척추측만증을 가진 여성들 중 콥스 앵글이 20~45도인 환자들에게 척추의 보조기를 착용하는 그룹과 코어의 안정화 운동을 하는 그룹으로 나누어 비교했습니다. 한 그룹은 특정한 신체 부위에 맞는 척추측만증 운동을 받았고, 다른 그룹은 코어 안정화 운동을 수행했습니다. 두 그룹 모두 흉추 및 요추의 콥스 앵글과 척추의 회전(척도계 수치)을 감소시켰으며, 시각적으로 더 곧게 펴진 것처럼 보였습니다. 그러나 코어 운동을 한 그룹만이 그들의 통증 수준이 감소했습니다.[45]

또 다른 연구에 따르면 요추의 회전(다시 말해 척추측만증 측정)에서 '상당히 더 큰 개선'을 보여주었고 통증 감소는 전통적인 운동만 한 그룹과 비교했을 때 코어 안정화 훈련과 전통적인 운동을 한 척추측만증 그룹에서 더 크게 개선된 것으로 나타났습니다.[46]

제가 마지막으로 공유하고 싶은 연구는 한국에서 나온 연구인데, 흥미롭게도 이란의 한 저널에서 발표된 연구입니다. "특발성 척추측만증이 있는 청소년을 대상으로 코어 트레이닝을 실시하고 그 효과를 조사함으로써 청소년의 척추 건강 관리와 특발성 척추측만증 예방에 도움을 주어 공중 보건에 기여하는 목적입니다."[47] 이 연구자들은 여러분과 전 세계의 척추측만증을 가진 사람들을 돕기 위해서 연구하고 있습니다. 잠시 생각해 보면 전 세계의 사람들이 당신의 삶을 개선하기 위한 방법을 찾기 위해 일하고 있다는 것입니다. 이 연구자들은 코어 운동을 통해 자세 교정을 위한 근력 강화 운동과 근육을 풀어주면서 8주 동안 매주 3회, 60분씩 진행하였습니다. 그 결과 척추측만증 각도와 골반 회전을 개선하는 '매우 효과적인 운동 프로그램'이라는 결과를 제시하였습니다.[48] 이 연구의 가장 중요한 부분은 코어 안정성 운동의 결과가 허리 보호대를 사용한 것과 유사했다는 것입니다. 이 모든 연구들에서의 교훈은 만약에 당신이 척추측만증이 있다면 코어 운동을 반드시 해야 한다는 것입니다.

지금부터 코어를 활성화하는 방법을 알려드리겠습니다. 패드를 가져와 등을 대고 누워 중립적인 골반 자세를 찾습니다. 오목한 부분에서 숨을 들이마십니다. 손가락 끝을 복부 바깥쪽에 놓습니다. 거울에 김이 서리게 하는 느낌으로 숨을 내쉬며 배를 안으로 당깁니다. 이때 복횡근에 활성화되는 느낌이 들어야 합니다.

코어를 완전히 활성화하려면 천천히 '배뇨와 배변을 참는 동작'을 하는 골반저근을 함께 활성화해야 합니다. 어떤 사람들은 이것을 케겔 운동이라고도 부르는데, 바로 지금 이 운동을 하는 것입니다.

다음 운동은 등에 패드를 대고 누운 상태에서 하는 코어 운동을 진행하는 동작입니다. 모든 운동을 시작하기 전에 복부 주변의 배와 골반저근에 힘을 주는 것이 제가 원하는 느낌입니다. 이것이 바로 코어가 활성화되는 것입니다. 코어가 골반을 안정시키도록 중립적인 골반 자세를 유지하는 것에 특히 주의를 기울여야 합니다. 골반이 움직이거나 흔들리지 않도록 집중하세요. 만약 골반과 허리를 안정적으로 유지할 수 없다고 느껴지면 오늘의 운동에 대한 한계 지점에 도달했다는 것이므로 이 운동의 진행을 중단하세요.

마칭

브릿지를 하는 것처럼 패드를 깔고 누워서 시작합니다. 숨을 내쉬며 정강이를 지면과 평행하게 하고 무릎을 90도로 구부린 상태에서 오른쪽 다리를 들어 올립니다(테이블 탑). 숨을 들이마시고 다리를 시작 위치로 되돌립니다. 왼쪽 다리도 이 동작을 반복합니다. 10~20개의 전체 세트를 번갈아가며 계속합니다. 한쪽이 안정화하기 더 어렵나요?

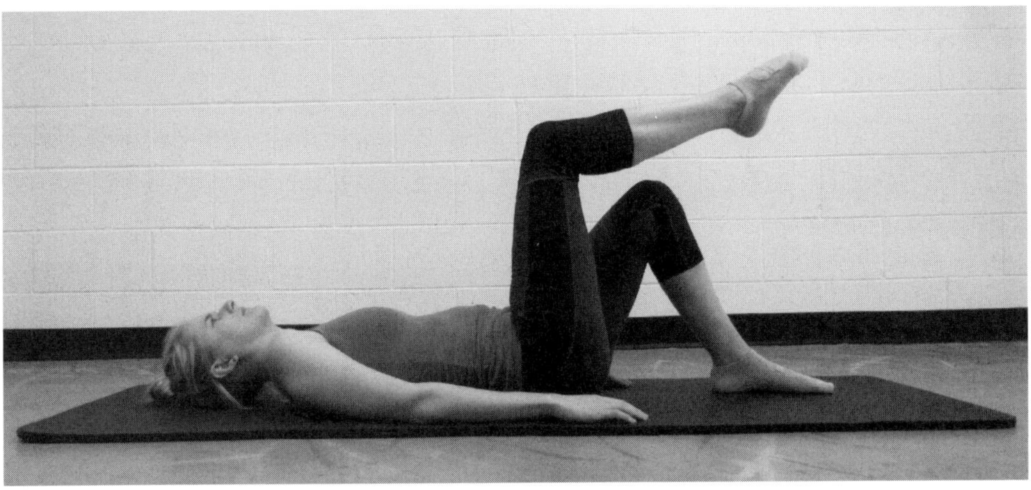

테이블 탑

마칭에서 숨을 내쉬고 오른쪽 다리를 테이블 탑 자세로 들어 올립니다. 다시 호흡을 들이마시면서 필요한 만큼 자세를 조정합니다. 숨을 내쉬며 왼쪽 다리도 테이블 탑 자세로 들어 올립니다. 무릎을 서로 붙이고 엉덩이와 무릎 각도를 90도로 유지합니다.

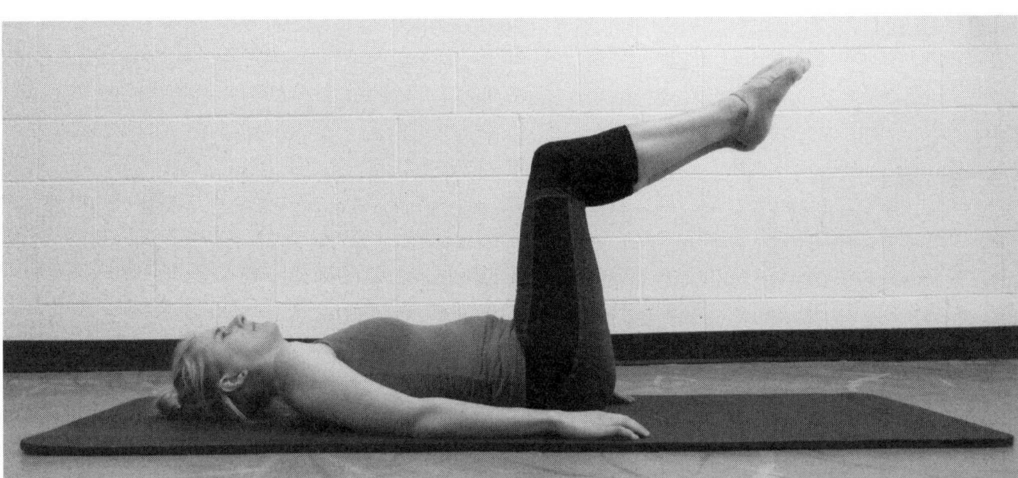

싱글 토 탭

테이블 탑에서 무릎을 90도 각도로 유지하면서 숨을 내쉬고 오른쪽 발가락으로 바닥에 대고 두드립니다. 숨을 들이마시며 오른쪽 다리를 다시 테이블 위로 들어 올립니다. 이것을 왼쪽도 같은 동작을 반복합니다.

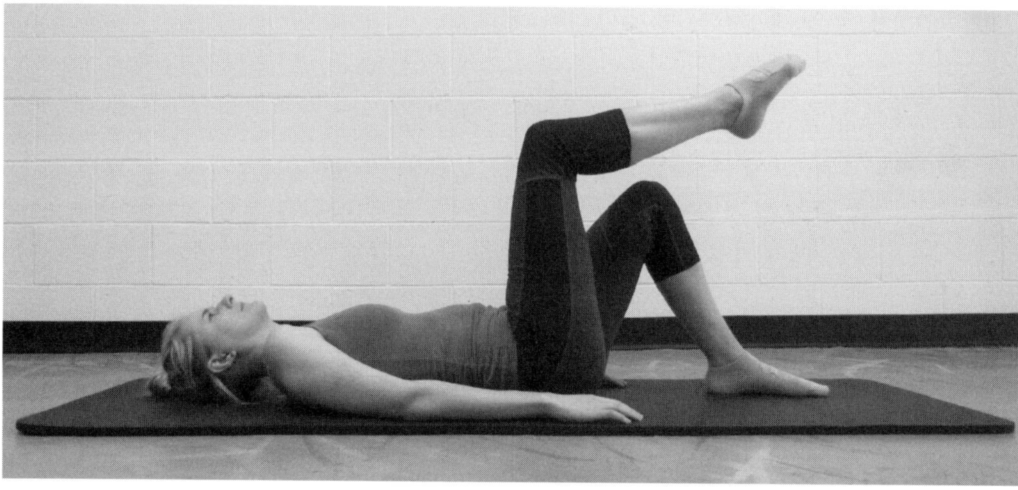

더블 토 탭

테이블 탑 자세에서 무릎을 90도로 유지하면서 숨을 내쉬고 두 발가락으로 바닥을 두드립니다. 숨을 들이마시며 다리를 다시 테이블 위로 들어 올립니다. 골반을 중립으로 유지하면서 바닥에 닿지 않을 수도 있지만 괜찮습니다. 골반과 등이 움직이지 않고 코어가 단단히 조이는 지점까지만 다리를 내립니다.

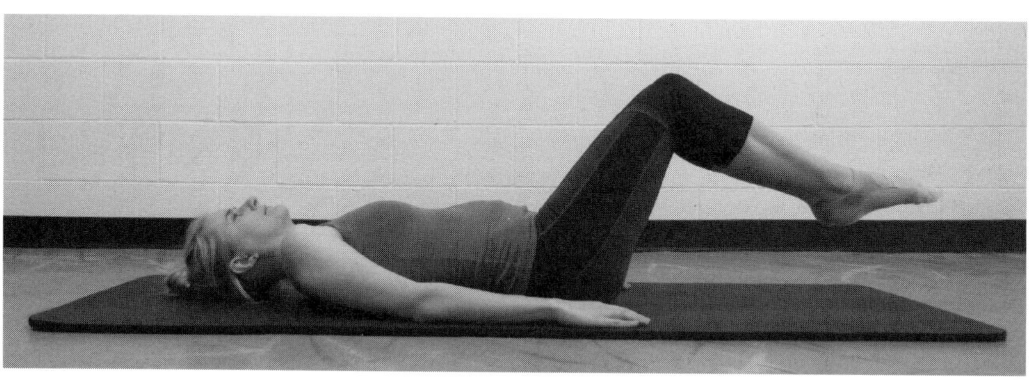

이 운동을 쉽게 할 수 있고 더 많은 운동이 필요하다고 느끼면 제 웹 사이트를 통해 제 많은 운동 영상 중 하나를 스트리밍하거나, 저와 직원들과 함께하는 수업을 예약하거나, 스스로 또는 다른 운동 전문가와 함께 창의력을 발휘해서 응용해 보세요.

수직선 복원

운동을 할 때 '제 몸을 어떻게 세워야 할까?'라고 스스로에게 자문해 보세요.
수직선은 완벽하게 똑바로 세워야 하는 집이나 물건을 만들 때 장인이 사용하는 매우 간단한 도구입니다. 그들은 바닥에 무거운 무게 추가 달린 끈을 사용하여 측정하려는 선 옆에 놓고 선이나 물체를 끝까지 직각으로 맞춥니다.

당신의 몸에는 해부학적 수직선이 있다는 것을 알고 계셨나요? 신체는 균형을 좋아하고 완벽한 균형을 이루고 있을 때, 또는 수직선에 있을 때 가장 잘 기능합니다. 몸통의 수직선을 함께 찾아봅시다.

저는 당신이 거울 앞에 서 있기를 바랍니다. 아래 내용을 읽고 몸에서 그 지점을 찾아보세요. 무거운 추가 달린 줄이 바닥에 붙어 있고 줄의 윗부분이 수직선의 윗부분에 연결되어 있다고 상상해 보세요. 나머지 점들이 가상의 줄과 일직선이 되나요? 다음과 같은 수직선입니다.[49]

전면 보기
이 점들은 정면에서 봤을 때 수직으로 일직선이 되어야 합니다.

- 코
- 흉골(가슴뼈) 중앙
- 배꼽
- 치골 중심
- ASIS(전상장골극) 안쪽
- 슬개골(무릎뼈) 중앙
- 발목 앞쪽 중앙
- 첫 번째 발가락과 두 번째 발가락 사이의 공간

이제 수직선이 방향을 바꾸어 위아래가 아닌 좌우로 이동합니다. 이제 수직선이 수평선과 평행한 수평선이라고 생각하세요.

전면 평가
이러한 점은 정면에서 보았을 때 수평으로 정렬되거나 좌우로 균일하게 나타나야 합니다.

- 눈높이
- 귀 높이
- 어깨 높이

- 양팔과 몸통 사이의 거리가 같아야 합니다.
- 엉덩이 위쪽(장골의 가장 높은 지점) 높이
- 전상장골극(ASIS) 높이

뭔가 잘못되었다는 것을 발견하면 일지에 그 결과를 기록하세요. 자신을 스스로 판단하지 마세요. 원하는 목표에 도달하기 전에 자신이 어디에서 시작하고 있는지 알아야 합니다. 이 수직선 평가 후 어디로 가고 싶은지 강한 감정이 느껴진다면 잠시 시간을 내어 측만증 일기에 쓰거나 그려보세요.

여러분에게 소개해 드리고 싶은 또 다른 수직선이 있는데 바로 측면에서 본 수직선입니다.

다음 그림을 거울에 비춰보고 어떻게 보이는지 확인해 보세요.

측면 평가

이 점들은 옆에서 봤을 때 수직으로 일직선이 되어야 합니다.

- 귓볼 끝
- 어깨 위쪽
- 흉곽의 중앙
- 엉덩이 위쪽(장골의 가장 높은 지점)

대부분의 사람들은 이 수직선을 오른쪽에서 왼쪽으로 볼 때 고르지 않은데, 저도 그렇습니다. 오른쪽과 왼쪽이 다를 수 있으므로 양쪽을 모두 살펴보세요. 이 측면 평가는 우리에게 많은 것을 알려주며, 대부분의 사람들이 척추의 2차원적인 측면 굽힘과 척추의 회전을 다루고 있음을 보여줍니다.

또한 척추측만증이 있는 경우 척추가 앞뒤로 움직이는 시상면 정렬이 일반적으로 올바른 위치에 있지 않다는 것을 알 수 있습니다. 목은 몸의 앞쪽으로 약간 구부러지고 흉곽은 몸의 뒤쪽으로 약간 구부러지며 허리는 몸의 앞쪽으로 약간 구부러져야 합니다. 척추측만증이 있는 많은 사람들은 이러한 시상면의 곡선이 전혀 나타나지 않으며, 척추의 해당 부분을 옆에서 볼 때 거의 평평해 보입니다. 저는 확실히 그런 경우입니다. 실제로 연구에 따르면 시상면 정렬 불균형이 척추측만증 발병의 전조일 수 있다는 연구 결과도 있습니다.[50] 또한, 시상면 곡선을 교정하면 척추측만증을 안정시키고 척추 교정 운동을 더 효과적으로 할 수 있다는 연구 결과도 있습니다.[51, 52] 이러한 곡선을 복원하면 수직선이 회복됩니다.

이 과정을 함께 진행하면서 시상면 정렬에 도움이 되는 다양한 기술을 배우게 되겠지만, 지금은 목과 허리를 앞으로 구부리고 흉곽을 뒤로 구부리세요. 척추가 옆에서 봤을 때 곧은 판자처럼 보이도록 억지로 만들지 마세요. 우리 몸은 원래 이렇게 구부러지도록 설계되었으므로 자연스럽게 구부러지도록 허용하고 격려하세요.

일기에서 다이어그램 스케치로 되돌아갑니다. 수직선 결과가 스케치와 어느 정도 일치하나요? 여기서 몇 가지 점을 연결할 수 있을지도 모르지만, 그렇지 않더라도 걱정하지 마세요.

이제 다시 돌아가서 거울을 통해서 자신을 다시 한 번 살펴보세요. 수직선을 찾아서 수직선을 따라 모든 점이 일직선이 되도록 몸을 움직일 수 있는지 확인하세요. 움직일 수 없는 척추 수술을 받은 경우, 아직 움직일 수 있는 신체 부위를 움직여보세요.

모든 점을 정렬하거나 가능한 한 가깝게 정렬하고 나면 길이를 찾고 키가 커질 수 있을까요? 몸을 길게 늘이되, 그 점들을 일직선이 되도록 유지하세요. 모든 것을 일직선으로 유지하면서 머리를 갈비뼈에서 들어 올리고 갈비뼈를 골반에서 들어 올리면서 다음과 같은 자세를 유지합니다. 이제 적절한 호흡을 추가하고 정렬을 바꾸지 않은 채 코어를 사용하세요. 운동을 지속하면 올바른 정렬을 찾을 수 있게 될 것입니다.

시간이 지남에 따라 더 나은 정렬을 찾을 수 있다는 것을 알게 될 것입니다. 또한 당신의 몸이 마음처럼 정렬되지 않는다고 생각하겠지만 괜찮습니다. 몸이 찾을 수 있는 최상의 정렬을 향해 계속 노력하세요.

벽 스쿼트

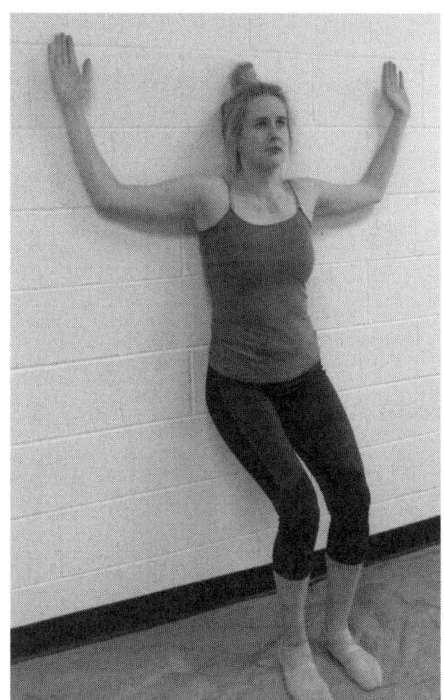

제가 가장 좋아하는 몸의 수직을 찾기 위한 운동 중 하나는 벽 스쿼트입니다. 벽과 거울이 있는 공간을 찾습니다. 벽에 등을 대고 팔을 옆으로 뻗을 수 있는 충분한 공간이 필요합니다. 또한 벽에 등을 대고 거울에 비친 자신의 모습을 볼 수 있어야 합니다.

발을 벽에서 약 1피트 정도 떨어진 위치에 평행으로 놓고 등을 벽에 기대고 무릎을 구부려 스쿼트 자세로 팔을 벽 따라 옆으로 뻗고 팔꿈치를 90도 구부립니다. 이때 손끝이 천장을 향하도록 합니다. 몸을 위로 길게 펴고 골반을 중립에 놓은 후 당신의 삼각형이 벽과 평행이 되도록 합니다.

흉곽 양쪽을 벽에 고르게 누를 수 있나요? 호흡을 추가하면 도움이 됩니다.

거울로 비친 발을 보고 발가락부터 무릎, 엉덩이뼈까지 수직이 되게 합니다. 그리고 코에서 배꼽까지 수직을 유지하세요. 모든 관절을 살펴보고 수평인지 확인하세요.

스탠딩 사이드 밴드 vs 스탠딩 사이드 시프트

주의: 움직일 수 없는 수술을 받은 경우 척추를 구부리거나 옆으로 회전시킬 수 없으므로 이 장을 건너뛰고 '나만의 처방 찾기' 부분으로 이동하세요.

연구에 따르면 신체가 측만의 볼록한 쪽으로 구부러지면 콥스 앵글이 감소한다고 합니다.[53] 주요한 볼록한 쪽으로 구부러지는 것은 운동이 될 수 있습니다. 커브가 여러 개인 경우 다른 커브에 빠지지 않고 각 커브에서 구부릴 수 있는지 확인하세요.

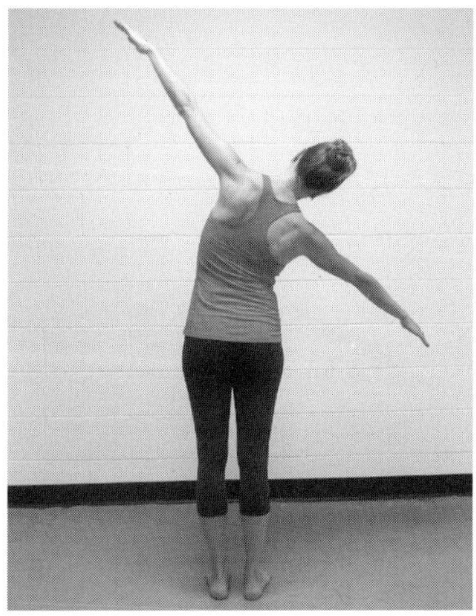

다른 연구에 따르면 흉곽 측면 이동 운동은 만곡을 안정시키고 진행을 예방할 수 있다고 합니다.[54, 55] 측면 이동은 오목한 쪽을 향해 측면 이동하여 오목한 영역을 열 수 있습니다. 구부리는 대신 타자기처럼 옆으로 움직이는 것을 생각해 보세요. 팔을 내밀면 바닥과 평행하게 유지됩니다. 이것은 또한 또 다른 훌륭한 운동이 될 수 있습니다.

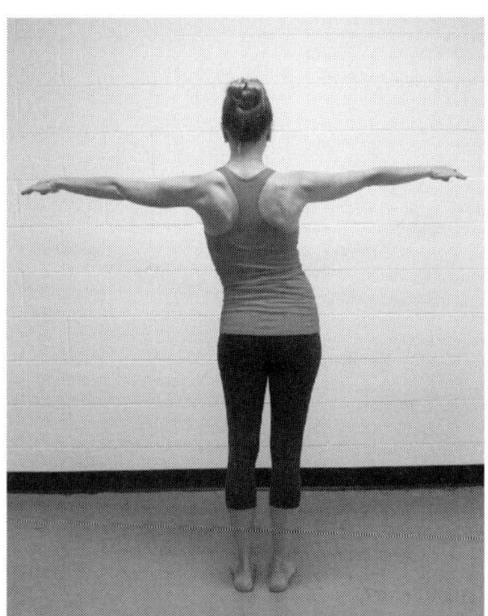

척추측만증 운동 원칙 장의 끝에 도달했습니다. 잠시 시간을 내어 다시 한 번 더 검토하고 운동하는 동안 기억해야 할 상위 세 가지 사항을 기록해 보세요.

나만의 처방 찾기

저는 '제 척추측만증을 위해 무엇을 해야 합니까?'라는 질문을 끊임없이 받는데, 우리 몸은 모두 조금씩 다르기 때문에 대답은 사람마다 다릅니다. 이 장에서는 저는 어떤 근육을 강화해야 하는지, 어떤 근육을 이완시켜야 하는지, 그리고 어떻게 해야 하는지, 즉 척추측만 처방(레시피)이라고 부르는 방법을 알아내도록 도울 것입니다. 모든 사람은 각자 약간 다른 처방을 가지고 있습니다.

이 장에서는 노트북이 옆에 있어야 합니다. 제가 안내하는 각 근육 그룹에 대해 몸의 오른쪽과 왼쪽 모두에서 근육을 강화하고, 이완시키거나 또는 검사하게 될 것입니다. 종종 몸의 한쪽 근육이 많이 움직이고 다른 쪽 근육은 거의 움직이지 않는 것을 볼 수 있습니다. 하나는 일반적으로 매우 빡빡하고 다른 하나는 전혀 그렇지 않다는 것도 알 수 있을 것입니다. 오른쪽과 왼쪽이 서로 다를 수 있으므로 찾은 내용을 기록해 두세요. 이렇게 하면 정확히 어떤 운동을 해야 하고 어떤 스트레칭을 해야 하는지에 대한 레시피가 될 것입니다.

예를 들어, 저는 보통 오른쪽 허리 근육을 단련하기 위해 왼쪽 다리를 앞으로 내밀고 런지를 하고, 오른쪽 엉덩이 앞쪽 근육을 풀어주기 위해 오른쪽 다리를 길게 뻗은 상태에서 브릿지를 하고, 오른쪽 엉덩이 근육을 단련하기 위해 오른쪽 엉덩이를 위로 올린 상태에서 벽에 다리 올리기를 하기도 하고, 왼쪽 엉덩이 근육을 풀어주기 위해 후방 힙볼 롤 운동을 합니다. 각자의 처방이 당신의 것과 약간 다를 수도 있고 완전히 다를 수도 있습니다. 이러한 운동과 스트레칭을 한 번에 하나씩 수행하고 몸이 말하는 것을 듣고 천천히 자신만의 레시피를 만들어야 합니다.

궁극적인 목표는 몸의 오른쪽과 왼쪽이 모두 고르게 맞물리고 풀리도록 하는 것입니다. 저는 결과적으로 오른쪽과 왼쪽의 근육이 동일하게 움직이기를 원합니다. 때때로 당신의 근육이 작용과 이완을 모두 필요로 한다는 것을 알게 될 것입니다. 이런 유형의 근육은 정말 팽팽하게 느껴질 수 있지만 힘은 별로 없습니다. 이것을 알아내려면 약간의 지혜와 인내가 필요합니다. 제가 그 과정을 안내해 줄 것이지만, 일지에 메모를 해두시기 바랍니다.

궁극적인 목표는 몸의 오른쪽과 왼쪽이 모두
고르게 맞물리고 균형있게 풀리도록 하는 것입니다.

집에 있는 공, 폼 롤러, 저항밴드, 운동 장비, 소품을 모두 모아두면 유용하게 잘 사용할 수 있을 것입니다. 전기로 작동되는 마사지 도구가 있다면 매우 팽팽하고 경련이 일어나며 통증이 있는 근육을 풀어주는 데 유용할 수 있습니다.

제 스튜디오에서 사용하는 제품 목록은 SpiralSpine.com의 척추측만증 리소스에서 확인할 수 있습니다.

요추 다열근

이 근육은 주요 코어 근육의 일부입니다. 요추 다열근은 다른 수많은 척추 신전근과 함께 거의 항상 척추측만증의 영향을 받는데, 특히 척추측만증이 허리에 영향을 미치는 경우 더욱 그렇습니다.

운동: 프론 힙 익스텐션

패드 위에 엎드려 눕습니다. 아래쪽(허리) 척추 양쪽에 손을 놓습니다(또는 친구의 손을 놓습니다). 오른손은 척추의 오른쪽에 있어야 하고 왼손은 척추의 왼쪽에 있어야 합니다. 골반을 움직이지 않고 무릎을 곧게 펴고 왼쪽 다리를 2~3인치 정도 들어 올립니다. 허리의 어느 쪽에 불이 붙는 느낌이 들고 그 느낌이 커지나요? 한쪽 또는 양쪽 모두 느껴지나요?

왼쪽 다리를 내리고 오른쪽 다리도 같은 동작을 반복합니다. 허리의 어느 쪽에 힘이 들어가고 커지는 느낌이 드나요? 다른 쪽도 효과가 있었나요? 같은 쪽이 효과가 있었나요? 양쪽이 모두 작동했나요?

왼쪽 다리를 들어 올릴 때는 오른쪽 요추 다열근이, 오른쪽 다리를 들어 올릴 때는 왼쪽 다열근이 작용해야 합니다. 이는 자연스럽게 일어나야 하는 교차 활성화 패턴입니다. 근육이 그런 식으로 움직였나요? 요추측만증이 있는 사람은 다열근이 제대로 작동하고 있는 경우가 드뭅니다.

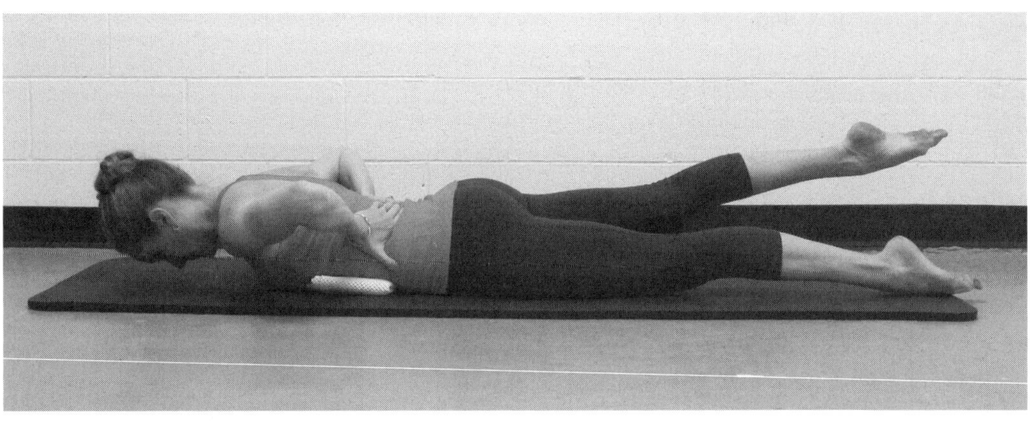

일반적으로 오목한 쪽 면은 제대로 작동되지 않습니다. 어떤 다리를 들어야 오목한 쪽 면의 근육들이 활성화되는지 가늠해 보세요. 이는 어떤 다리를 들어야 오목한 쪽 면을 활성화시키기 위한 검사가 될 수 있으며, 오목한 쪽 면에만 초점을 맞춘 운동으로도 수행될 수 있습니다.

예를 들어, 만약 어떤 사람이 왼쪽 허리에 척추측만 굴곡이 있다면(왼쪽은 볼록하고 오른쪽은 오목한 형태), 오른쪽 다리를 들 때는 왼쪽 요추 다열근이 실제로 활성화됩니다. 반면에 왼쪽 다리를 들 때는, 오른쪽 다열근이 활성화되어야 하지만, 보통 다른 쪽에 비해 적게 활성화될 것입니다. 가끔 왼쪽 다리를 들어 올릴 때 오른쪽 다열근이 제대로 조절되지 않으면 왼쪽 다열근도 관여하게 됩니다. 만약 후자가 당신이라면, 이 다열근 장에서 소개되는 두 가지 운동을 모두 시도해 보고, 오목한 쪽이 볼록한 근육 대신 활성화되는 것을 방지할 수 있는 운동을 찾아보세요.

운동: 허리 다열근 런지

마지막에 설명한 운동처럼 허리에 손을 대고 똑바로 섭니다. 왼발을 런지 자세로 앞으로 내딛고, 오른쪽 귀부터 오른쪽 발목까지 일직선이 되도록 상체를 숙입니다. 척추를 구부리면 이 운동이 효과가 없으니 주의합니다. 허리의 어느 쪽이 활성화되는지 주목해 보세요.

왼발을 다시 뒤로 물러났다가, 오른발을 앞으로 내딛고 다시 한 번 활성화되는 쪽을 확인해 보세요. 보통 오목한 쪽의 근육이 연습이 더 필요한 경우가 많습니다. 이를 염두에 두고, 어느 다리를 앞으로 내딛어야 비활성화된 허리 근육이 더 잘 활성화되는지 파악해야 합니다.

비활성화된 허리 근육을 활성화시키기 위해서, 발을 앞으로 내딛은 상태로 잠시 멈춰 서도 좋고, 약간 앞뒤로 살짝 흔들어도 됩니다. 허리에 손을 얹은 채로 운동 중간에 실제로 무슨 일이 일어나는지 확인하면서, 잠든 근육이 계속해서 활성화되고 있는지 확인합니다. 스파이럴 스파인의 많은 고객들은 손을 씻거나 이를 닦는 동안 이 런지 운동을 간단하게 잠깐씩 하기도 합니다.

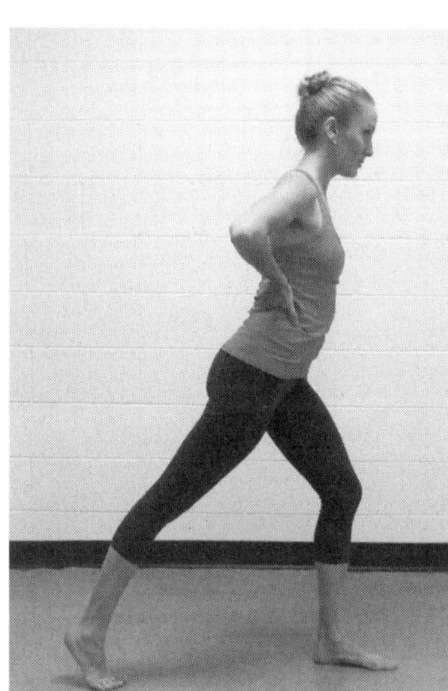

이완: 공 이완

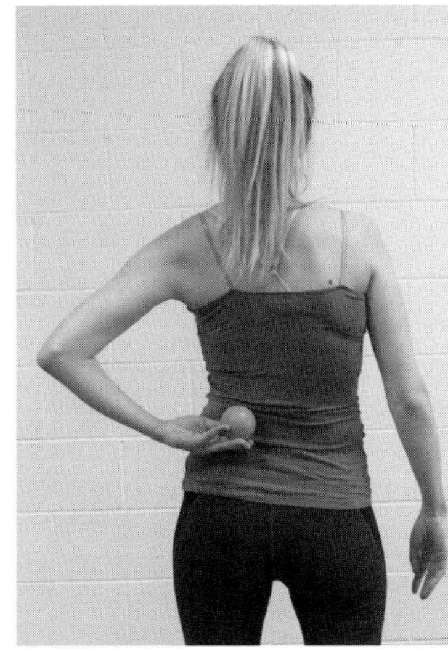

테니스 공이나 라켓볼과 같은 작은 공을 활용합니다. 제 스튜디오에서는 핑크색 공을 사용하지만, 비교적 밀도가 높은 어떤 것이든 괜찮습니다. 무릎을 굽힌 채 등에 대고 척추 아래가 아닌 옆쪽 중 한쪽에 공을 놓습니다(사진과 같이). 근육이 매우 단단하다면 단순히 공 위에 누워 있어도 괜찮습니다. 약간 앞뒤로 움직이거나, 같은 쪽 무릎을 가슴 쪽으로 당겨 압력을 높일 수도 있습니다. 한쪽에 공을 몇 군데 놓은 후, 반대쪽도 시도해 보세요.

어느 쪽이 가장 단단한지는 대개 분명하게 나타납니다. 보통 요추 척추의 볼록한 쪽이 가장 단단하고, 이 부위를 풀어줘야 합니다. 척추 위에 공을 직접 놓지 마세요.

고관절 외회전 근육

체내에는 총 9개의 고관절 외회전 근육이 있으며, 그중 3개는 둔근이고, 나머지 6개는 더 작고 깊숙한 근육입니다. 골반이 좌우로 비뚤어져 있거나, 한쪽 엉덩이가 더 높게 올라가 있거나, 앞으로 기울거나, 회전되어 있다면, 이는 각 측면의 9개의 근육 중 어떠한 하나가 너무 많이 또는 너무 적게 당겨져 골반 정렬에 영향을 미칠 수 있음을 의미합니다. 요추측만증을 가진 대부분의 사람들은 골반의 좌우의 강도와 유연성이 상당히 불균형한 상태입니다.

검사: 클램 프렌드 평가

다리를 포개 옆으로 누워 엉덩이를 약간 구부린 상태에서 무릎을 90도로 구부립니다. 발을 붙인 채로 엉덩이를 정렬하고(서로 직접적으로 겹쳐지도록) 갈비뼈도 정렬한 후 상단 무릎을 위쪽으로 열어줍니다.

파트너에게 무릎 상단 위에 손을 얹게 합니다. 셋을 세면 파트너가 최대한 강하게 무릎을 누르고, 당신은 엉덩이 근력으로 최대한 무릎을 들어 올립니다. 그 후 몇 초간 버티고 이러한 동작을 반복합니다. 무슨 일이 일어나는지 관찰합니다. 동일한 힘을 사용하며 반대쪽도 동일하게 시행합니다. 어느 쪽이 더 강한가요? 파트너가 한쪽에서 무릎을 내리기 쉬웠고 다른 한쪽에서는 무릎을 올리기가 어려웠나요? 이것이 바로 고관절 외회전근 운동의 필요성입니다.

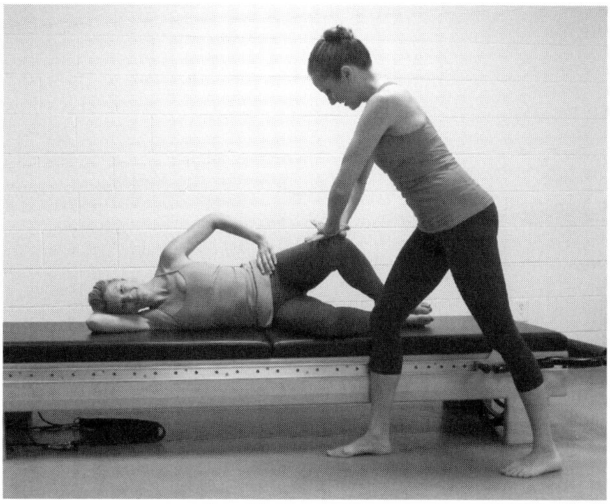

운동: 벽에서 다리 들기

주의사항: 만약 햄스트링이 뻣뻣하다면, 이 운동은 적합하지 않을 수 있습니다. 대신에, 파트너 없이 벽에 기대어 누워서 클램 운동을 해보세요.

바닥에 몸 전체를 벽에 따라 눕힐 수 있는 곳을 찾아서 전신을 스트레칭하세요. 클램 운동 평가를 할 때처럼 누워서, 자신의 몸 상태가 어땠는지 저 활성화된 엉덩이를 찾아야 하고, 문제가 있는 쪽을 발견했다면 해당 쪽을 위로 향하게 합니다.

옆구리 패드를 가져와서, 몸 전체를 벽에 닿게 밀착시킨 상태로 눕습니다. 머리, 양쪽 늑골, 양쪽 엉덩이, 양쪽 발뒤꿈치가 벽에 닿게 합니다. 이러한 부위 중 일부 영역은 벽에 완전히 닿지 않을 수 있지만 괜찮습니다. 호흡을 가다듬고 자세를 조절하고, 몸이 일직선을 이루도록 계속 벽을 향하도록 노력합니다. 위쪽 다리를 벽에 따라 길게 펴고, 벽에 밀착시킨 후 6인치 정도 들어 올립니다. 위쪽 다리를 들었다 내릴 수도 있고 한곳에 고정할 수 있습니다. 운동하는 동안에는 위쪽 다리를 벽에 단단히 밀어 넣어야 합니다. 이 운동을 약 30초 정도 하거나, 엉덩이가 활성화되는 느낌이 들 때까지 하면 됩니다.

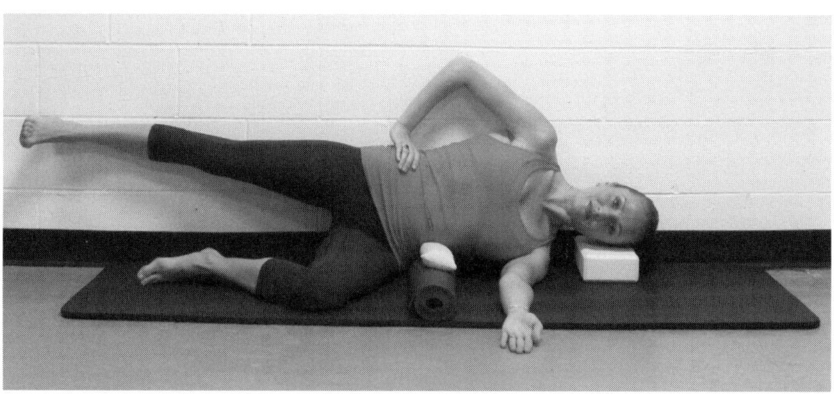

벽은 벽 스쿼트 운동에서와 같이 정렬을 유지하는 데 도움이 되는 고유수용성 감각의 친구와 같으므로 벽에 계속 접촉을 유지하도록 합니다. 언제나처럼 길이를 찾고, 호흡을 하면서 방향을 바꾸고, 자세를 교정하고, 코어를 활용하세요.

이완: 뒤쪽 엉덩이 스트레칭

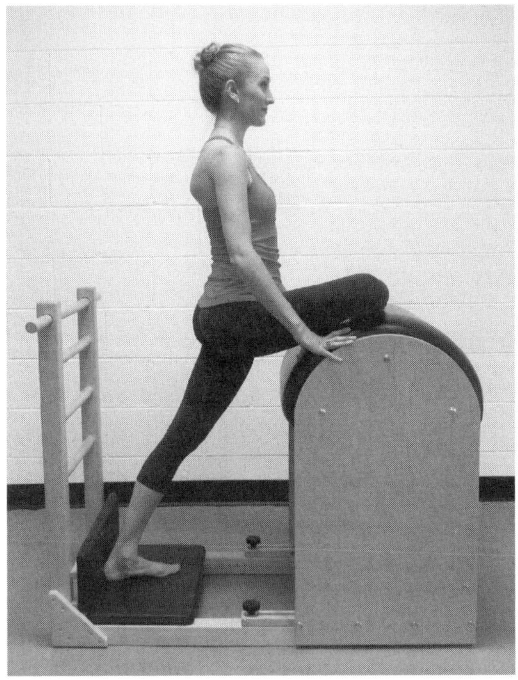

소파의 팔걸이, 탁자나 침대 가장자리 중 높은 곳에 오른발 바깥쪽을 놓고 무릎을 구부리고 열어놓습니다. 천천히 몸을 앞으로 기울여 구부린 다리의 뒷부분이 스트레칭되는 느낌이 들 때까지 앞으로 체중을 이동시킵니다. 30초간 그 자세를 유지한 후 왼쪽으로도 시도합니다. 각 측면에서 느껴지는 느낌을 확인하세요.

양쪽을 모두 다 스트레칭 하되 더 팽팽한 쪽에 더 많은 시간을 할애해야 합니다.

이완: 후방 엉덩이 공 이완

이전에 사용한 볼을 가져와서 무릎을 굽혀 바닥에 발을 놓고 앉습니다. 공을 한쪽 엉덩이 아래에 넣고 무릎이 옆으로 펴지도록 합니다. 매우 빡빡하다고 느끼면 그냥 멈춰 있거나, 조금씩 움직입니다. 한쪽에서 공을 서로 다른 몇 곳에 위치시키고, 그다음 다른 쪽도 해보세요. 어떤 부분이나 어느 쪽이 더 긴장되는 느낌이 드는지 살펴보고, 더 많은 시간을 투자해서 조직을 이완시켜 보세요.

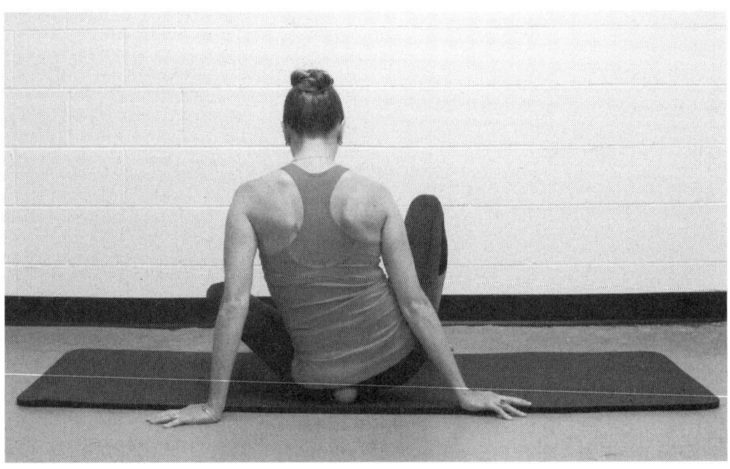

고관절 굴곡근

우리 몸에는 무릎을 가슴 쪽으로 당기는 5개의 고관절 굴곡근이 있습니다. 이들 중 대부분은 약간 다르게 이완시켜 주어야 합니다. 5개 중 하나라도 너무 빡빡한 경우 골반이 정렬에서 벗어날 수 있습니다. 이 근육들을 이완하는 방법은 다음과 같습니다.

이완: 장요근 브릿지

주의: 움직이지 않는 척추 유합을 가지고 있다면 주의해야 합니다. 더 좋은 대안은 침대나 소파의 측면에 누워 한쪽 다리를 침대 위에 놓고 다른 쪽 다리를 아래로 내림으로써 스트레칭을 하는 것입니다. 허리가 불편하다면 침대 위에 놓인 다리의 무릎을 굽히고 발을 침대 위에 올리거나 무릎을 가슴에 껴않고 스트레칭 합니다. 척추측만증이나 척추 유합을 악화시키지 않는 자세를 찾아야 합니다. 좌우 균형이 어긋난 경우에는 일기에 기록해 놓기를 바랍니다.

이것은 제가 가장 좋아하는 장요근 이완 방법 중 하나입니다. 요가 블록, 폼 롤러 또는 베개를 준비합니다. 누워서 엉덩이를 들어 다리부터 어깨까지 직선이 되도록 장요근 브릿지 자세를 취합니다. 요가 블록이나 다른 도구를 엉덩이 중앙에 놓고 골반을 그 위에 놓습니다. 깊게 숨을 들이마시고 허리 아래쪽이나 엉덩이 앞쪽에 긴장이 있는지 살펴봅니다.

왼발은 바닥에 대고, 오른발을 바닥을 따라 미끄러뜨려 오른쪽 다리를 뻗어줍니다. 그것이 오른쪽 엉덩이 앞쪽에 더 많은 스트레칭을 유발하는지 살펴봅니다. 몇 번의 깊은 호흡을 들이마시고 스트레칭이 더 많이 느껴지는지 확인해야 합니다. 다른 쪽 다리에서도 반복합니다. 스트레칭을 시도하고 나서는 양쪽 다리를 끌어안고 브릿지 자세를 취한 후, 블록을 제거하고 등을 바닥에 내립니다. 노트에 양쪽 다리에서 느낀 것을 기록합니다.

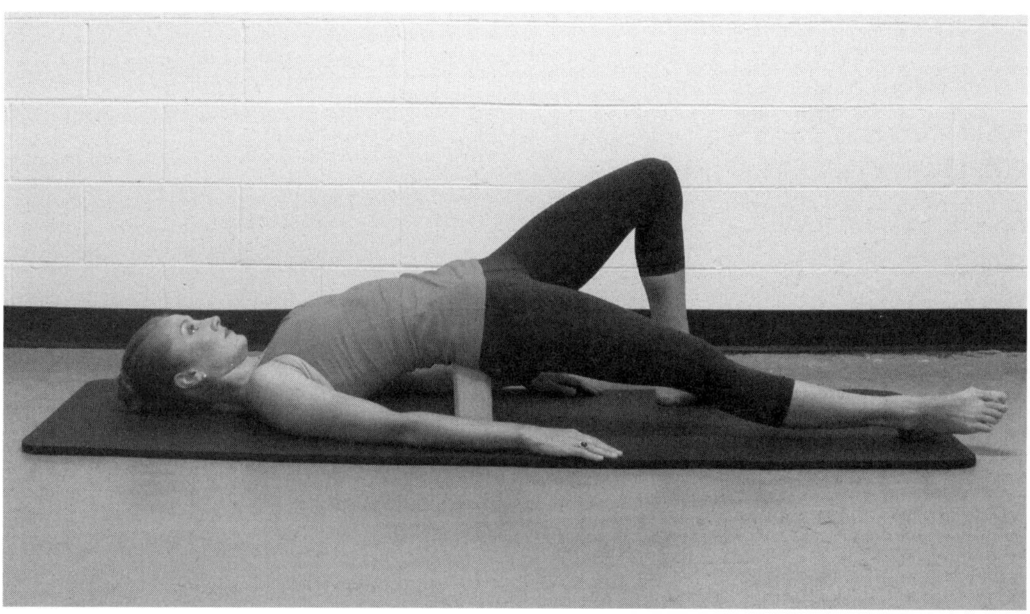

이완: 장골근 런지

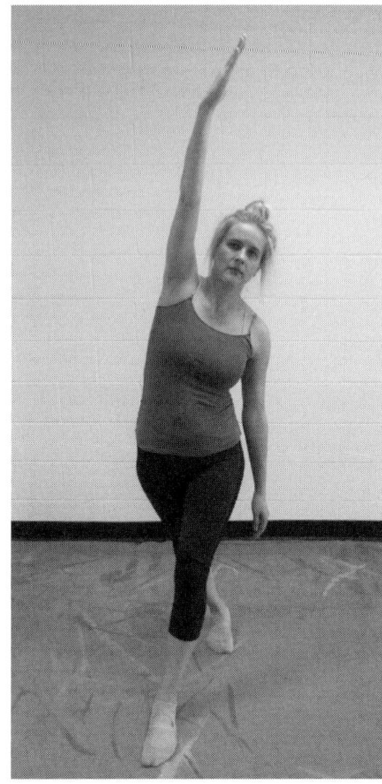

주의: 움직이지 않는 척추 유합이 있다면 주의해야 합니다.

서 있는 자세에서 왼발을 앞으로 내딛고, 왼쪽 무릎을 굽히고, 오른팔을 머리 위로 뻗어줍니다. 오른쪽 다리는 왼쪽 뒤쪽으로 끌어당기면서 서 있는 자세를 유지합니다. 그렇게 하면 오른쪽 엉덩이 앞쪽 안쪽에 스트레칭을 느낄 수 있습니다.

이 스트레칭을 더욱더 깊게 하려면, 옆으로 구부리거나 앞쪽 다리 쪽으로 옮겨가기를 합니다. 이때 어느 쪽에서 어떤 동작을 할지에 대한 주의사항은 '척추측만증 움직임 원칙'의 끝에 있는 부분을 다시 참조하여 각 동작을 어느 쪽에서 해야 하는지 검토하세요.

이 스트레칭을 더욱더 깊게 늘리려면, 척추와 골반을 움직일 수 있다면, 골반을 집어넣고 엉덩이를 앞쪽 다리에서 멀어지게 합니다. 반대쪽 다리에 대해서도 반복하고, 그 결과를 일기에 기록하세요.

이완: 불가사리 스트레칭

주의: 척추가 고정되어 있거나 척추를 회전시킬 수 없는 경우 이 동작을 하지 마세요. 또한 척추를 회전하지 말아야 하는 척추 하부의 병변이 있는 경우에도 이 운동을 하지 않아야 합니다.

침대나 쇼파 가장자리에 엉덩이를 올리고 손을 바닥에 대고 다리를 뒤로 펴서 오른쪽 엉덩이가 다리와 함께 뒤로 돌아가도록 합니다. 두 팔을 굽혀 바닥을 단단히 붙잡은 채로 왼쪽 측면과 뒷부분의 갈비뼈 부분으로 숨을 들이마십니다. 다양한 위치에서 당김을 느낄 수 있으므로 주의해야 합니다. 조심스럽게 빠져나와 왼쪽 다리로 회전시킵니다. 사진에서는 체어 기구를 활용하고 있지만, 별도의 필라테스 기구가 없어도 다리가 지지되는 침대나 소파에서도 쉽게 할 수 있습니다.

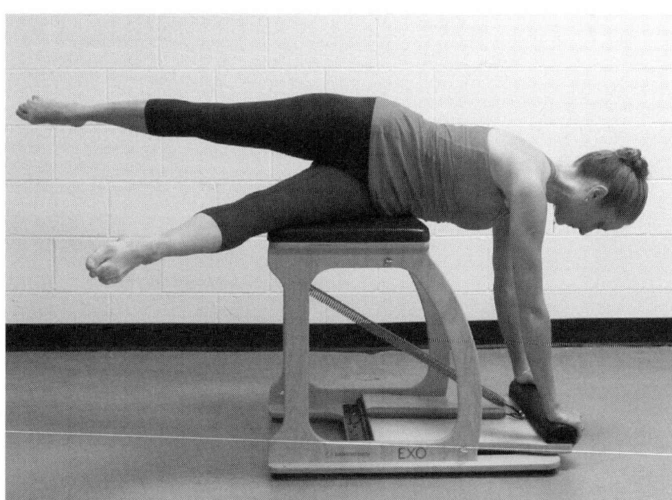

이완: TFL 공 이완

근막장근(TFL tensor fascia latae)은 고관절 전면 외측의 엉덩이 앞쪽에 있는 고관절 굴근입니다. 보통 앞쪽 바지 주머니에 손을 넣을 때 이 부위를 만지게 됩니다. 저는 척추유합술을 받은 많은 고객들이 매우 긴장된 TFL을 가지고 있다는 것을 발견했습니다. 또한, 수술을 받지 않은 사람들 중에도 종종 매우 TFL이 단단하게 긴장된 경우가 많았습니다.

이전에 사용했던 공을 가져와서 땅에 엎드려 배가 바닥을 향하도록 하고 팔꿈치로 지지합니다. 누구나 할 수 있지만, 등이 어떻게 기울어졌는지 주의해야 합니다. 몇몇 유합 수술을 받은 고객들은 몸을 어떻게 위치시킬지 자기 스스로 생각해야 하기 때문에 몸의 위치를 창의적으로 바꿀 수 있는 기회를 가져보세요. 공을 왼쪽 엉덩이의 바깥쪽 앞쪽 어딘가에 놓습니다. 아무것도 느끼지 못하면, 약간 허리를 돌리면서 왼쪽 엉덩이를 약간 올려봅니다. 오른쪽 무릎을 약간 굽혀서 회전하는 것도 도움이 될 수 있습니다. 이 자세는 왼쪽 측면의 TFL에 압력을 줄 것입니다. 몸을 약간 움직이면서 위아래로 흔들어보면, 왼쪽 TFL의 길이를 따라 공이 구르게 될 것입니다. 이러한 느낌에 대해 기억하고 오른쪽 측면에서도 반복한 후 그 쪽에 대해서도 기록해 두세요.

이 근육을 찾는 것은 어려울 수 있습니다. TFL의 위치를 온라인으로 검색하면, 공을 굴려야 하는 위치를 정확히 파악하는 데 도움이 될 수 있습니다.

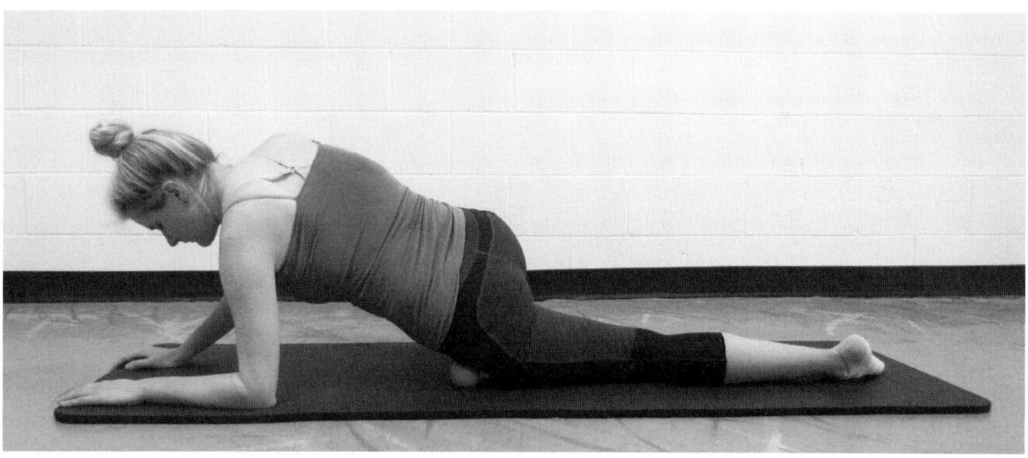

허벅지 안쪽 근육

허벅지 안쪽 근육은 5개가 있으며, 모두 치골에 부착되어 다리의 안쪽을 따라 이어집니다. 5개의 고관절 굴근과 마찬가지로, 허벅지 안쪽 근육 중 하나가 너무 긴장되면 골반의 균형을 깨뜨릴 수 있습니다. 척추측만 수술을 받은 사람들 중 많은 사람들은 다른 부위보다 한 부위가 더 긴장되어 있는 경우가 있습니다. 고관절 굴근과 달리, 5개의 허벅지 안쪽 근육은 모두 함께 스트레칭할 수 있습니다.

이완: 허벅지 안쪽 스트레칭

엉덩이 높이 정도의 안정된 바닥에서 약 60cm(2피트) 정도 옆으로 서서 오른발을 바닥에 올려놓습니다. 발은 엉덩이보다 약간 앞쪽에 위치하게 하고 다리는 옆으로 뻗습니다. 스트레칭이 잘 되지 않는다면 오른쪽 엉덩이를 아래로 내리고, 가능하다면 몸통을 오른쪽으로 구부리거나 왼쪽 다리를 구부릴 수도 있습니다. 척추유합술을 받은 경우 척추를 옆으로 구부리지 말고 엉덩이를 아래로 내리기만 하면 됩니다. 이 느낌을 기록하고 반대쪽도 반복합니다.

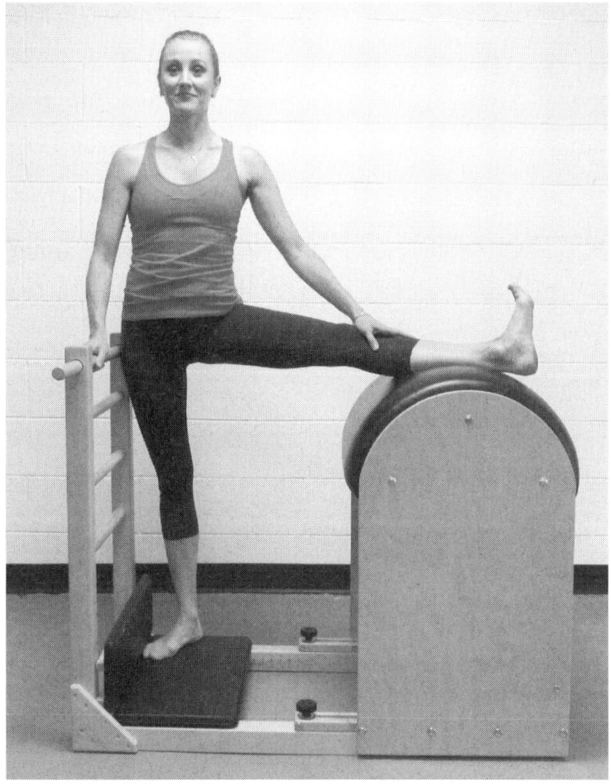

대퇴사두근

대퇴사두근Quad은 대퇴부의 전면을 이루는 4개의 큰 근육입니다. 이 4개의 근육 중 하나인 대퇴직근은 고관절 굴곡근이기도 하므로 척추측만증이 있는 사람은 대퇴사두근이 좌우로 고르지 않은 것이 일반적입니다. 허벅지 안쪽 근육과 마찬가지로 대퇴사두근도 동시에 풀어줄 수 있습니다.

이완: 쿼드 롤러 아미 크롤

폼 롤러를 잡고 바닥에 놓습니다. 바닥에 엎드려 허벅지를 롤러와 수직이 되도록 하여 허벅지를 따라 위아래로 굴리세요. 팔뚝을 바닥에 대고 코어에 힘을 주어 척추를 지탱합니다. 허벅지 길이를 따라 몸을 앞뒤로 기어가면서 위쪽의 치골을 지나기 전에 멈추고 아래쪽 무릎의 슬개골에 닿기 전에 멈춥니다.

앞뒤로 5회 반복합니다. 다리를 바깥쪽(발가락이 바깥쪽을 향하고 뒤꿈치가 안쪽을 향하는 방향)으로 돌리고 5회 더 굴립니다. 그런 다음 다리를 안으로(발가락이 안쪽으로 향하고 뒤꿈치가 바깥쪽으로 향하게) 돌려서 5회 더 구릅니다. 이 자세 중 적어도 하나는 기분이 좋지 않을 것입니다. 각 자세를 몇 번씩 반복한 후 기록하세요.

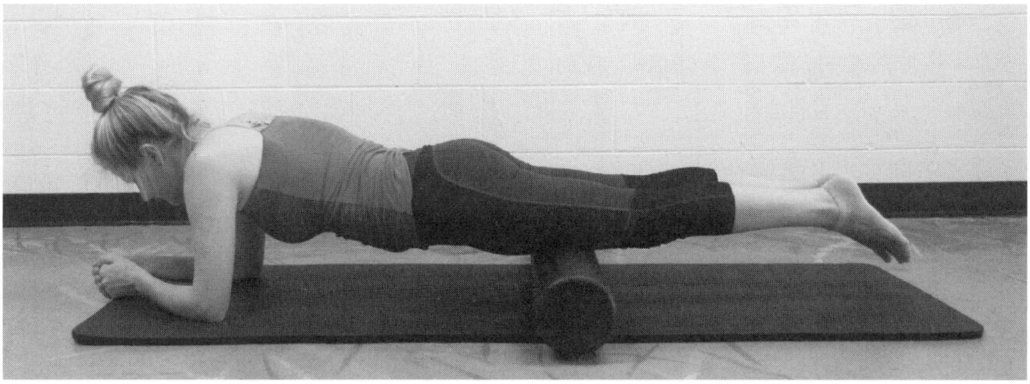

IT밴드

장경인대라 하는 IT밴드는 엉덩이에서 다리 바깥쪽의 무릎까지 이어지는 근막 또는 조직으로 이루어진 밴드입니다. IT밴드는 일반적으로 척추측만증이 있는 사람의 경우 오른쪽과 왼쪽이 상당히 다릅니다.

이완: IT밴드 롤

폼 롤러를 잡고 바닥에 놓습니다. 바닥에 엎드려 오른쪽 허벅지 바깥쪽을 롤러 위에 올려놓고 오른손을 바닥에 댑니다. 왼쪽 무릎을 구부리고 왼발을 롤러에 올려놓은 오른쪽 다리 앞쪽 바닥에 댑니다. 엉덩이 위쪽에서 무릎 아래쪽까지 IT밴드의 길이를 위아래로 5회 굴립니다. 조이는 느낌에 유의하며 반대쪽도 반복합니다.

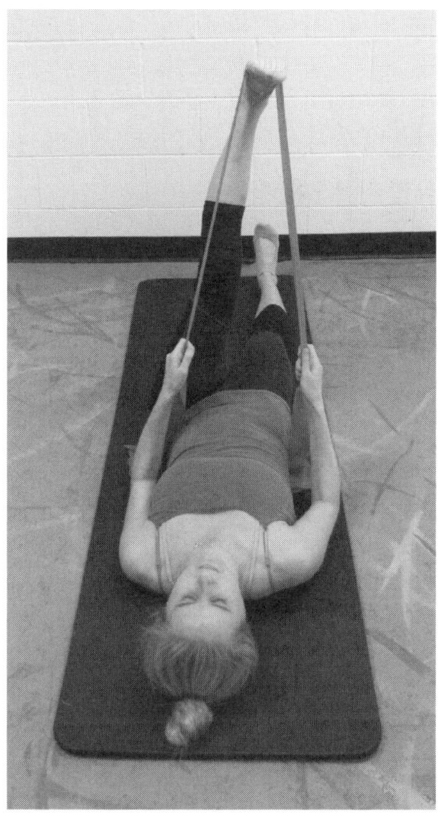

이완: 저항밴드 IT밴드 스트레치

패드와 탄력 밴드(고리가 아닌 긴 밴드), 긴 수건 또는 벨트를 잡고 등을 대고 누웁니다. 패드를 올바른 위치에 놓고 저항밴드를 왼발 바닥에 감습니다. 골반을 중립으로 유지하면서 오른쪽 다리는 바닥으로, 왼쪽 다리는 천장으로 뻗습니다. 왼쪽 다리의 바깥쪽이 늘어나는 느낌이 들 때까지 왼쪽 다리를 몸의 왼쪽을 가로질러 천천히 가져옵니다. 골반은 중립을 유지합니다. 반대쪽도 반복합니다.

햄스트링과 신경 긴장

다음 장에서는 햄스트링 근육의 길이를 확인하고 동시에 척추 신경 긴장이 있는지 확인하려고 합니다. 척추측만증이 있는 많은 사람들은 한쪽 햄스트링이 다른 쪽보다 훨씬 더 팽팽합니다. 어떤 사람들은 신경의 일부분이 긴장되어 있고 어떤 사람들은 그렇지 않으므로 그래서 우리는 그것을 모두 확인하려고 합니다.

척수 신경 긴장은 척수가 주변 뼈보다 약간 짧기 때문에 발생할 수 있으며 척추측만증에 영향을 미칠 수 있습니다. 이것은 로스-포털Roth-Porter 가설 또는 결합되지 않은 신경-골격의 발달이라고 합니다.[56] 어떤 사람들은 단순히 한쪽 햄스트링이 더 긴장되어 있는 것과 관련되어 더 많은 신경의 긴장을 가지고 있습니다. 이러한 증상과 관련된 많은 방법이 있으므로 스트레칭을 시작하고 몸이 말하는 것에 귀를 기울이며 기록해 보세요.

이완: 햄스트링 벽 스트레칭

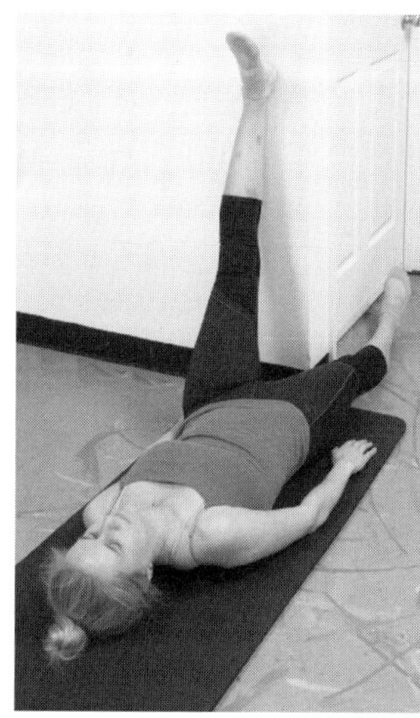

두 벽이 만나 바깥쪽을 향하는 모서리를 찾아 패드를 잡고 등을 대고 눕습니다. 모서리에 누워 왼쪽 다리를 벽에 대고 오른쪽 다리는 오른쪽 허벅지 안쪽이 벽에 닿을 정도로 바닥의 벽을 따라 쭉 뻗습니다. 골반은 중립을 유지하면서 벽에 최대한 가깝게 가져갑니다. 이 자세를 유지하며 1분 정도 호흡을 하거나 햄스트링이 늘어나는 느낌이 들 때까지 기다린 다음, 몸을 왼쪽으로 90도 회전하고 오른쪽 다리도 똑같이 위로 올립니다.

이완: 신경 긴장 벽 스트레칭

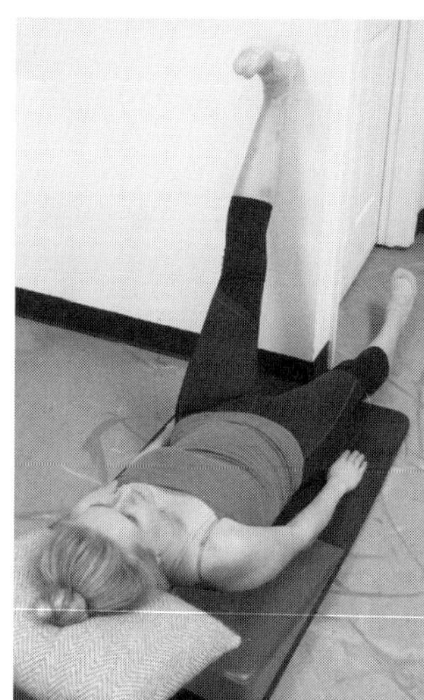

주의: 움직일 수 없는 수술이나 척추 굴곡(등을 앞으로 구부리는 동작)을 금하는 다른 진단을 받은 경우, 베개로 머리만 받치고 척추를 구부리지 마세요.

신경 긴장을 검사를 하기 위해 햄스트링 벽 스트레칭과 똑같은 동작을 하되, 베개로 경사를 만들어 상체와 머리를 앞으로 말아 수동적으로 구부립니다. 골반은 중립 상태를 유지하세요. 햄스트링 스트레칭으로 벽에 올린 발도 구부립니다. 스트레칭의 느낌에 변화가 있는지 기록한 후 반대쪽도 같은 방법으로 스트레칭을 해보세요.

능형근 및 중하부 승모근

흉곽에 척추만곡이 있는 경우, 능형근과 승모근의 중부 및 하부 섬유는 대부분 항상 좌우가 다릅니다. 실제로, 많은 수의 척추측만증이 있는 사람들은 이 흉부 중앙(흉곽 중앙)의 척추 부위에 주요 만곡을 가지고 있습니다. 일반적으로 오목한 근육을 활성화시켜야 하고 볼록한 근육은 공으로 이완시켜 주어야 합니다.

운동: 저항밴드 한쪽 팔 당기기

저항밴드(고리가 아닌 긴 밴드)와 패드를 잡고 바닥 근처의 저항밴드를 매우 안정적인 물체에 고정합니다. 저항밴드 근처에 머리를 대고 누워 패드를 등 아래에 놓습니다. 무릎을 세우고 발을 바닥에 대거나 다리를 테이블 위로 올려 코어 운동을 추가할 수 있습니다.

오목한 흉부 만곡의 팔(대개 왼손)로 저항밴드를 잡고 견갑골을 척추 쪽으로 가볍게 당기며 팔꿈치를 구부려 저항밴드를 당깁니다. 적절한 호흡, 정렬, 길이 및 코어 운동을 유지하는 것을 기억하면서 20회 반복합니다. 일반적으로 반대쪽에서 이 작업을 반복할 필요는 없지만, 반대쪽이 어떻게 느껴지는지 확인할 수 있습니다.

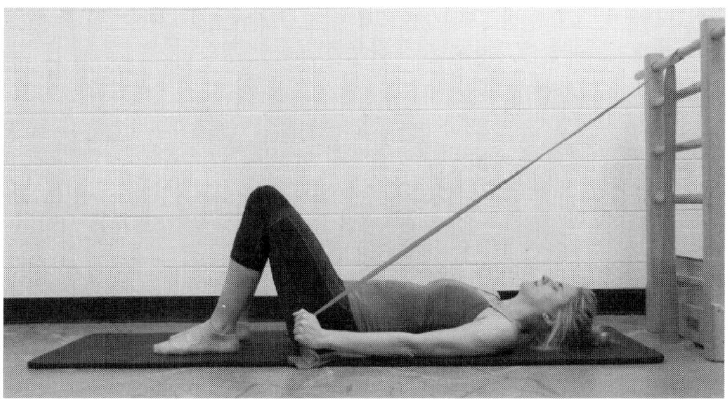

이 운동을 올바르게 하는 방법을 이해하고 나면 창의력을 발휘하여 운동을 만들 수 있습니다. 여러 방법이 있지만, 여기 한 가지 방법을 소개하겠습니다. 저항밴드에 매듭을 묶어 문턱에 걸어두는 것입니다. 문턱을 마주 보고 런지 자세를 취한 후 저항밴드를 한쪽 손으로 당겨서 다열근을 활성화시킵니다. 저항밴드 대신 손에 가벼운 웨이트를 들고 이 동작을 할 수도 있습니다.

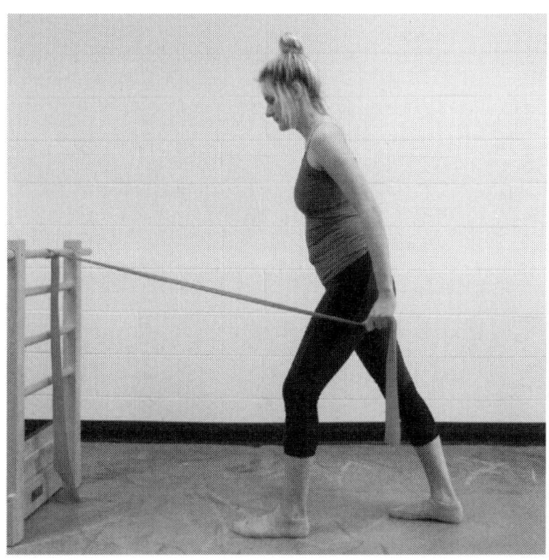

이완: 능형근 및 중하부 승모근 부위에

공을 대고 바닥에 눕습니다. 사진과 같이 척추와 견갑골 사이에 볼(보통 볼록한 쪽)을 놓고 심호흡을 하며 그 위에서 긴장을 풉니다. 가만히 누워 있거나 몸을 좌우로 가볍게 움직이거나 천천히 팔을 큰 원을 그리며 돌릴 수도 있습니다. 이 부위의 몇 가지 다른 지점에 공을 위치시킵니다. 양쪽 모두 할 수 있지만 볼록한 쪽이 더 긴장되어 있을 것입니다.

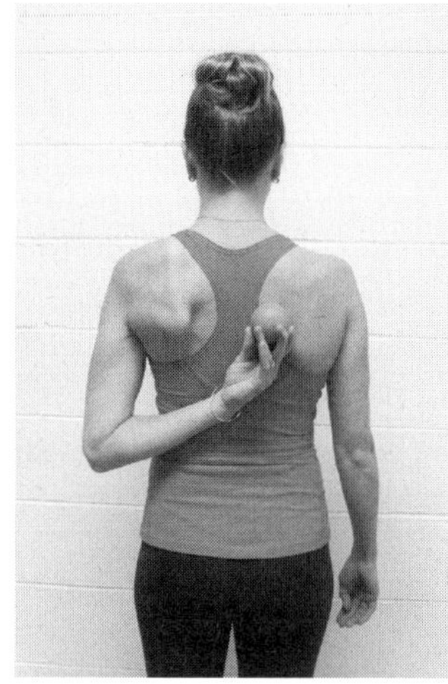

흉근과 광배근

견갑골은 인체에서 가장 움직임이 많고 가장 안정적이지 않은 관절 구조입니다. 이미 복잡한 어깨 관절 구조에 견갑골이 추가되면서 훨씬 더 복잡해졌습니다. 거의 모든 사람은 가슴 근육(대흉근)과 허리 근육(광배근)에 어느 정도 경직이 있습니다.

이완: VW 버그 흉근 스트레치

폼 롤러 위에 세로 방향으로 눕습니다(머리에서 아래로). 양팔을 옆으로 벌리고 팔이 W자 모양으로 구부러지도록 합니다. 팔꿈치와 손이 바닥에 떨어지도록 하여 중력을 이길 수 있도록 합니다. 그것은 당신의 스트레칭을 증가시킬 것입니다. 팔과 손을 최대한 낮게 유지하면서 양손이 바닥에 닿거나 바닥을 향해 뻗은 상태에서 팔을 움직여 문자 V(또는 YMCA 댄스의 Y)를 만들 수 있도록 합니다. 팔을 V에서 W로 천천히 움직이면 양쪽에서 꽤 꽉 조이는 지점을 찾을 수 있을 것입니다. 처음에 한쪽 팔이 다른 쪽 팔보다 낮은 것은 정상입니다. 시간이 지남에 따라 변화가 있는지 잘 기록해 두세요.

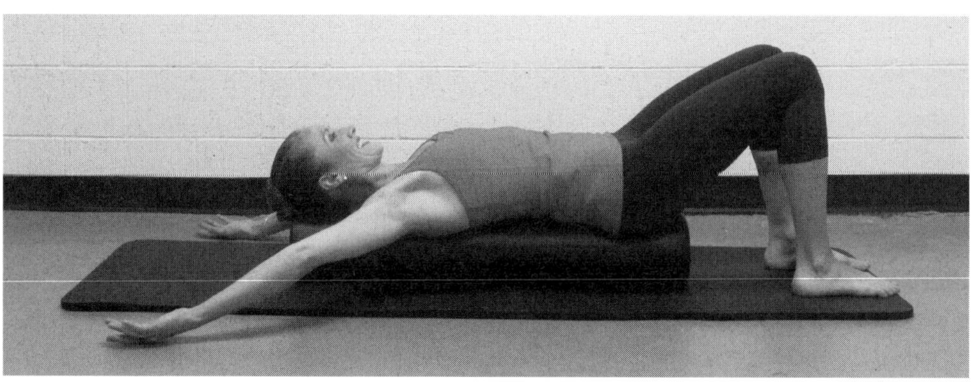

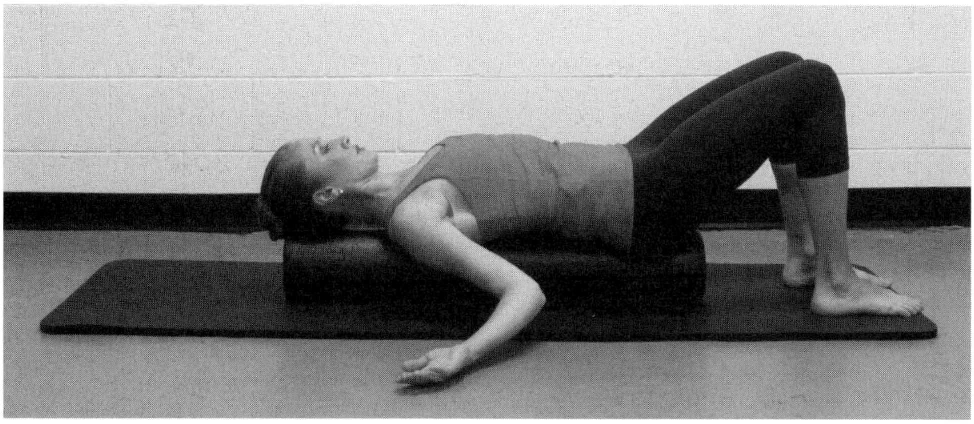

이완: 더블 암 행

허리 근육을 이완하려면 이 장의 척추측만증 운동 원리의 '길이 찾기' 부분으로 돌아가 더블 암 행을 사용하여 허리를 견인합니다. 어느 쪽이 다른 쪽보다 더 긴장되어 있는지 평가하려면 더블 암 행을 수행하고 한 팔을 떨어뜨린 다음 다른 쪽도 반복하고 어느 쪽 겨드랑이가 가장 긴장되어 있는지 평가하세요.

목 근육

척추측만증이 등 위쪽에 영향을 미치면 거의 항상 목도 함께 관여하여 근육이 불균형하게 됩니다. 목에는 많은 근육이 있지만 견갑거근과 승모근 상부 섬유가 많은 목 문제의 원인이며 공으로 쉽게 이 문제를 해결할 수 있다는 것을 발견했습니다.

이완: 상부 승모근 볼 롤

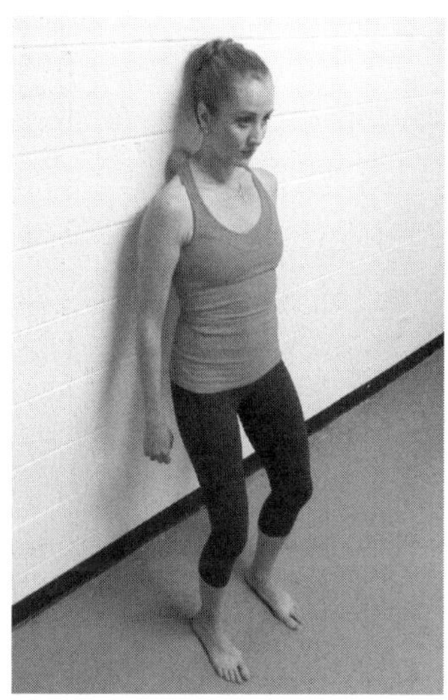

앞에서 사용한 공을 들고 빈 벽 공간을 찾습니다. 공을 오른쪽 어깨와 목 부위 상단에 놓습니다. 한 자리에 하거나, 이리저리 몸을 흔들거나, 오른팔을 천천히 머리 위로 올린 다음 옆으로 빙글빙글 돌릴 수도 있습니다. 공을 불편한 해당 부위의 다양한 지점에 놓습니다. 양쪽에서 이 동작을 수행하되, 한쪽이 더 긴장되게 느껴질 것입니다. 더 편하게 하고 싶다면 누워서 굴릴 수도 있습니다.

이제 우리 몸에 필요한 것이 무엇인지, 어떤 동작을 어떻게 해야 도움이 되는지 정확히 알게 되었습니다. 다음 장으로 넘어가기 전에 어떤 근육을 풀어야 하고 어떤 근육을 단련해야 하는지 잘 기록해 두세요.

단방향 운동 vs 양측성 운동

단방향 운동은 한 번에 몸의 한쪽으로만 신체의 근육을 사용하는 것입니다. 척추측만증은 근육의 불균형을 초래하므로 단방향 운동이 필요합니다.[57]

양측성 운동은 신체의 양쪽을 동시에 사용하는 것입니다. 양측성 운동은 우리에게 도움이 될 수 있지만 몸이 불균형한 상태에서 양측성 운동을 하게 되면 몸에 도움이 되지 않을 가능성이 높습니다. 단방향 운동에서 양측성 운동으로 넘어가려면 볼록한 근육이 오목한 근육을 대신하여 고통스러운 경련을 일으키지 않도록 충분히 분리해서 진행해야 합니다. 호흡 운동, 중립 골반, 코어 운동, 양방향 운동 전반에 걸친 정렬을 통해서 역회전을 유지할 수 있어야 하며, 그렇지 않으면 곧바로 척추 곡선으로 다시 가라앉게 됩니다.

양측성 운동을 할 수 있을 만큼 충분히 강화되었는지 검사하는 한 가지 방법은 약 20초 동안 플랭크 자세를 유지할 수 있고 근육에 경련이 발생하지 않고 모든 것을 완벽하게 유지할 수 있는지 확인하는 것입니다.

양방향 운동을 할 준비가 되었다고 생각되면 패드를 잡고 필라테스 수업(수업 내내 패드를 사용하면서) 또는 좋아하는 다른 형태의 운동을 시도해 보세요. 어떤 종류의 양측 근력 강화 운동을 시도해야 할지 모르겠다면 온라인으로 스트리밍할 수 있는 여러 스콜리 필라테스 클래스가 있습니다.

양측성 운동을 할 준비가 되었다면 운동 후 몸의 컨디션이 좋아질 것입니다. 그렇지 않다면 좀 더 오랫동안 단방향 측만증 운동 처방을 계속해야 할 수도 있습니다. 이 과정은 사람마다 다르지만 괜찮습니다.

이 장이 너무 벅차거나 이해하는 데 도움이 필요하다고 생각되면 몇 가지 방법이 있습니다. 이 장을 주변에 있는 숙련된 운동 전문가에게 가져가면 도움을 요청할 수 있습니다. 저희 직원들이 항상 온라인 수업을 통해 도움을 드릴 수 있으므로 그중 하나를 예약하실 수도 있습니다. 마지막으로 척추측만증 워크숍이 진행되는 스파이럴 스파인 필라테스 스튜디오가 있는 내쉬빌로 여행을 오실 수도 있습니다. 워크숍이 진행되는 동안 저와 스태프들은 여러분과 함께 이 과정을 단계별로 차근차근 안내해 드릴 것입니다.

검사 결과 기록

신체에 대한 모든 결과를 일기로 기록하는 것이 얼마나 중요한지 아무리 강조해도 지나치지 않습니다. 운동한 내용을 기록한 다음 그날과 다음 날의 몸 상태를 기록하세요. 몸이 좋아하는 것과 싫어하는 것을 파악할 때까지 계속 그렇게 하세요.

다른 형태의 치료법도 마찬가지입니다. 운동 후와 다음 날의 감정 상태도 기록해 보세요. 이를 통해 많은 것을 알 수 있습니다. 제 몸의 소리에 귀를 기울이세요. 몸은 저에게 말을 걸고 원하는 것과 필요한 것이 무엇인지 알려줍니다.

많은 스파이럴 스파인 고객들은 수년 동안 자신의 몸에 대해 알게 된 모든 것을 기록한 노트를 여러 개 가지고 있습니다. 어떤 고객은 몇 년 전에 작성했던 항목을 다시 보고 자신의 여정이 얼마나 발전했는지 놀라워하기도 합니다. 여러분에게도 이런 일이 일어나기를 기대합니다. 척추측만증은 하루아침에 생긴 것이 아니므로 하룻밤 사이에 변화를 되돌릴 수 없다는 점을 기억하세요.

이제 스스로의 척추의 꼬임을 풀기 시작하는 방법에 대한 가이드가 생겼습니다. 자주 일기를 쓰고, 다양한 근육을 탐구하는 즐거움을 배우고, 한 번에 한 가지 운동, 한 가지 근육, 한 번에 하루씩 도전해 보세요. 이 발걸음을 내딛은 여러분이 정말 자랑스럽습니다.

9 수면, 옷 그리고 임신

수면, 옷, 임신이라는 세 가지 주제를 한 장에 묶어 이야기하기에는 다소 이상하게 느껴질 수 있지만, 저에게 자주 묻는 주제이기도 합니다. 각 항목에 대해 한 장을 할애하고 싶지 않았기 때문에 이 장에서는 세 가지 인기 주제에 대해 모두 다루려고 합니다.

수면

척추측만증이 있는 사람들은 어느 쪽으로 자야 하는지 항상 저에게 묻고는 합니다. 패드를 끼고 자야 하나요? 보조기를 착용하고 잠을 자야 할까요? 새 매트리스나 베개를 사야 할까요? 많은 사람들이 의사로부터 이런 식으로 자거나 저런 식으로 자야 한다는 엄격한 지시를 받았습니다. 많은 정보가 모순되어 상당히 혼란스러워하는 사람들을 위해 이 장에서 구체화해 보겠습니다.

밤에 뭘 해야 하는지 다시 생각해 봅시다. 밤의 목표는 잠을 자는 것입니다. 당연한 말처럼 들리겠지만 다시 한 번 강조하겠습니다. 밤에는 잠을 자야 합니다. 밤의 목표는 척추측만증을 '고치는' 것이 아니라 잠을 자는 것입니다. 그게 핵심입니다. 잠을 자면 몸이 치유되고, 잠을 자지 않으면 몸이 치유되지 않습니다.

기본 개념은 매우 간단하며, 이 기본 개념을 마음속에 기억하십시오. 잠자는 방법, 선호하는 수면 방식, 고객의 이야기를 몇 가지 소개해 드리면 이러한 방법을 살펴보고 어떤 방법이 가장 숙면에 도움이 될지 스스로에게 물어보십시오.

척추측만증이 있는 동안 수면을 위한 아이디어

- 척추의 만곡이 무너지지 않게 다시 정렬하십시오. 많은 사람이 척추 곡선의 볼록한 부분이 침대에 가라앉지 않는 자세를 취할 때 가장 잘 잔다고 합니다.

- 옆으로 누울 때 패드를 사용하여 만곡의 주요 볼록한 부분을 아래로 향하게 하여 옆으로 누우십시오. 척추측만증 워크숍에서 제가 가르치고 있던 한 할머니가 척추의 오목면 관절 통증 때문에 몇 년 동안 밤에 잠을 잘 때 자유롭게 움직이지 못하고 잠을 못 잤다고 말했었습니다. 그래서 저는 그녀에게 그날 밤 잠을 자는 동안 이 방법을 시도해 보라고 제안했습니다. 다음 날 그녀는 워크숍에 와서 전날 밤은 몇 년 만에 처음으로 진통제가 필요 없을 정도로 통증 없이 잠을 잘 잤다고 울면서 말을 했습니다.
- 패드를 사용하지 않고 등을 대고 바로 주무십시오. 몇 년 전에 60대 여성이 척추의 각도가 40도 범위에 있는 것을 본 적이 있습니다. 저에게 어떻게 자야 하는지 물어보셔서 저는 그녀에게 여러 해결 방법을 알려주고 난 후 1년 넘게 그녀를 보지 못했습니다. 그다음에 그녀를 보았을 때 척추의 회전이 훨씬 줄어들어 있었고 저는 그녀에게 무엇을 하고 있는지 물었습니다. 그녀는 솔직히 운동을 하지 않았지만 비누를 아래 놓고 볼록한 부분 위에 등을 대고 누워 편안함을 느껴서 매일 밤 그 위에서 잠을 잤다고 말했습니다. 저는 그녀의 창의력과 끈기로 잠을 잘 수 있는 해결책을 찾는 것에 대해 믿을 수 없다는 듯이 웃었습니다. 솔직히 비누 위에서 자는 건 생각해 본 적이 없었지만, 그녀는 숙면을 도와주는 해결책을 생각해 냈기 때문에, 성공이라고 할 수 있겠네요!
- 보조기를 착용하고 있는데 잠이 잘 오지 않는다면 보조기 없이 잠을 주무십시오. 제가 한 말을 당신 의사가 마음에 들어하지 않을 거라는 건 알지만, 당신은 잠을 자야만 합니다. 며칠 동안 보조기 없이 잠을 자보고 숙면에 도움이 되는지 확인 후 지속적으로 이 방법을 선택하거나, 다른 보조기를 사용해 볼 수도 있습니다. 많은 고객들이 보조기가 잘 만들어지면 숙면을 취하는 데 도움이 되기 때문에 보조기를 착용하고 자는 것을 좋아한다는 사실을 발견했습니다. 하지만 유년기와 청소년기에 단 하루도 숙면을 취하지 못한 채 시간이 흘러가는 좋지 못한 선택에 대한 해결책을 찾아야 됩니다.
- 거동이 불편한 척추 수술을 받았다면 머리와 목에 통증이 없는 가장 좋은 위치에 머리와 목을 받쳐주십시오.

저는 10년 전 아들들을 낳은 후부터 수면장애를 겪어왔기 때문에 한밤중에도 척추측만증과 싸우는 것은 수면에 도움이 되지 않았습니다. 그래서 수년 동안 여러 방법을 시도해 보았고, 많은 연구와 시행착오를 거쳐 숙면을 취하는 데 도움이 되는 가장 좋은 환경을 찾았습니다.

제 몸을 잘 지탱해 주면서도 밤에 잠을 잘 때 포근하게 감싸주는 좋은 매트리스를 찾았습니다. 제 고객들 대부분은 좋은 메모리 폼 매트리스나 폼 토퍼만으로도 숙면을 취하는 데 도움이 된다고 합니다. 수면 중 통증이 있거나 여러 차례 수술을 받은 고객 중 일부는 매트리스의 폼 하나로 경직된 부분을 재조정하거나 심지어 밤에 침대에서 더 많은 지원이 필요한 시점과 위치를 '읽어내는' 데 매트리스 폼을 사용한 후 성공적으로 수면을 취할 수 있었다고 합니다.

여러 베개를 사용해 본 끝에 마침내 작은 폼 조각으로 만들어져 제가 원하는 모양을 만들 수 있는 폼 베개를 찾았습니다. 등을 대고 누웠을 때 머리가 앞으로 쏠려서 목을 압박하지 않도록 작은 구멍을 파서 사용할 수도 있고, 베개를 옆으로 더 높이 쌓아 옆으로 누울 때 머리가 더 많이 지지되도록 할 수도 있습니다. 때때로 누워 있을 때 베개를 사용하지 않고 머리가 몸의 나머지 부분과 더 일직선이 될 수 있도록 합니다.

저는 몇 년 전에 남편과 침대 방향을 바꿔서 옆으로 누웠을 때 저는 침대 바깥쪽을 바라보고 자는데, 이는 많은 사람들이 자연스럽게 취하게 되는 자세입니다. 침대 반대편에 누웠을 때 자연스럽게 바깥쪽을 향하게 되어 주요 오목한 만곡이 아래로 내려가서 곡선 안으로 가라앉게 됩니다.

저는 항상 등을 대고 자려고 합니다. 그 이유 중 하나는 하루 종일 활성화된 척추의 긴장을 푸는 데 도움이 되기 때문입니다. 몇 년 전 온열 패드를 깔고 잠들면 척추 근육이 진정되어 더 빨리 잠드는 데 도움이 된다는 사실을 깨닫게 되었습니다. 저는 항상 완전히 잠이 든 후 약 30~60분 후에 저절로 꺼지는 자동 타이머가 있는 온열 패드를 사용합니다.

많은 신체 전문가들은 옆으로 누워 자면 어깨와 목의 신경을 압박하여 척추측만증을 악화시킬 수 있기 때문에 똑바로 누워 자는 걸 권장합니다. 이것이 제가 바로 등을 대고 똑바로 누워 자기 시작한 또 다른 이유입니다. 왜냐하면 잠을 자는 동안 옆으로 이상한 자세로 누워 자거나 팔을 머리 위로 올려 놓고 잠을 자게 되면 손에 감각이 없어지고 저리는 증상이 나타날 수 있기 때문에 숙면을 취하지 못하고 여러 번 잠에서 깨어나게 되기 때문입니다. 이처럼 목은 제 몸에서 가장 골치 아픈 부위이기 때문에 가능한 압박과 긴장을 풀어주어야 합니다. 그렇게 때문에 바른 자세로 등을 대고 누우면 목의 압박이 감소하고 무감각과 저리는 증상이 사라지기 때문입니다.

저와 마찬가지로 많은 고객들도 패드를 붙이고 밤새 이리저리 뒹굴기 때문에 잠을 제대로 잘 수 없습니다. 만약 제가 밤에 패드를 완벽하게 붙이고 잠을 청해도 한밤중에 패드가 등을 이상하게 찌르거나 아침에 패드가 엉뚱한 위치에 있는 상태로 깨어날 가능성이 높고, 이로 인해 아침에 척추 통증이 많이 생길 수 있습니다.

한밤중에 잠에서 깨어나면 뇌가 즉시 활성화되어서 다시 깊은 숙면에 들수 없기 때문에 끔찍한 밤을 보내게 됩니다. 의식적으로 일어나서 자세를 바꾸기 위해 패드를 올바르게 재배치한다고 다시 숙면에 들수 없다는 것을 알 수 있습니다. 한밤중에 다른 생각을 할 필요가 없어야 합니다. 그렇긴 하지만, 저는 너무 일찍 일어나서 다시 잠들기 힘들 때를 대비해 침대 옆에 옆으로 누울 수 있는 패드를 두고 있습니다. 저는 보통 몇 주에 한 번씩 이른 새벽에 깨어 손을 뻗어 패드를 집어 들고, 패드 위에 주요 볼록한 만곡이 아래로 향하도록 옆으로 눕고(제 위치는 침대 중앙을 향하고 있습니다), 눈을 감고 휴식을 취하고 숨을 쉬다 보면 가끔은 잠시 졸다가 다시 잠들기도 하고 그렇지 않을 때도 있습니다.

아침에 침대에서 일어나면 거실 바닥에서 차 한 잔을 마시며 앉아 성경을 읽으면서 천천히 몸을 움직이는 아침 의식을 거행합니다. 잠을 잘 때는 잠을 자고, 그 시간을 척추측만증 치료를 위해 적극적으로 노력하는 시간으로 만들려고 하지 않습니다. 잠에서 깨어나면 척추측만증을 앓고 있는 몸과 마음을 사랑하면서 하루를 시작하는 시간입니다.

밤에 가장 깊은 잠을 취할 수 있는 최적의 방법을 찾기 위해 다양한 방법을 시도해 보십시오. 척추측만증에 맞는 완벽한 수면 방법은 없다는 것을 알아두십시오. 올바른 수면 방식은 가장 숙면을 취할 수 있는 방식입니다. 그러면 잠에서 깨어났을 때 당신의 몸을 적극적으로 사랑할 수 있습니다.

척추측만증 환자에게 숙면을 위한 특별한 자세는 없습니다. 숙면을 취할 수 있는 올바른 자세나 방법은 스스로 찾아야 합니다.

옷

여성분들, 수영복 상의와 브래지어에 대해 이야기해 봅시다. 등 스트랩이 견갑골을 피하고 어깨뼈 안쪽이나 바깥쪽으로 오는 스트랩이 있는 제품을 선택하세요. 레이서백 탑이나 스트랩이 넓은 제품을 선택하세요.

언더와이어는 피하세요. 흉추에 척추측만증이 있는 대부분의 사람들은 흉곽이 회전하기 때문에 언더와이어를 착용하면 얼마 지나지 않아 앞쪽 흉곽의 한쪽에 통증이 생길 수 있습니다. 많은 사람이 브래지어 사이즈가 잘못되었기 때문이라고 생각하지만, 보통 언더와이어 때문인 경우가 많습니다. 앞쪽으로 더 많이 회전된 흉곽의 절반이 언더와이어에 더 많이 밀착되어 일반적으로 통증이나 피부 악화를 유발합니다.

또한 홀터 탑은 피하는 것이 좋습니다. 저는 항상 홀터 탑을 착용하고 싶었지만, 착용할 때마다 목이 아프고 착용 후 약간의 두통이 생깁니다. 목 위로 올라가는 견갑골이 있는 분들에게 천 조각이 목을 잡아당기는 것은 현명한 선택이 아닙니다. 목이 이미 틀어져 있기 때문에 목을 다른 방향으로 당겨서 상황을 악화시킬 수 있습니다.

옷장을 뒤져서 몸을 아프게 하는 옷을 버리세요. 통증을 더 심하게 만들거나 아름다운 척추측만증 등과 잘 어울리지 않는 옷은 필요 없습니다. 그런 옷들을 버리고 돈을 모아서 아프지 않고, 잘 맞고, 멋지게 보이게 하는 상의를 찾아서 즐거운 시간을 보내세요. 이제 쇼핑을 할 수 있는 좋은 핑계가 생겼습니다!

임신

이 책의 앞부분에서 척추측만증을 앓고 있는 동안에는 아이를 가질 수 없다는 속설에 대해 설명했습니다. 이제 그 주제에 대해 좀 더 자세히 알아봅시다.

척추유합술을 받은 경우에도 아기를 임신하고 성공적으로 출산할 수 있습니다. 저는 개인적으로 척추유합술을 받은 후 건강한 아기를 성공적으로 출산한 많은 여성들을 알고 있습니다.

척추유합술을 받은 척추분리증 환자와 유합술을 받지 않은 척추분리증 환자의 제왕절개 발생률을 비교한 30년간의 연구 결과가 발표되었습니다.[58] 연구 결과에 따르면 유합술을 받은 그룹에서 제왕절개 비율이 훨씬 높았다고 합니다.

이 연구를 읽은 후, 저는 이 연구의 연구 설계를 전적으로 신뢰할 수 있는지 알 수 없었기 때문에 유합술을 받은 척추분리증 커뮤니티가 아이를 낳고 기른 경험에 대해 어떤 이야기를 하는지 직접 들어보고 싶었습니다. 말할 필요도 없이, 제가 퓨전 커뮤니티에서 받은 응답은 연구 결과와 일치하지 않았습니다. 소셜 미디어에서 제가 받은 반응 중 일부를 읽어보세요.

- "저는 20년 전인 1996년에 T4-L2 척추측만증 수술을 받았습니다. 두 아이 모두 자연분만(질식)으로 출산했는데, 첫 아이는 경막외 마취를 했지만 둘째는 그렇지 않았습니다. 제왕절개는 선택사항이 아니었고 의학적으로 필요한 경우가 아니면 강요하지도 않았습니다. 두 번의 출산 모두 합병증 없이 성공적으로 마쳤습니다."
- "산부인과 의사들은 제왕절개술을 할 이유가 없는데도 제왕절개술을 하도록 환자에게 권유하지 않아야 합니다. 제 제자들(저는 요가 강사) 중 상당수는 비교적 수월하게 자연분만을 하거나 심지어 집에서 출산한 경험이 있습니다."
- "저는 청소년기에 척추측만증 유합 수술을 받았고 두 명의 아기를 자연분만으로 출산했습니다. 경막외 마취를 위한 막대 아래에 충분한 공간이 있는지 걱정했었지만, 다행히 공간이 충분했고, 아이를 분만하는 데 아무런 문제가 없었습니다."
- "저는 1978년 13세에 유합 수술을 받았습니다. 두 아이 모두 제왕절개를 하지 않았습니다. 저에게는 경막외 마취가 저에게 필요가 없었습니다."
- "저는 17세에 척추유합술을 했었고 20대 중후반에 쉽게 임신 후 조산사가 있는 병원에서 수중 분만을 통해 자연분만에 성공했습니다. 조언: 경막외 마취는 의학적으로 선택사항이 아니었기 때문에 의사 소견서를 통해 수중 분만과 조산사 비용에 대한 보험을

받을 수 있었고, 이것이 제가 할 수 있는 유일한 통증 관리 중재였기 때문에 보험 혜택을 받을 수 있었어요. 약간의 노력이 필요했지만 가능했어요!"

- "저는 2005년 14세 때 수술을 받았는데, 수술 부위는 T3-L1이었습니다. 3주 전에 첫 아기를 낳았는데, 제가 배운 것은 막대 때문에 분만 중에 경막외 마취를 할 수 없다는 것이었습니다! 아무도 그런 얘기를 안 해줬어요. 다행히 임신 초기에 알게 되어 정신적, 육체적으로 자연분만을 준비할 수 있었어요."
- "저는 허리 수술을 다섯 번 받았는데 그중 세 번은 척추유합술이었습니다. 21개월 간격으로 두 아기를 자연분만했는데, 마취과 팀이 제 X-ray를 보고 깜짝 놀랐기 때문에 마취제 없이 자연분만을 했어요. 임신과 출산에 아무런 문제가 없었습니다. 저는 지금 37세예요."
- "저는 척추유합술을 받은 후 세 번의 자연분만을 했습니다. 제왕절개는 고려하거나 제안하지 않았습니다."

연구에 따르면 일부 척추유합술을 받은 여성 집단에서 제왕절개 출산율이 더 높은 것으로 나타났지만, 위와 같이 이러한 많은 사례에서 꼭 그럴 필요는 없다는 것을 알 수 있었습니다! 이 한 가지 연구 결과만으로 선택의 폭을 제한하지 마세요.

척추유합술을 받은 적이 있든 없든, 출산할 때 병원에 가실 때 가장 최근의 X-ray 사본을 병원에 가져가서 척추측만증이 있다고 말하고, 마취가 필요한 경우라면 가장 숙련된 마취과 전문의에게 마취를 요청하세요. 척추측만증으로 인해 척추가 틀어져 있는 경우 척추 모양이 다르기 때문에 일반적인 위치로 경막외 마취를 실시할 수 없기 때문입니다. 마취를 할 수 없다는 뜻이 아니라 다음과 같은 사항을 알아야 한다는 의미입니다. 가장 숙련된 의료진에게 마취를 요청할 줄 알아야 한다는 의미입니다.

저는 두 아들과 함께 경막외 마취를 받았는데, 의사와 간호사에게 척추측만증이 있어서 가장 숙련된 마취과 의사가 필요하다고 말했습니다. 첫 출산과 함께 제가 마지막으로 원했던 것은 아직 배우고 있고 숙련되지 않은 레지던트가 저를 마취하는 것을 원하지 않았습니다. 두 번 모두 직원들은 바늘을 정확히 어디에 삽입해야 하는지 알아내는 데 시간이 조금 더 걸렸지만 모두 잘 끝났습니다. 병원 직원에게 미리 경고해야 한다는 것을 알고 있었기 때문에 큰 문제가 되지 않았고, 그 과정에서 많은 도움이 되었습니다.

호르몬은 많은 사람들의 척추측만증에 영향을 미치므로 임신과 모유 수유를 하는 동안 호르몬이 변하므로 척추측만증을 주의 깊게 관찰해야 합니다. 저는 첫 번째 아들을 임신했을 때 정기적으로 임신 전 제 몸을 잘 알고 있는 전문적인 마사지사들에게 마사지를 받아서 척추가 거의 완전히 곧게 펴졌어요. 하지만, 둘째를 출산했을 때에는 마사지를 받지 않아 코르크 마개처럼 휘어졌어요. 하지만, 몸을 다시 바로잡기 위해 어떻게 관리해야 하는지 알고 있었기 때문에 큰 문제는 아니었어요. 호르몬이 급변하는 이 시기에 척추를 올바르고 건강하게 유지하기 위해 임신 전, 임신 중, 임신 후에 정기적으로 신뢰할 수 있는 전문가를 만나 관리하는 것이 중요합니다.

천장관절 벨트를 착용하면 많은 임산부들이 비유합 및 유합된 척추 뼈를 가진 고객들이 허리 통증을 덜 느끼며 출산을 하는 데 도움이 되었습니다. 허리가 불안정한 체형인 경우 SI 벨트를 착용하면 허리에 부담이 가중될 수도 있지만, 임신 마지막 몇 달 동안은 조금 더 안정감을 느낄 수도 있습니다. 또한 출산 후 코어가 아직 충분히 강하지 않아 허리를 안정화시킬 수 없을 때도 도움이 될 수 있습니다.

또한, 새롭게 태어난 아이를 어떻게 안고 다니는지도 염두에 두십시오.

척추측만증이 있는 많은 사람은 몸을 구부려 아이를 안을 때 가장 부하가 증가합니다. 아이를 안을 때 이 자세를 취하면 아이를 지탱하는 힘은 더 강해지지만 척추에는 좋지 않은 영향을 미칠 수 있습니다. 둘째를 출산한 후 척추가 휘어진 이유 중 하나가 자세에 대해 생각하지 않았었고 두 살짜리 아들을 안고 척추가 휘어진 상태로 생활을 했기 때문이라고 확신합니다.

척추측만증이 가족을 형성하는 데 문제를 야기하지 않습니다. 항상 그렇듯이 척추측만증이 있을 때는 몸의 소리에 귀를 기울이고 몸이 요구하는 것을 들어주십시오.

10 척추 보조기

척추측만증에 대한 척추 보조기는 뜨거운 주제이며, 사람들은 이에 대한 제 의견을 자주 물어보곤 합니다. 척추 보조기는 일반적으로 '중등도'의 척추측만증(약 25~40°C 곡선)에 대한 치료 옵션으로 간주되며, 척추측만증이 있는 소아 및 청소년에게 일반적으로 처방됩니다.

척추측만증의 경우 사람마다 각각 다르기 때문에 척추 보조기와 관련해 포괄적인 접근 방식을 제공하기가 어렵습니다. 대신 연구 결과를 살펴보고 이 치료법이 본인이나 자녀에게 적합한지 판단해 보겠습니다.

첫째, 척추측만증을 위한 많은 종류의 척추 보조기가 존재한다는 것을 알아야 합니다. 척추 보조기의 일부는 몸통을 압박하고 척추가 제자리에 머물도록 하거나 척추를 해부학적으로 올바른 위치로 밀어주는 딱딱한 형태의 보조기입니다. 어떤 척추 보조기는 신체를 원하는 위치로 끌어당기는 여러 개의 탄성 유형 스트랩이 있는 한 쌍의 반바지와 코르셋으로 구성된 부드러운 보조기입니다. 일부 유형의 척추측만증 보조기는 하루 23시간 동안 착용하고, 다른 유형은 수면 중에만 착용하며, 또 다른 유형은 특정 맞춤형 일정에 따라 착용합니다.

척추 보조기의 잠재적 파급 효과

척추 보조기는 비용이 많이 들 수 있고 대부분 보험에 가입되어 있지 않기 때문에 보조기를 받는 데 드는 금전적 부담이 매우 클 수 있습니다. 저는 많은 고객들이 보조기로 인해 계속해서 고객들의 척추가 교정되고, 그들의 몸통이 길어지며, 그들이 계속해서 성장함에 따라 여러 개의 보조기가 필요하다는 것을 보았습니다. 이 모든 놀라운 일들은 보조기가 척추를 다치게 하지 않고 도움이 되도록, 성장함에 따라 아프지 않도록 새로운 보조기가 필요하다는 것을 의미합니다.

금전적인 부담이 만만치 않은 것 외에도 허리 보호대 착용으로 인한 잠재적인 정서적, 심리적 영향도 고려해야만 합니다.

과학자들은 보조기를 착용하는 사람들이 어떤 영향을 받는지 알아보기 위해 최신 연구를 검토한 결과 그들은 보조기를 착용하는 것에 대한 심리적 부담으로 인한 삶의 질 저하가 가장 큰 문제라는 것을 발견했습니다.[59] 또한 가장 큰 부담을 주는 세 가지 범주로 자아상, 정신건강, 활력을 꼽았습니다. 다음은 이 세 가지 범주에 대한 연구 결과를 요약한 것입니다.

자아상

보조기 착용자의 외모에 대한 우려는 보조기 개발자들이 움직일 수 있고 옷 속에 숨길 수 있는 부드러운 보조기를 개발하도록 영감을 주었습니다. 부드러운 보조기가 만들어내는 곡선 보정에 대한 연구는 매우 불분명하고 혼란스러우며, 부드러운 보조기를 착용할 때의 자신의 이미지는 딱딱한 보조기보다 나을 것이 없다는 연구 결과도 있습니다. 이러한 여러 이유로 인해서 연구자들은 보조기를 착용할 경우 딱딱한 슈로스 보조기를 사용하는 것이 가장 좋다고 제안합니다.

부드러운 보조기에 대한 저의 간단한 부연 설명입니다. 한 회사에서 무료로 착용할 수 있는 보조기를 보내줬는데, 제 척추 곡선이 더 깊어지는 것을 보고 깜짝 놀랐습니다. 제가 변화를 정확하게 평가하고 있는지 확인하기 위해 제 척추측만증 치료를 돕고 제가 신뢰하는 많은 사람들에게 보조기를 착용한 모습을 보여달라고 부탁했는데 모두 똑같이 놀라워했습니다. 저는 선생님 중 한 분의 도움을 받아 보조기 회사에서 저를 충분히 평가할 수 있도록 보조기를 착용하기 전 걷는 모습과 착용한 상태에서 걷는 모습, 척추측만증 척도계를 이용해 나의 측만 정도를 측정한 영상을 이메일로 보내기도 했습니다. 보조기 제작자가 이메일로 답장을 보내왔고 모든 것이 좋아 보인다고 말했습니다. 하지만 저는 무엇보다도 그 보조기를 착용하자마자 수치심과 극도의 자의식을 느꼈습니다. 그래서 저는 동네를 돌아다닐 때에도 이 보조기를 착용한 모습을 보이지 않겠다고 다짐했습니다.

천 조각 몇 개를 벨크로로 연결해 만든 이 부드러운 보조기는 보통 1000달러 정도인데, 보조기 제작자는 저와 10년 동안 제 척추를 관리해 온 믿을 수 있는 전문가였지만, 이렇게 정반대의 의견을 냈다는 사실에 충격을 받았습니다. 솔직히 저는 보조기에 대한 제 생각과 느낌을 정리하는 데 어려움을 겪었습니다. 말할 필요도 없이, 보조기는 제 스튜디오의 옷장 맨 위 선반에서 먼지가 쌓인 채로 보관되어 있습니다.

예전에도 부드러운 보조기를 착용한 적이 있거나 착용하러 온 고객들이 많았습니다. 그들은 단단한 보조기를 착용한 사람들보다 심리적으로 자유롭지 못했습니다. 저는 지금까지 부드러운 보조기 착용으로 척추가 안정되거나 만곡이 줄어든 고객을 본 적이 없습니다. 하지만 슈로스 보조기를 착용한 몇몇 고객들이 놀라운 결과를 얻은 것을 목격했습니다. 이 제품은 미국 최고의 제품이기 때문에 보조기를 착용할 거면 곧장 슈로스 보조기를 선택하시기 바랍니다.

정신건강

- 보조기 착용으로 인한 심리적 고통은 척추측만증 자체로 인한 고통보다 더 심합니다.
- 보조기를 얼마나 오래 착용해야 하는지에 대한 불확실성은 심리적 고통을 유발합니다.
- 연구자들은 보조기 착용자가 스포츠 및 사회 활동에 참여할 수 있도록 보조기 착용을 중단하고 휴식을 취할 것을 제안합니다. 이 방법은 사회적 고립을 피하는 데 도움이 됩니다.

활력

- 보조기 착용자의 경우 일상 활동에 대한 에너지와 열정적인 태도가 감소합니다. 보조기 착용자는 비착용자보다 더 신체 능력이 낮은 것과 관련이 있습니다.
- 보조기 착용자는 보조기 착용으로 인해 운동 능력이 감소하는 것을 경험합니다. 보행 속도의 감소와 신체 활동에 소비되는 에너지의 증가는 보조기 착용자에게서 발견되었지만 보조기를 착용하지 않은 사람들에게서는 발견되지 않았습니다.
- 이 연구는 보조기를 착용하는 사람들이 보조기를 착용하지 않을 때 신체적인 기능을 향상시키기 위해서 지구력 운동을 집중적으로 훈련해야 한다고 제안합니다.

척추 교정 치료를 받을 계획이라면 치료 전에 정서적, 정신적, 신체적 건강을 위한 계획을 세우길 바랍니다.

척추 보조기와 수면의 질

척추 보조기로 인한 신체적, 심리적 영향은 수면 부족으로 인해 더욱더 악화될 수 있습니다. 지난 장에서 언급했듯이 수면은 몸이 휴식을 취하고 재충전하며 치유할 수 있도록 도와줍니다. 척추측만증을 진단받고 대부분 교정기를 처방 받는 사춘기에는 특히 수면이 중요합니다. 안타깝게도 수면 동안 척추 보조기의 착용으로 인한 불편함은 수면의 질을 심각하게 저하시킬 수 있습니다.

제 책 중 『척추측만증 분석』에서 언급했듯이, 13세 소녀 '루스'가 첫 척추측만증 수업을 받으러 왔었습니다. 수업 전에 루스의 엄마는 루스가 밤에 척추 보조기를 착용해야 한다고 말했지만, 매일 아침 루스의 방에 들어갔을 때 보조기는 바닥에 떨어져 있었습니다. 그것은 루스가 한밤중에 깨어나 단단한 플라스틱 보조기를 몸에서 풀어 바닥에 떨어뜨리고 있다는 것을 의미했습니다. 10대 소녀 루스는 편안한 수면을 취하는 대신 매일 밤 잠에서 깨고 있었던 것입니다. 매일 밤마다 루스에게 편안한 수면은 과거의 일이었습니다.

루스는 수업 중에 매우 불량한 태도를 보였고, 집중하기도 힘들어했습니다. 그녀는 성질이 급하고 저에게 비협조적이었고, 완전히 지쳐 보였습니다. 제가 함께 수업을 했던 10대 중 가장 유쾌한 아이는 아니었습니다. 하지만 저는 진짜 루스와 수업을 할 수 없겠다고 생각했습니다. 2년 넘게 밤잠을 제대로 못 잔 10대와 함께 수업하는 것이기 때문입니다. 그녀는 척추 보조기 때문에 2년 넘게 밤잠을 못 자서 성격이 불량하고 성질이 급하고 집중력이 떨어지고 완전히 지쳐 있었을 것입니다.

나중에 루스의 어머니와 나눈 대화에서, 저는 척추 보조기가 루스의 전반적인 건강에 도움이 되기보다는 해를 끼치고 있다고 생각한다고 말했습니다. 그녀의 만성적인 수면 부족 때문에, 저는 엄마에게 다른 사람이 만든 척추 보조기를 받거나 척추 보조기 치료를 완전히 중단하고 루스의 척추를 안정시키기 위한 다른 길을 추구하는 것을 고려해 보라고 했습니다.

반대로 척추 보조기 없이 잠을 잘 수 없는 고객도 목격했습니다. 9세인 척추측만증 고객은 밤에 잘 때 척추 보조기를 착용하는데, 착용하지 않으면 숙면을 취하지 못한다고 합니다. 저는 동전의 양면성을 모두 공유받았는데, 등받이에 관한 한 일률적인 규칙이 없기 때문입니다.

척추 보조기에 대한 정보에 기반한 결정

앞으로 나아가 보조기를 착용하기 전에 다음 사항을 이해해야 합니다. 모든 보조기 제조업체가 동일하지는 않다는 점을 이해해야 합니다. 보조기의 유형도 알아야 하지만, 보조기를 만드는 사람에 대해서도 알아야 합니다. 보조기 제작자의 기술에 따라 보조기가 척추에 얼마나 도움이 되는지(또는 해가 되는지) 크게 달라질 수 있습니다. 정형외과 의사가 보조기 제작을 위한 처방을 내렸다고 해서 반드시 우수한 보조기 제작자가 만든 양질의 보조기라는 의미가 아닙니다. 보조기의 종류뿐만 아니라 보조기 제조업체에 대해서도 조사해 봐야 합니다.

척추측만증을 진단받고 새 보조기를 착용한 아이와 그 엄마가 저를 찾아왔습니다. 보조기가 그녀의 견갑골을 기울게 하였고 어깨가 정상적으로 보이지 않게 했으며, 어깨가 기울어져 있어 머리가 정상 위치에서 벗어나 어깨에 좋지 않다는 것을 저는 바로 알 수 있었습니다. 또한, 골반, 허리의 한 부분을 너무 세게 눌러 다리로 내려가는 신경통이 생겼습니다. 이것은 분명히 그녀에게 좋은 보조기가 아니었습니다. 저와 직원들은 청소년을 위해 만들어진 다양한 종류의 보조기와 이미 고르지 않은 신체에 가해지는 잔혹한 행위에 대해 경악을 금치 못했는데, 이 보조기는 그 범주에서 높은 평가를 받고 있었습니다.

저는 누가 보조기를 만들었는지 엄마에게 물었습니다. 엄마의 눈이 반짝이며 최근에 교정기 제작자를 만나 대화를 나누었고, 그녀는 이 보조기 메이커를 좋아한다고 말했습니다. 보조기 제작자는 할리우드에서 헤어와 메이크업을 하다가 최근에 새로운 일을 하고 싶다는 결심을 하고 이사 온 분이었습니다. 현재 그녀는 마을의 정형외과 회사에서 일하면서 척추 보조기를 만들고 있었습니다. 이 엄마가 딸을 위해 보조기를 만들도록 허락했다는 사실이 너무 충격적이고 어리둥절하고 경악스러워서 제 인생에서 할 말이 없었던 몇 안 되는 순간 중 하나였습니다.

모든 보조기가 척추측만증의 진행을 막는 데 효과적인 것은 아니며, 어떤 경우에는 보조기가 안타깝게도 득보다 실이 더 많을 수 있습니다. 더 이상 처방되지 않는 밀워키 보조기에 초점을 맞춘 연구에 따르면 청소년기에 보조기를 착용한 사람들은 보조기 치료가 끝난 후 수년 동안 심각한 요통과 목 통증을 경험한 것으로 나타났습니다.[60]

새로운 기술과 종류의 보조기가 끊임없이 만들어지고 있지만, 그중 상당수는 결국 성공하지 못합니다. 최근 연구에 따르면 스파인코어의 동적 보조기는 보스턴 리지드 보조기만큼 효과적이지 않은 것으로 나타났습니다.[61] 그러나 이 연구에서 스파인코어를 착용한 사람들과 보스턴 보조기를 착용한 사람들의 척추측만증 곡선이 더 악화되었습니다. 이는 결코 보스턴 교정기 그룹이 승리한 것이 아니라 두 그룹 모두 실패한 것입니다.

새로운 보조기가 효과가 있는지 알아보기 위한 과학적인 실험에 참여하지 마십시오. 당신의 척추 건강은 너무 중요합니다. 연구 결과 효과가 입증된 검증된 보조기를 사용하고 자격을 갖춘 숙련된 보조기 제작자를 찾으십시오.

척추 보조기를 고려하고 있는 가족들과 공유하기 위해 제가 가장 좋아하는 자료 중 하나는 『슈로스 요법, 보전적 척추측만증 치료의 발전』으로 척추측만증 전문의가 개발한 책입니다.[62] 이 책의 8장 제목인 '보조기 치료'에서는 다음과 같은 다양한 형태의 보조기에 대해 읽을 수 있습니다. 슈로스 보조기를 포함한 다양한 형태의 보조기에 대해 읽을 수 있습니다. 이 장에는 연구, 연구 사례, 사진 및 전 세계의 척추 보조기에 대한 직접적인 설명이 포함되어 있습니다.

보조기가 본인에게 적합한 옵션이라는 결론을 내렸다면, 최고 수준의 보조기 제조업체를 방문하여(다른 주나 다른 국가) 보조기를 착용하고 정기 검진을 받아야 합니다. 우리 마을이나 테네시주 내슈빌에서 차로 몇 시간 거리 내에 있는 척추 보조기 제조업체 중 고객에게 추천할 수 있는 곳이 없습니다. 제가 추천하는 보조기 제조업체는 매사추세츠주 보스턴에 있어 보조기를 원하는 고객은 제 추천을 받아 보스턴으로 보조기를 받으러 갑니다.

운동 요법과 척추 보조기

모든 척추 보조기 치료가 나쁘다는 말은 아닙니다. 저는 몇 가지 매우 효과적인 보조기가 심각한 측만의 만곡을 안정화시키는 것을 목격했지만, 보조기를 선택할 때 다양한 연구 결과들을 고려해야 합니다. 보조기에 대한 연구를 좀 더 살펴보겠습니다.

핵심 내용에 관해 7장에 언급한 일부 연구를 기억하십니까? 연구에 따르면 규칙적인 코어 강화 운동은 척추 보조기를 착용하는 것만큼 효과적일 수 있습니다.[63] 연구에 따르면 근육의 비대칭을 교정하기 위한 운동의 결과가 척추 보조기 착용의 결과와 같거나 더 좋다는 사실도 밝혀졌습니다.[64] 다른 연구들에서는 "보조기와 운동의 두 가지 개입 모두 청소년 특발성 척추측만증(AIS) 환자에게 상당한 치료 효과를 보였다"고 밝혔습니다. 보조기는 척추 만곡과 신체 대칭의 매개변수를 교정하는 데 더 우수했으며, 특히 기능적, 심리적 상태 측면에서 삶의 질은 운동 그룹에서 유의미하게 더 좋았습니다.[65]

제가 친애하는 척추측만증 고객인 '샐리'의 이야기를 들려드리겠습니다. 샐리는 20대 후반에 멋진 남자와 결혼했으며 75도의 척추측만증을 가지고 있습니다. 그녀는 사춘기가 한참 지났지만 매일 밤 슈로스 보조기를 착용하고 잠을 청합니다. 그녀는 잠잘 때 척추측만증이 심한 척추를 보조기가 추가로 지지해 주기 때문에 그녀는 이 보조기 착용을 매우 좋아합니다.

10대 때 진단을 받은 후 샐리와 부모님은 상상할 수 있는 거의 모든 종류의 척추 보조기를 사용해 보았습니다. 수년 동안 샐리의 부모님은 척추측만증 안정화를 위한 옵션으로 수술은 안 된다고 생각해 약 5만 달러를 들여 여러 종류의 보조기를 구입했습니다.

어떤 보조기와 치료법은 도움이 되었지만, 어떤 것은 효과가 없었고, 어떤 것은 그녀의 만곡을 더 악화시켰습니다. 마침내 그녀는 몸이 성장을 멈춘 지 몇 년이 지난 지금도 여전히 착용하고 있는 슈로스 보조기에서 척추에 필요한 것을 발견했습니다.

그녀는 약 5년 전, 보조기를 오랫동안 착용하고 있다가 척추 건강에 도움이 될 만한 운동을 찾다가 저를 찾아왔습니다. 그녀와 제가 처음으로 함께 수업을 시작했을 때, 그녀의 척추측만 측정기는 단 1시간 세션에서 (최소한) 10도 회전 변화를 보여주었습니다. 그녀의 보조기와 저와 함께 정기적인 자이로토닉®운동 방법을 연습한 결과, 샐리는 마침내 그녀의 척추를 위한 완벽한 처방을 찾았습니다.

몇 년 전 그녀는 자신의 몸이 좋아짐을 느끼는 이 운동에 대해 더 많이 배우기 위해 자이로토닉 강사 연수 과정을 수강하기도 했습니다. 현재 그녀는 정기적인 레슨을 위해 저를 만나고, 정기적으로 몸 전체 구조에 대한 마사지를 받고, 밤에는 보조기를 착용하고 있습니다. 그녀와 그녀의 남편이 함께 가정을 꾸리기를 고대하고 있기 때문에, 임신 중에는 아기를 위해 보조기를 착용할 수 없으므로 집에서도 쉽게 기구에 접근하기 위해서 자이로토닉 기구를 구입하기 위해 노력하고 있습니다.

샐리는 제가 본 것보다 그녀 스스로 몸을 관리할 수 있는 강한 힘이 있습니다. 그녀는 멀리 떨어진 곳에 훌륭한 보조기 제작자를 포함한 훌륭한 의사 팀을 보유하고 있는데, 그녀의 오래된 보조기가 맞지 않을 경우를 대비하여 일단 출산하면 즉시 도와줄 준비가 되어 있습니다.

그러므로 보조기의 종류와 보조기 제작자의 기술력에 대해 연구하고, 계속 움직여야 한다는 사실을 잊지 마시기 바랍니다. 숙련된 보조기 제작자가 잘 만든 보조기는 척추측만증에 대한 훌륭한 치료법이 될 수 있지만, 순진하게 마법의 약이라고 생각해서는 안 됩니다. 척추측만증이 있는 동안 정신과 신체가 튼튼하고 균형을 이루도록 하십시오. 척추측만증과 함께 살아가는 것은 평생의 여정이므로 여정을 즐기고 있는지 확인하는 것이 좋습니다.

숙련된 보조기 제작자가 잘 만든 보조기는
척추측만증에 대한 훌륭한 치료법이 될 수 있지만,
순진하게 마법의 약이라고 생각하지 마십시오.

11 수술 고려

척추측만증 때문에 척추 수술을 고려하는 이유는 무엇인가요? 수술을 결정하기 전에 확실한 답변을 해야 할 타당한 질문입니다. 이 큰 선택을 함께 고민해 봅시다.

일지를 들고 다음 질문들을 생각해 보세요. 감정을 다스리는 데 도움이 되도록 답변을 적어 보세요.

- 당신은 왜 수술을 받고 싶습니까?
- 당신이 수술을 통해 기대하는 결과는 무엇입니까?
- 만약 당신이 수술을 받는다면 당신의 삶은 어떻게 나아집니까?
- 척추에 금속이 들어가게 된 후로 남은 인생 동안 당신의 신체 관리 계획은 무엇입니까?
- 당신의 척추측만증은 수술 후에 치료 혹은 교정됩니까?
- 수술을 받기로 한 이유가 해결되지 않은 정서적 문제 때문인가요?
- 감정적인 응급 상황입니까, 아니면 의학적인 응급 상황입니까?
- 당신의 몸에 대해 정말로 신경 쓰이는 것은 무엇입니까?
- 수술로 척추가 완벽하게 펴지지 않는다고 가정해 봅시다(아마도 그렇지 않을 것입니다). 수술로 무엇을 고칠 수 있습니까?

이러한 질문에 대답이 없거나 당신의 대답이 마음에 들지 않았기 때문에 그런 질문들 중 일부를 물어본 것에 대해 저에게 화를 냈을 수 있습니다. 수술은 척추측만증에 대한 쉬운 답처럼 보일 수 있지만, 그렇게 간단하지는 않습니다. 저는 너무 많은 사람들이 어떤 이유로든 제대로 연구를 하지 않거나 관련된 위험을 이해하지 못한 채 이런저런 이유로 수술을 결정한다고 생각합니다.

이 장은 독립된 책 한 권으로도 충분할 만큼 방대한 분량이므로 우리가 함께 이것을 하는 동안 안전벨트를 매고 함께 여행을 떠나봅시다. 저는 이 장이 끝날 때쯤 당신이 제가 방금 물어본 모든 질문에 좀 더 명확하게 대답할 수 있고 척추측만증 수술이 여러분에게 적합한지 이해할 수 있기를 바랍니다. 많은 감정을 불러일으킬 수 있기 때문에 이 장을 천천히 읽어보시기 바랍니다. 여러분의 일지를 가까이에 두고 읽으면서 당신의 생각과 감정을 적어보세요.

수술은 마법의 약이 아닙니다

척추측만증 수술을 선택하는 것은 가볍게 받아들일 수 없는 큰 결정입니다. 수술은 서양 의학에서 당신이 믿고 싶어 하는 것처럼 마법의 약이 아닙니다. 수술은 척추측만증을 몸에서 떼어내는 것이 아니므로 수술로 척추측만증을 치료하거나 교정할 수 없습니다.

대부분의 수술은 척추를 움직이지 못하게 하는데, 이것은 척추를 더 이상 펴지거나 움직일 수 없게 하기 때문에 종종 상황을 더 악화시키는 경우가 많습니다. 잠시만 이것에 대해 생각해보세요. 당신은 다시는 허리를 펴지 못할 것입니다. 이렇게 움직이지 못하면 엉덩이, 무릎, 발목, 어깨, 목, 그리고 폐(폐활량 감소)에 많은 2차적인 문제를 야기합니다. 척추측만증은 몸 밖으로 꺼내지지 않았기 때문에, 몸의 다른 부분으로 이동하고 움직이지 않는 척추로부터 계속해서 더 멀리 다른 부위로 뱀처럼 뻗어나갑니다. 당신은 한 문제를 다른 문제로 바꾸면서 이차적인 문제를 영원히 쫓게 될 것입니다.

수술은 척추측만증을 몸에서 밖으로 빼내는 것이 아니므로 수술로 척추측만증을 완벽히 치료하거나 교정할 수 없습니다.

만약 당신이 수술을 받는다면, 유합된 허리 부위를 구부리는 것과 같이 다시는 할 수 없는 신체적 동작이 있습니다. 특정 부위에서 몸을 구부릴 수 없거나 유합된 부위에 통증이 있으면 당신의 척추에 대한 억압된 감정이 매일 유발될 수 있습니다.

우리는 척추측만증이 일부 사람들에게 상당한 심리적 고통을 줄 수 있다는 것을 이미 알고 있지만, 어린이나 10대를 둔 부모들의 수술 선택이, 그들이 다시는 등을 움직일 수 없는 결과를 초래하면, 장기적인 심리적 영향은 매우 클 수 있습니다.

연구에 따르면 수술 후 환자들은, 심지어 수년이 지난 후에도, 유합술을 받지 않은 환자들보다 부정적인 신체 이미지를 더 많이 가지고 있습니다.[66] 사람들은 수술로 인해 더 이상 움직이지 않는 거의 곧고 회전하지 않은 척추를 갖는 것이 척추측만증을 몸에서 빼내거나 그들의 몸에 대한 뿌리 깊은 억압된 감정이나 그들의 척추측만증에 대한 부모의 감정을 고칠 것이라고 생각합니다. 이것은 사실이 아니며 저의 큰 관심사입니다.

10대 때 유합술을 받았던 20대의 많은 사람들이 제 스튜디오에 찾아오는데, 유합술을 택한 부모에 대한 원망과 분노를 가지고 있었습니다. 저는 아이들이 부모와 소원해지거나 부모가 10대 자녀를 위해 유합술을 선택한 것을 만회하기 위해 성인 자녀를 위한 집, 자동차 및 기타 값비싼 물건을 사주면서 보상을 해주려고 하는 경우도 봤습니다.

척추측만증이 매우 심한 한 여성은 30대 중반에 모든 것을 해결할 수 있을 거라 생각하며 스스로 유합술을 선택했습니다. 수술 후 2년이 지난 후, 딸이 우울증에 시달리고 침대에서 일어나지 않고 계속 자살을 위협하는 등 절망적인 상황에 처하자 함께 살던 엄마가 저에게 연락을 해왔습니다.

제 스튜디오에서 필라테스 강사 양성 프로그램을 수강한 한 여성은 주말 11주 동안 진행된 프로그램 내내 울었습니다. 다른 수강생들은 할 수 있지만 자신은 할 수 없는 동작과 자신의 몸에 대해 배우면서 부모님, 의료계, 자신에 대한 억눌린 감정을 모두 쏟아냈습니다.

수술에는 때와 장소가 있지만, 저는 수술이 빠른 해결책이 아니라고 생각하며, 결정을 내리기 전에 척추측만증 환자나 그 가족에게 신체적, 심리적으로 충분한 준비 작업이 이루어지지 않는다고 생각합니다.

일반적으로 수술에 대한 대안이 있습니다

척추측만증 교정 운동에 대한 제가 가장 좋아하는 증거 중 하나는 연구자인 마사 C. 호우스 Martha C. Hawes가 쓴 『척추측만증과 인간의 척추Scoliosis and the Human Spine』라는 책입니다. 마사는 11세 때 척추측만증 진단을 받았습니다. 의사들은 그녀가 성인이 되면서 척추측만증이 '치명적인 수준'으로 진행될 것이라고 말했습니다. 그녀에게 주어진 유일한 치료 옵션은 척추유합술이었습니다. 의사들은 마사에게 수술을 하지 않으면 척추측만증을 치료할 수 있는 방법이 없다고 말했습니다.

그녀는 책의 시작 부분에서 자신의 경험에 대해 다음과 같이 이야기했습니다.

> 척추에 손상을 줄 수 있는 활동을 피하면서 평생을 보낸다는 생각에 본능적으로 반발하여 수술을 거부했습니다. 대신 물리치료사가 6주간의 운동 기간 동안 가르쳐준 몸통 강화 운동을 선택했습니다. 그 후 수십 년 동안 저는 매일 운동 요법을 충실히 수행했습니다.[67]

그녀의 외과의는 그녀의 척추측만증의 잠재적인 진행에 대해 무서운 예측을 했지만, 마사의 만곡 정도는 진단 후 30년 동안 거의 그대로 유지되었습니다. 사실, '성인 척추측만증은 수술 없이는 치료할 수 없다는 대중적인 통념에도 불구하고 가동성 운동으로 중년기에 측만증이 개선되었습니다.'[68]

마사는 단순히 의료계가 그녀의 사례를 처리하는 방식에 만족하지 못했고, 척추측만증과 운동에 대한 그녀의 개인적인 경험은 수술이 척추측만증을 치료하거나 개선하기 위한 유일한 선택이라는 생각을 부정했습니다. 그녀는 척추측만증과 움직임 사이의 관계를 더 조사하기로 결정했고, 그녀의 어린 시절 의사가 심하게 잘못되었다는 더 많은 증거를 발견했습니다.

척추측만증은 운동 기반으로는 치료할 수 없다는 가설을 뒷받침하는 증거로 해석될 수 있는 과학적 연구는 말할 것도 없고 발표된 연구도 단 한 건이 없는 것으로 나타났습니다.[69]

즉, 수술만이 유일한 선택이 아니며 움직임이 척추측만증에 도움이 된다는 증거가 있습니다. 그럼에도 불구하고 많은 의사들은 척추측만증 환자들에게 운동이 득보다 실이 더 많다고 계속 말합니다. 마사는 의사가 환자에게 움직임이 그들에게 "나쁘다"라고 말하지 않더라도 실행 가능한 치료 옵션으로 간주하지 않기 때문에 움직임에 대해 언급조차 하지 않는다고 지적합니다. 그 대신, 만곡이 수술이 필요할 정도로 심각해질 때까지 '지켜보고 기다립니다.'

호즈Hawes는 이것을 이해관계의 상충이라고 부르며 저도 동의하는 편입니다. 한 사람이 신뢰할 수 있는 소아과 의사나 가정의에게 척추측만증 진단을 받았다고 가정해 봅시다. 그 첫 번째 의사는 그들의 상태에 따라 정형외과 의사(대부분의 척추측만증 환자가 선택하는 전문의 유형)에게 그들을 소개합니다. 환자와 가족은 망설임 없이 믿을 수 있는 진단 의사의 조언을 듣고, 스스로 많은 조사를 하지 않고 정형외과를 찾습니다. 이제 그 외과의는 자신의 전문 분야인 수술을 중심으로 치료 계획을 세울 것입니다. 대체 요법을 권장하지 않을 가능성이 있습니다. 이는 환자가 척추측만증 치료를 위해 다른 곳으로 이동한다는 것을 의미하며, 사업적인 관점에서 볼 때 환자의 신체에 수행되는 값비싼 시술로 더 이상 돈을 벌 기회를 잃게 될 것입니다.

의학계 전체적으로 척추측만증 치료법으로서 운동을 조언하는 것과는 거리가 멀지만 확실히 진전이 이루어지고 있습니다. 몇 년 전, 척추측만증을 앓고 있던 한 여성이 제가 가르쳤던 스파이럴 스파인 워크숍에 참석했습니다. 그녀는 나중에 저에게 다음과 같은 이메일을 보냈습니다.

> 저는 아마 13세쯤에 척추측만증 진단을 받았습니다. 그 후 점점 더 나빠지고 있습니다. 저는 당신이 이야기한 첫 번째 유형(청소년 특발성 척추측만증)인데 허리에 큰 47도의 만곡이 있고 위아래로 몇 개의 다른 만곡이 있습니다. 그것은 제가 하루 종일 하는 모든 일에 영향을 미치고 있습니다. 고맙게도 저는 시내에서 훌륭한 작업 치료사와 함께 일할 수 있었고 제 몸과 그 징후에 대해 잘 알게 되었습니다. 저는 몇 년 전부터 다리에 마비가 오기 시작했고 그것을 보기 위해 메이오 클리닉에 갔습니다. 그들은 저

에게 "필라테스를 내 삶의 방식으로 만들어라" 혹은 "지독한 외과적인 수술을 받으라" 고 말했습니다.

바로 그거예요. 세계에서 가장 존경받는 병원인 미네소타에 있는 메이오 클리닉의 의사들은 이 여성에게 척추측만증을 치료하기 위해 "필라테스를 그녀의 삶의 방식으로 만들어라"라고 말했습니다. 이제 저도 필라테스를 시작해야 할 것 같습니다.

이 사례에서 알 수 있듯이 필라테스는 종종 척추측만증이 있는 사람들에게 완벽한 운동입니다. 그것은 움직임에 맞고 척추측만증이 유발할 수 있는 독특한 신체 특성에 맞게 쉽게 적응하고 수정할 수 있습니다.

수술에 있어서 교육은 핵심입니다

척추측만증 척추유합술을 강력하게 고려하고 계시다면, 당신의 수술을 진행할 외과 의사에게 수술을 받아본 사람을 만나보길 바랍니다. 그들로부터 수술과 회복이 어땠는지 직접 들어보세요. 저는 또한 당신이 그들의 몸통이 움직이는 것을 보았으면 합니다. 가능하다면 앞으로, 뒤로, 좌우로 구부리고 등을 돌려보도록 요청하세요. 그들이 움직이는 것을 보고 남은 생애 동안 몸이 그렇게 움직여도 괜찮은지 확인하세요.

당신의 의사가 뭐라고 말하든 수술을 받은 후에는 영원히 움직임에 제한을 받게 될 것입니다. 허리에 금속 막대기가 박혀 있는 신체 부위는 다시는 움직임을 할 수 없습니다.

어느 날 척추측만증에 관한 연구를 읽다가(일주일에 몇 시간씩 이런 일을 하는 것 같습니다), 저는 유합술 후 장기적인 추적 관찰이 필요한지를 결정하라는 기사를 우연히 발견했습니다. 다음은 연구에서 인용한 내용입니다. "한 명의 환자가 정기적으로 5년 동안 방문한 교정 손실 없이 무증상 전위되지 않은 막대 골절로 내원했으며, 필요한 경우에만 추적 관찰을 하기로 결정했습니다."[70] 저는 그 페이지의 내용을 읽고 또 읽었으며 정말 믿을 수 없었습니다. 어떤 환자는 막대가 부러졌는데도 그것을 알지 못했고, 외과의는 이것에 대해 아무것도 하지 않으려 했습니다.

수술 후 장치 관련 합병증은 큰 문제입니다.[71] 연구에 따르면 이 연구에 참여한 어린이의 4분의 1 이상에서 막대 파손, 나사 이탈, 척추경 절단, 캡 풀림 등의 문제로 인해서 만곡 진행 및 여러 사례부터 더 많은 문제에 이르는 다양한 문제를 겪는 것으로 나타났습니다.

저에게는 제 마음속에 소중히 간직하고 있는 고객이 있는데, 그 고객은 수년 전, 26세에 다섯 번째 허리 수술을 받은 지 3주가 지난 시기에 저에게 왔습니다. 그녀의 첫 번째 척추 유합 이후, 그것은 몇 년마다 그녀의 등에 또 다른 큰 합병증을 유발해 또 다른 큰 수술로 이어지게 한 내리막길의 연속과 같았습니다. 저를 만나기 몇 주 전, 그녀는 의사의 명시적인 허락을 받고, 원하는 대로 움직이며 요가 수업을 듣고 있던 중, 그녀의 등에서 펑 하는 소리가 들리는 것처럼 느꼈다고 합니다. 그녀의 막대 하나가 부러진 것이었습니다. 며칠 후, 그녀는 모든 장비를 제거하는 수술을 받았고 아무것도 다시 넣지 않았습니다(기억하십시오. 이것은 26세에 그녀의 다섯 번째 척추 수술이었습니다). 몇 년 후, 그녀는 오토만 위에 서 있던 중, 그 위에서 떨어져 등에 남은 4개의 나사 중 3개가 부러졌습니다.

이 이야기의 교훈은 금속은 부러질 수 있다는 것입니다. 이 고객은 30대 초반까지 4번의 유합술, 2번의 장치 제거술, 만성 통증으로 인한 척수 자극기 삽입술 등 7번의 척추 수술을 받았습니다. 이 장의 마지막 부분에서 그녀의 이야기를 직접 들어보실 수 있습니다.

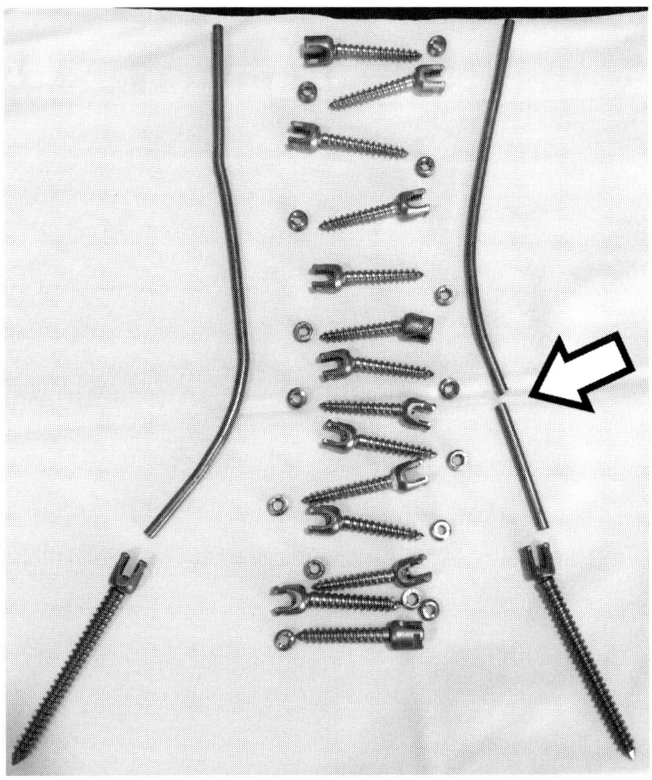

이동식 유합술에 대해 이야기해 보겠습니다. 비록 당신이 척추가 움직일 수 있는 곳에 고정 수술을 받았다고 해서, 그것이 당신이 원하는 대로 척추를 자유롭게 움직일 수 있는 자유이용권을 얻는 것이 아닙니다. 연구에 따르면 약 50%의 환자에서 테더(장치)가 끊어지는 것으로 나타났습니다.[72]

수술로 인해 발생할 수 있는 또 다른 문제는 인접 분절 질환(인접 분절 증후군, 과도기 증후군, 그리고 인접 분절 퇴행이라고도 함)입니다. 이것은 척추 유합 부위의 위와 아래 영역에서 운동성 손실에 대한 보상인 과가동성으로 인해서 합병증이 발생하기 시작하는 것입니다. 추간판 탈출증, 협착증, 척추전방전위증 및 기타 2차적인 문제가 유합의 결과로 발생할 수도 있습니다. 좋은 생체역학과 적절한 스트레칭 및 수술 후 강화는 때때로 인접한 분절의 질환을 막을 수 있지만 때로는 그렇지 않을 수도 있습니다. 종종 인접한 분절의 질환으로 인해서 손상된 디스크와 척추를 고정하기 위해서 유합을 연장하기 위한 또 다른 수술이 필요하지만, 그러고 나면 새로운 유합의 위아래에서 앞서 말한 문제에 영향을 받을 수 있는 새로운 문제들이 처음부터 다시 시작될 수도 있습니다.

척추 주변 근육의 혈류 차단도 발생할 수 있습니다. 수술 과정에서 근육으로 가는 혈류가 손상돼 근육이 움직이지 않는 곳입니다. 이 근육들은 여러분의 몸을 똑바로 세우는 데 도움을 주지만, 그것들이 작동하지 않기 때문에, 그 근육들은 말 그대로 꼭두각시처럼 당신의 막대에 매달려 있습니다.

저에게는 유합 수술 후 9년 차인 고객이 있었는데, 저에게 몇 번의 개인 레슨을 받은 후, 그녀는 척추 부분이 가려워지기 시작했고 며칠이 지나도 사라지지 않는다고 불평하기 시작했습니다. 저는 그녀에게 수술 후 의료 기록을 받아오라고 요청했고, 그들은 그녀의 척추 근육이 혈류 차단되었다고 말했습니다. 이 여성은 간호사였기 때문에, 우리는 그 근육이 실제로 9년 후에 깨어나기 시작했고 제가 그녀에게 시킨 강화 운동으로 인해 그녀의 척추를 따라 가려움증을 일으켰다는 것을 머리를 맞대고 고민 끝에 깨닫게 되었습니다. 움직임은 치유가 될 수 있습니다. 따라서 수술 후 문제 중 일부는 움직임으로 해결할 수 있지만 모든 문제가 해결할 수 있는 것은 아닙니다. 그리고 가동성이든 비가동성이든 유합 수술에서 발생할 수 있는 많은 다른 유형의 문제들이 있습니다.

최근에 외과 의사와 상담한 후 더 나을 것이라는 말을 들었기 때문에 수술을 받아야 하는지에 대해 상담을 요청하는 성인들이 많이 있습니다. 몇 년 동안 저는 성인이 척추측만증을 위해 척추뼈 전체를 유합하지 않는 것이 더 낫다는 것을 목격했었지만, 이제 그것을 뒷받침하는 연구가 있습니다. 이 연구에 따르면 수술을 받은 성인이 수술 후 상태가 더 안 좋아졌다는 것을 보여줍니다. 이 연구에 참여한 수술을 받은 성인들은 수술을 받은 후 통증 수준이 더 높아졌고, 자존감이 낮아졌으며, 기능의 용이성이 더 낮다고 보고했습니다.[73, 74]

또 다른 연구에서는 24명의 성인 유합술 환자(연구에서 척추측만증이 있는 성인의 14%)에서 34번의 재수술을 받아야 했다고 합니다.[75] 계산을 빠르게 해보십시오. 즉, 일부 사람들은 여러 번 수술을 받아야만 했다는 것을 의미합니다. 성인이 되어서 척추를 곧게 혹은 좀 더 펴지기 위해서 위험을 감수할 의향이 있으신가요?

따라서, 당신이 10대 때 수술을 받지 않았다면, 당신의 몸을 관리하기 위한 보존적인 방법을 찾아보길 제안하고 싶습니다. 당신의 삶의 질은 수술을 받지 않음으로써 더 높게 유지될 가능성이 높습니다.

만약 당신이 엘러스-단로스를 가지고 있는 경우 상처가 잘 치유되지 않고 혈관이 약하고 피부가 얇기 때문에 수술은 더 위험합니다.[76] 움직임이 많기 때문에, 수술 후 인접 분절 질환에 대해 잘 알고 있어야 하며 강화 계획을 잘 세워야 합니다. 수술을 고려하고 있다면 이 모든 것

을 염두에 두시기 바랍니다.[77]

신경학적 진단에서 비롯된 척추측만증을 가진 사람들에게는 수술이 특히 위험할 수 있습니다. 또한, 척수성 근위축이 있는 아이들에서 척추유합술은 영구적인 운동능력 상실과 관련이 있습니다.[77]

간호사인 제 고객 중 한 명이 자신의 어린 10대 환자가 수술 후 허리 아래쪽이 마비된 채 깨어났다고 말했습니다. 이 사건은 청소년에게 300건 이상의 척추뼈 유합술을 시행한 외과 의사의 손에 의해 발생했으며, 그중 두 건은 이 청소년의 두 언니에게 시행된 수술로, 두 언니는 모두 수술 후 건강하게 회복되었습니다. 이 10대는 운이 좋지 않았습니다. 제 의뢰인은 외과의가 너무 정신이 없어서 몇 주 후에 수술을 그만두었다고 말했습니다.

척추유합술을 받는 사람의 나이에 관계없이 실제적이고 무서운 합병증이 발생할 수 있습니다. 영구 마비, 수술 감염으로 인한 장치 제거를 위한 또 다른 수술, 장 천공, 심지어 사망까지 이 극도로 침습적인(감히 위험하다고 말할 수 있는) 수술로 인해 발생할 수 있습니다.[78, 79, 80, 81, 82, 83, 84, 85]

등에 수술이 필요하다고 해서 척추 전체가 유합되어야 하는 것은 아닙니다

인간은 나이가 들어감에 따라 척추에 마모가 누적됩니다. 척추측만증이 있는 사람들은 일반적으로 그들의 독특한 척추로 인해 약간의 추가적인 마모를 경험합니다.

뼈 돌기는 종종 척추의 오목한 부분에서 발생합니다. 이것은 척추의 오목한 부분에서 자신을 지탱하기 위해 뼈가 조금 더 자라는 곳입니다. 척추의 볼록한 쪽에서 미끄러짐이 발생할 수 있습니다. 이것은 척추가 약간 옆으로 미끄러지는 곳입니다. 이러한 상태와 더불어 관절염, 골다공증, 디스크 또는 추골 쐐기, 협착증, 척추전방전위증(또는 '척추'로 시작하는 여러 가지 진단), 퇴행성 디스크 질환, 경미하거나 중간 정도의 디스크 탈출 등의 증상들은 당신이 X-ray나 MRI 검사를 받을 때 방사선학 보고서에서 볼 수 있는 몇 가지 단어들입니다. 보고서에 이러한 단어 중 하나 이상이 표시된다고 해서 수술을 받아야 하는 것은 아닙니다. 위의 증상은 모두 무증상일 수 있는데, 이는 그것들이 존재하지만 통증이나 문제를 일으키지 않는다는 의미입니다. 때때로 이것들이 통증의 근원이 될 수 있고 수술로 고쳐야 할 수도 있지만, 그것이 전체 척추만곡선을 유합해야 한다는 것을 의미하지는 않습니다.

척추측만증이 있는 거의 모든 사람들은 수술을 고려했거나 심지어 외과 의사를 만나 수술이 척추를 위한 최선의 방법인지 알아보기 위해 상담을 받은 적이 있을 것입니다. 어떤 사람들은 그들의 콥스 각도 때문에 수술을 받아야 한다고 들은 반면, 다른 사람들은 완화를 위해 고통스러워합니다. 이것은 일반적이고 이해할 수 있는 현상입니다.

척추측만증의 모든 측면을 더 잘 이해하기 위한 끊임없이 탐구하던 중 척추 외과 의사인 데이비드 핸스콤David Hanscom 박사의 책 몇 권을 우연히 발견했는데, 이 책은 척추 수술이 정말로 필요한 시기에 대한 제 입장에 대한 더 많은 자신감을 갖도록 도와주었습니다. 저는 척추측만증이 있는 모든 사람이 핸스콤 박사의 저서인 『척추 수술이 정말 필요한가요? 외과 의사의 조언으로 통제하고 다시 통제하기: 만성 통증에서 벗어나는 외과 의사의 지침』을 읽어야 한다고 생각합니다. 그는 말합니다.

> 저는 척추 수술에 반대하지 않습니다. 그러나 저는 진단이 불분명하고 결과를 예측할 수 없는 대수술의 위험을 감수하는 것은 강력히 반대합니다. 모든 척추 수술은 척추를 변형시키기 때문에, 이것은 어느 정도 영구적인 손상을 야기합니다. 따라서, 시술로 교정할 수 있는 명확하고 식별 가능한 문제가 없는 한, 수술은 치료 옵션으로 고려하지 않아야 합니다.[86]

핸스콤 박사는 30년 경력의 저명한 복합 기형 척추 외과 의사입니다. 그는 '통증'을 경험하는 사람에게 의존하는 대신 확실한 진단을 요구할 뿐만 아니라 환자의 스트레스도 살펴봅니다. 그는 환자의 불안 상태도 수술의 성공 여부를 결정하는 데 영향을 미친다는 것을 잘 알고 있습니다.

그는 척추측만증을 앓고 있는 많은 환자들에 대해 글을 썼는데, 그들 중 일부는 유합술을 받았고 일부는 그렇지 않았으며 허리 통증을 경험했다고 합니다. 그의 환자들의 제안과 결과는 여러분을 놀라게 할 것입니다. 보통 척추측만증이 있더라도 그는 통증을 유발하는 급성 부위를 교정하고 나머지 척추는 유합하지 않는 작은 수술을 하는 경우가 많았습니다. 이것은 제가 매주 만나는, 척추측만증 고객 중 한 명인 멜리사Melissa의 경우도 마찬가지였습니다.

멜리사가 43세일 때 저는 멜리사의 담당 필라테스 강사를 하게 되었습니다. 그녀는 지난 10년 동안 필라테스(슈로스 치료, 물리 치료, 마사지 치료, 건침 요법 등)를 하면서 지역 내 필라테스 강사들과 함께 자신의 척추측만증이 개선되지 않는다는 것을 깨달았습니다. 그녀의 집에는 필라테스 기구가 있었고, 약 9개월 만에 우리는 매주 프라이빗 수업과 새로운 물리치료사로부터 도수 치료를 받아서 그녀의 만곡을 감소시킬 수 있었습니다. 그녀가 한쪽 다리에 경미한 신경통이 있다고 이야기하기 시작했을 때, 저는 그녀에게 등에 무슨 일이 일어나고 있는지 알아보기 위해 X-ray를 찍어달라고 요청했습니다. X-ray는 그녀의 척추측만 만곡이 감소했음을 보여주었습니다. 그녀는 매우 기뻐했습니다.

그 후 몇 주 동안, 그녀의 물리치료사와 저의 노력에도 불구하고, 그녀의 신경통은 한쪽 다리에서 증가했고 서서히 다른 쪽 다리에서 나타나기 시작했습니다. 외과 의사와 빨리 상담을 해야 할 때였고, 서둘러야 했습니다. 2주 만에 그녀는 종일 침대에서 누워 있어야 했고, 보행기 없이는 걸을 수 없게 되었습니다.

수년간 그녀의 몸에 생긴 마모와 찢어진 상처는 마침내 큰 피해를 입혔고, 무엇보다도 그녀는 척추뼈 안에서 진행되는 두 개의 완전히 퇴행된 디스크가 두 개나 있었습니다. 그녀를 일상생활로 되돌려주기 위한 두 명의 신경외과 의사를 찾았고 함께하며 일상으로 돌아갈 수 있었습니다. 그들은 그녀의 아래쪽 두 개의 요추와 천골을 함께 유합했습니다. 외과 의사들의 지식과 기술 덕분에, 척추측만증은 놔두고 그들은 문제를 일으킨 부분만을 고칠 수 있었습니다.

그들은 멜리사에게 그녀의 규칙적인 필라테스 운동과, 그리고 최근의 척추 만곡 감소로 그녀가 그녀의 척추측만을 케어할 수 있다는 사실을 증명했기 때문에, 그들은 수술 중에 그녀의 척추측만을 내버려둘 수 있다는 확신을 느꼈다고 말했습니다. 저는 모든 과정에서 멜리사와 함께했고, 그녀는 놀라울 정도로 잘 회복하고 있습니다. 그녀는 수술 후 6개월이 지났고, 만약 당신이 그녀의 생체역학, 근력, 그리고 유연성을 보면 당신은 그녀가 유합술을 받았다는 사실을 절대 알 수 없을 것입니다.

언젠가 멜리사와 오랜 시간 동안 슬픔(유합을 해야 한다는 것에서 오는)과 기쁨(성인이 되어서 그녀의 굴곡을 줄일 수 있는 것에서 오는)을 동시에 가지고 있는 것에 대해 이야기했습니다. 그녀의 추진력, 끈기, 그리고 그녀의 신체와 감정 상태를 관리하는 헌신이 척추측만증 환우들에게 귀감이 되었으면 좋겠습니다.

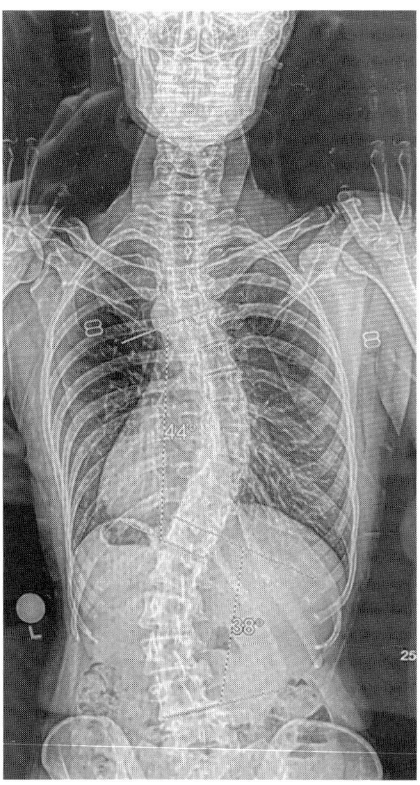

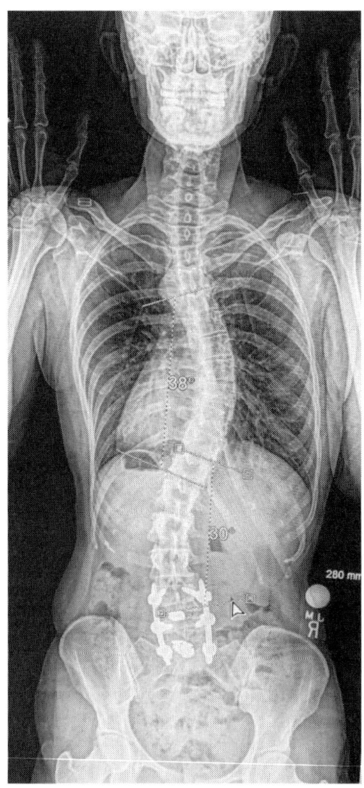

모든 외과 의사와 수술이 같은 것이 아닙니다

수술 여부를 결정할 때 매우 간과되는 부분 중 하나는 외과 의사의 교육과 경험입니다. 제발 이런 실수를 하지 마세요. 모든 외과 의사들의 교육과 경험이 동일하지는 않습니다.

예를 들어, 연구에 따르면 "북미에는 의사가 AIS를 수술적으로 관리하기 위한 임상 및 전문 기술을 습득하는 몇 가지 경로가 있습니다. 소아과 협회 교육을 받은 외과 의사들은 그러한 교육을 받지 않은 외과 의사들보다 평균 출혈량과 수혈률이 현저히 낮습니다. 외과 의사들을 위한 다양한 교육 경로가 결과에 직접적인 영향을 미칠 수 있다는 점을 이해해야 합니다."[87]

척추측만증 수술은 나날이 발전하고 있습니다. 새로운 기구나 장치가 발명되고 수술 기법들이 발전하고 있습니다. 그리고 수술의 종류도 매우 다양합니다. 현명하게 선택해야 할 것입니다.

제 척추측만증 고객 중 한 명은 1960년대에 헤밍턴 로드Herrington Rod 척추측만증 수술을 받았지만, 지금은 아무도 그 수술을 하지 않습니다. 헤밍턴 로드 수술에 대해 43년간 추적 관찰한 연구에 따르면 "이 수술법은 추가적인 만곡의 진행을 적절하게 제한하지 못하기 때문에 이 질환의 치료에 부적절하고 효과적이지 않습니다"라고 합니다.[88] 저는 당신이 선택한 수술에 대해 43년간의 추적 관찰한 결과에서 같은 내용이 나오는 것을 바라지 않습니다.

이제 이 책을 쓰는 시점에서 현재 시행되고 있는 다양한 종류의 척추측만증 수술에 대해 이야기해 보겠습니다. 저는 척추측만증 수술을 움직일 수 있는 수술, 움직일 수 없는 수술, 의심스러운 수술 세 가지 범주로 구분했습니다. 저는 당신이 수술의 모든 측면에 대해 충분히 알 수 있도록 하고 싶습니다. 수술에는 때와 장소가 있고, 사람들은 항상 매우 성공적인 수술을 원합니다. 저는 수술을 받고 회복한 후 삶의 질이 훨씬 더 좋은 사람들을 알고 있습니다. 저는 당신이 어떤 종류의 수술을 진행하기 전에 현명하게 판단하고 충분히 조사하고 연구하기를 바랍니다.

척추측만증 수술 커뮤니티가 척추측만증 환자들을 위한 새로운 수술 치료법을 창의적으로 혁신하는 데 얼마나 적극적인지를 보는 것은 저에게 놀라운 일입니다. 과학자들과 기술자들은 척추에 0.1mm의 정확도로 뼈에 구멍을 뚫을 수 있는 로봇을 개발했습니다.[89] 이것은 인간의 손보다 훨씬 더 정확하기 때문에 수술 환자에게는 엄청난 것일 수 있습니다. 로봇은 환자의 호흡 패턴과 환자가 실수로 테이블 위에서 움직이는지(임플란트가 척추에 고정되는 방식에 영향을 미칠 수 있는)를 감지할 수 있습니다. 이 놀라운 장치들은 여전히 검증 과정에 있고 몇 년 동안은 사용되지 않을 가능성이 크지만, 앞으로 이러한 발전이 계속될 것으로 예상됩니다.

기술적인 외과 수술의 발전은 척추측만증을 가진 사람들에게 큰 이점을 줄 수 있지만, 그들이 아직 초기 시험 기간에 있을 때 당신은 실험용 동물이 되고 싶지 않을 것입니다. 불과 몇 년 전보다 현재 당신이 이용할 수 있는 선택지가 훨씬 더 많기 때문에, 다양한 유형의 수술을 수행하는 다른 외과 의사들로부터 여러 의견을 구하세요.

이동식 수술

전방 척추측만증 교정술(ASC)은 척추를 따라 있는 근육이 절단되는 것을 방지하기 위해 등이 아닌 신체 측면에 절개를 하는 융통성 있는 척추 교정 수술입니다. 흉터가 등 쪽이 아닌 몸 옆쪽에 있기 때문에 심미적으로도 보기 좋은 수술이라고 느끼는 사람들도 있습니다. 흉추에 접근하기 위해 폐가 수축되고 요추에 접근하기 위해 장기가 옆으로 이동됩니다. 만곡의 볼록한 부분에 나사를 삽입하고 코드를 부착하여 척추를 곧게 펴고 곡선의 볼록한 부분을 더 가깝게 당겨 오목한 부분을 엽니다. 이 접근법으로 인해 척추는 여전히 유연하며 금속 막대가 모든 척추에 부착되지 않기 때문에 수술 후에도 움직일 수 있습니다.

ASC가 다음에 설명하는 척추체 고정술(VBT)과 다른 점은 VBT와 달리 65도 이상의 만곡, 뻣뻣한 만곡, 성숙한 청소년, 성인, 그리고 복잡한 만곡에서 ASC를 시술할 수 있다는 것입니다. ASC는 VBT에서 개발되었습니다.[90]

현재 두 번의 ASC 수술을 받은 20세 남성 고객이 있습니다. 제 고객의 원래 콥스 각도는 흉부 74도, 요추 56도였습니다. 첫 번째 수술 후 각도는 34도와 8도였습니다. 첫 번째 수술 후 1년 반이 지나자 낮은 만곡은 사라지고 60도 정도의 흉추 만곡으로 움푹 들어갔습니다. 그래서 수술을 다시 받기로 결정했고 나사를 요추의 반대편으로 재배치하기로 결정했습니다. 두 번째 수술 후 큰 만곡은 24도까지 내려갔습니다. 1년 후, 그의 주요 만곡은 계속 감소하여 현재는 19도이며, 요추 만곡은 다시 재발하지 않았습니다. 그의 뒷모습은 정말 놀랍습니다.

그의 외과 의사는 특히 이 청년의 어머니에게 수술 후 최고의 치료는 필라테스 리포머를 사용하는 것이라고 말했습니다. 그것이 그녀가 저를 찾은 이유입니다. 이 고객은 스파이럴 스파인에 몇 년 동안 다니고 있습니다. 그는 처음 2년 동안(두 번째 수술 전후로) 개인 수업을 들었고 지금은 오로지 그룹 수업을 듣고 있습니다. 그는 수업 내내 농담을 하고, 당신은 그가 등에 두 개의 수술을 받은 것이 어떻게 생겼는지, 어떻게 기능하는지, 또는 어떻게 행동하는지 결코 알지 못할 것입니다. 그가 자신의 뒷이야기를 들려줄 때면 스튜디오 사람들은 늘 충격을 받습니다. 그의 척추측만증 수술 이야기는 놀랍고, 저는 그 외과 의사들이 그를 위해 할 수 있었던 것에 대해 칭찬을 할 수밖에 없습니다.

VBT는 ASC와 같이 시행됩니다. 이 수술은 모든 척추뼈에 나사를 삽입하지만 후방 척추유합술에 비해서는 상대적으로 쉬운 외과적인 수술로 간주되지만 이 역시 상당한 수준의 외과적인 수술입니다. 수술 시간은 4~6시간 정도이며 회복 시간도 후방 척추유합술에 비해서는 훨씬 짧습니다. VBT는 만곡의 완전한 감소를 보기 위해서는 척추의 고정된 쪽이 고정되지 않은 쪽보다 덜 자라나는 성장 조절에 의존하므로 골격이 미성숙한 환자만을 위한 방법입니다.[91]

VBT 통계에 대한 이해를 돕기 위해, 평균 연령 12세, 리써 싸인Risser Grade 등급 0 또는 1(몸이 아직도 성장해야 할 것이 많다는 것을 의미함), 그리고 콥스 각이 42도이거나 그 이상인 29명의 사람들을 대상으로 한 연구에 대해 말하겠습니다. 평균적으로 7개의 척추뼈 수준의 나사못을

박았고, 대부분은 연구가 끝날 때까지 골격 성숙도에 도달했으며, 주요 만곡은 20명의 환자에서 30도 미만이었습니다(74% 성공률). 환자의 약 절반에서 테더의 끊어짐이 의심되었습니다. 이들 환자 중 2명은 후방 척추유합술을, 4명은 VBT 재수술을 받았습니다.[92] 저는 이동식 수술이라는 아이디어를 좋아하고 척추유합술보다는 선호하지만, 이동식 수술의 특성상 사물이 더 쉽게 움직이고 부러질 수 있습니다. 이것은 주의해야 할 사항입니다.

스파이널 스파인에 있는 강사 중 한 명의 10대 고객이 VBT를 성공적으로 받았습니다. 수술 전 그녀의 콥스 각도는 62도였습니다. 수술 직후에는 26도로 감소하였습니다. 10대 소녀인 그녀는 수술 뒤 한 달 후 제 스튜디오에서 강사와 매주 수업을 시작했습니다. 수술한 지 11개월이 지났고 만곡은 21도입니다. 10대 소녀의 어머니는 딸의 등 각도가 지속적으로 줄어들어 얼마나 감명받았는지 강사에게 이야기했습니다. 이것은 수술이 언제 어떻게 이루어져야 하는지, 그리고 이후에 얼마나 현명한 움직임이 콥스 각도 감소 과정을 계속해서 돕는지를 보여주는 훌륭한 예입니다.

VBT는 FDA 승인을 받았으므로 당신의 보험은 수술 비용을 부담할 수 있습니다.[93, 94] 즉, VBT 장비 및 시스템의 다양한 제조업체, 외과 의사들을 위한 다양한 종류의 교육, 그리고 VBT의 다양한 방법론이 있습니다. 심지어 자석 조각이 테더에 부착되는 VBT 버전도 있어서, 외과 의사는 테더를 줄이기 위해 환자의 등에 장치를 받칠 수 있습니다.[95] 즉, 외과 의사마다 수술 내용이 크게 다를 수 있으니 이 수술의 모든 측면에 대해 조사해 보시기 바랍니다.

비이동식 수술

이러한 유형의 수술은 척추유합술을 원하는 사람들에게 검증된 최신 현재 표준입니다. 후방 척추유합술(PSF)은 척추를 따라 절개한 다음, 척추에 부착할 수 있는 길이만큼 모든 척추에 두 개의 긴 금속 막대를 나사로 고정시키는 것을 의미합니다. 이렇게 하면 외과적으로 유합된 부위가 환자의 남은 생애 동안 완전히 움직이지 않게 되고 척추의 만곡이 증가하지 않도록 안정시킵니다.

PSF는 척추측만증 수술 중 가장 흔히 시행되는 수술이지만, 복잡성과 전신 마취 시간(유합되는 척추의 수에 따라 보통 8~10시간)으로 인해 현재 시행되고 있는 가장 위험한 척추 수술 중 하나입니다. 더 많은 척추뼈가 유합될수록 수술 시간이 길어지고, 따라서 위험도 더 커집니다.

후방 척추유합술을 받은 사람들의 수술 후 폐 합병증에 대한 위험 요인이 무엇인지 알아보기 위해 연구가 수행되었습니다. 연구 결과에 따르면 주 만곡이 75도 이상인 사람은 기존 호흡기 질환, 재수술, 흉곽 성형술(뒤로 튀어나온 갈비뼈를 없애기 위해 갈비뼈 일부를 잘라내는 수술)이 위험하다는 결과가 나타났습니다.[96] 이 수술을 고려할 때는 이러한 요소를 염두에 두길 바랍니다.

연구에 따르면 특정한 경우에 당신은 선택적 유합이라고 불리는 하나의 만곡을 수술적으로 교정하면 다른 만곡이 저절로 교정되는 경우가 있습니다.[97] 그러나 선택적 유합을 한 고객이 몇 명 있었고 그들의 2차 만곡이 향후 몇 년 동안 천천히 계속 진행되었습니다. 저는 확실히 수술 후 '자발적 교정'이 영구적이라고는 할 수 없습니다. 하지만 현명한 필라테스 교정 운동과 마사지로, 고객들의 모든 2차 만곡이 극적으로 감소했고, 그들이 2차 만곡을 교정하기 위해서 또 다른 수술을 받는 것을 예방하게 됐습니다.

이 사진은 제 고객 중 한 명의 선택적 유합 사진입니다. 수술 직후에는 유합되지 않은 부위에 이상이 없음을 확인할 수 있습니다(맨 오른쪽 사진). 시간이 지남에 따라(사진에서 오른쪽에서 왼쪽으로 이동) 유합 부위 위아래의 곡선이 계속 악화되는 것을 볼 수 있습니다. 다시 말하지만, 이 고객의 척추측만증을 영구적인 '자발적 교정'이라고 부르지 않을 것입니다. 만약 당신이 선택적 유합을 가지고 있다면, 당신은 다른 유합술을 받지 않은 사람들과 마찬가지로 당신의 유합되지 않은 척추를 계속해서 관리해야 한다는 것을 알아야 합니다.

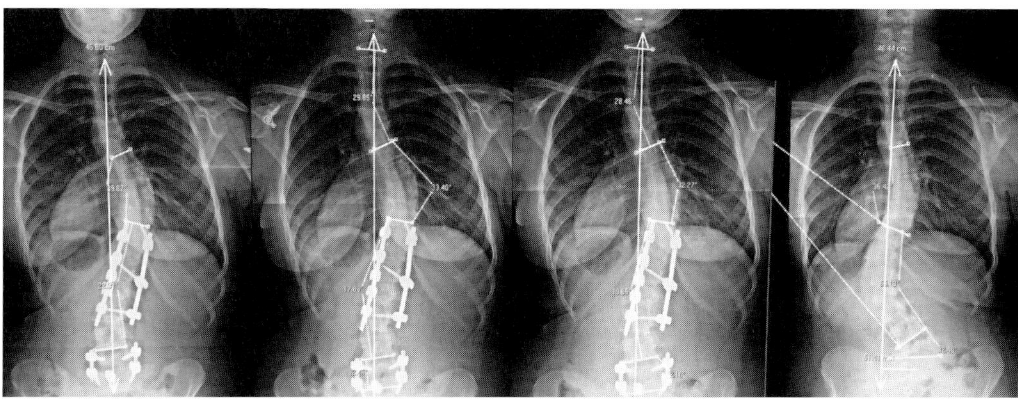

척추측만증 교정을 위해 척추 전방 유합술을 받은 환자와 척추 후방 유합술을 받은 환자를 대상으로 수술 5년 후 폐 수치를 비교한 결과, 척추 전방 유합술을 받은 그룹은 폐 건강이 상당히 안정적으로 유지된 반면, 척추 후방 유합술을 받은 그룹은 폐 건강이 현저히 저하된 것으로 나타났습니다.[98] 척추측만증 외에 척추 전방 유합술이 문제를 해결하는 가장 좋은 방법이라고 여겨지는 다른 병리학적 문제가 없다면, 저는 척추측만증에 대한 척추 전방 유합술을 멀리할 것입니다.

의심스러운 수술

제가 이러한 수술들을 '의심스러운 수술'이라고 제목을 붙인 이유는, 수술 후 높은 실패율을 보여주는 연구 결과와 끔찍한 결과로 인해 소송이 진행 중이기 때문입니다. 누군가가 당신을 설득하기 전에 실제로 실행 불가능한 옵션이 몇 가지 있다는 것을 알려드리고 싶습니다.

아피픽스Apifix 수술은 큰 만곡의 오목한 부분에 작은 라체팅 장치를 위쪽 척추와 아래쪽 척추 두 곳에서만 나사로 고정하는 후방 접근 방식의 수술입니다. 이 수술은 약 90분이 소요되는 최소 침습의 외과적인 수술이며 환자는 몇 주 안에 일상생활로 복귀합니다.

일단 수술 후 몸이 회복되면, 환자는 척추의 오목한 부분을 사이에 두고 단순히 호흡과 기지개를 켜는 간단한 운동을 하도록 교육을 받게 되며, 그리고 장치는 한 단계 위로 '래칫'되어 척추를 더 곧게 만듭니다. 이 과정은 시간이 지남에 따라 환자가 자신의 몸이 최대한 똑바르다고 느낄 때까지 천천히 계속됩니다. 아피픽스 장치의 영향을 받는 소수의 척추뼈는 장치가 체내에 남아 있는 한 움직이지 않을 것입니다.

이것이 FDA 승인을 받았음에도 불구하고, 연구는 실패율이 높다는 것을 보여주는 아피픽스에 대해 좋게 보지 않습니다. 만곡이 약 15도 정도 감소했음에도 불구하고, 환자의 50%는 혈액 내 독성 금속으로 인한 금속증, 또는 혈액 중독으로 인해 재수술이 필요했습니다.[99] 이 연구는 높은 실패율로 인해 조기에 중단되었습니다.

마제크MAGEC는 이 범주의 또 다른 수술입니다. 목표는 척추측만증 진단을 받은 어린아이에게 의사가 6개월 정도에 한 번씩 등에 특수 자성 장치를 부착함으로써 길이를 늘릴 수 있는 막대를 등에 두어 받아야 하는 수술 횟수를 최소화하는 것입니다. 매번 방문할 때마다 의사는 PSF에서 발생할 수 있는 것처럼 아이가 다시 수술을 받지 않게 하거나 아이의 몸통 성장을 방해하지 않고 척추를 더 곧게 만들기 위해 조심스럽게 막대를 약간 늘립니다. 이 개념은 참신하지만 그 결과는 문제가 있었습니다. 연구에 따르면 자성 기계에 의해 원하는 수준으로 막대가 길어지는 것이 척추뼈 사이의 디스크에 부정적인 영향을 미쳤다는 것을 보여줬습니다.[100]

누베이시브Nuvasive의 마제크 성장 막대 시스템이 회수되었고, 상황이 변경된 후에도 여전히 시스템 오작동이 발생하고 있습니다. 환자의 경우 장치의 양쪽 끝이 벗겨져 근처의 조직이 티타늄에 노출되어 문제가 발생합니다.[101, 102] FDA의 경고에도 불구하고 이러한 장치는 여전히 어린이에게 사용되고 있습니다.[103, 104] 구형 버전은 더 이상 생산되지 않고, 신형 버전만 출하돼 아이들에게 이식되고 있지만, 여전히 문제가 있는 것으로 보인다.[105] 현재 이러한 장치에 대해 누베이시브에 대한 많은 소송도 진행되고 있습니다.[106]

경고: 척추측만증 수술은 큰돈을 버는 산업입니다

몇 년 전에 저는 구글에 가입해서 척추측만증이라는 단어가 포함된 기사가 인터넷에 게시될 때마다 이메일 알림을 받기 위해 구글에 가입하여 척추측만증 세계에서 무슨 일이 일어나고 있는지를 실제로 살펴볼 수 있었고 새로운 연구 결과를 파악할 수 있었습니다. 제가 받은 편지함이 매일 다음과 같은 제목의 기사로 넘쳐날 것이라고 예상하지 못했습니다.

- 매출 증가를 위해 보다 현대적인 광고 기법에 주목하는 척추측만증 시장 운영자들[107]
- 2021~2026년 수익성 높은 성장 추세 보여주는 척추측만증 치료 시장[108]
- 2027년까지 강조된 소아 척추측만증 치료 시장의 잠재력 및 성장 추세[109]
- 2029년까지 미화 120억 4천만 달러에 도달할 것으로 예상되는 척추측만증 교정기 시장: 2028년까지 규모, 수익, 성장률, 제약, 예측 분석[110]

척추측만증은 갑자기 병원에 새로운 사례로 환자가 넘쳐나는 전염병이 아닙니다. 척추측만증의 비율은 꽤 안정적으로 유지되고 있습니다. 그렇다면 기업들은 어떻게 향후 몇 년 동안의 매출 증가를 기대할 수 있을까요?

척추측만증 산업에서 많은 돈을 벌어들이는 것은 무엇일까요? 보조기, 그러나 더 구체적으로는 수술입니다. 이 회사들은 돈이 되기 때문에 보조기와 수술을 추진하고 있습니다.

대형 의료 회사는 외과 의사에게 특정 교정기를 처방할 뿐만 아니라 더 많은 수술을 수행하도록 금전적으로 인센티브를 제공하고 있습니다. 이에 더해, 외과 의사는 해당 수술에서 특정 회사의 척추측만증 수술 제품을 사용하도록 권장하고 있습니다.

그렇다면 과연 여러분의 관심사가 정말로 보살핌을 받고 있는 것일까요? 아니면 그들의 이익을 위한 것일까요?

모든 외과 의사들이 단지 당신의 돈을 얻기 위해 나온다고 말하는 것은 아닙니다. 왜냐하면 저는 그것이 사실이 아니라는 것을 알고 있기 때문입니다. 하지만 당신은 보조기나 수술을 고려할 때 이 생각을 가장 중요하게 할 필요가 있습니다.

자신의 척추측만증을 스스로 소유하고 있어야 합니다. 당신은 외과의가 당신의 척추측만증을 소유하도록 허용하면 안 됩니다. 모두 다른 기법을 사용하는 몇 안 되는 의사와 상담 후 수술을 하지 마십시오. 많은 사람들이 "외과 의사를 사랑한다"라고 말했고 그것이 그들이 수술을 하게 한 이유입니다. 그래서 당신은 한 남자와 15분의 세 번의 만남 후에 사랑에 빠졌고 그가 원하는 대로 당신의 몸을 다루도록 내버려 두었나요?(제가 상황을 과장하고 있을지 모르지만, 요점은 아시겠죠?)

조사해 보세요. 여러 의견을 들어보세요. 당신은 아마도 다른 주들을 여행해야 할 것이고, 다른 척추측만증 수술을 전문으로 하는 최고의 외과 의사들을 볼 수 있을 것이고, 그것은 당신의 시간과 돈을 투자할 가치가 있습니다. 몇 가지 예를 들자면 필라테스 강사, 슈로스 전문가, 마사지 치료사와 같은 외과 의사 외에 척추측만증 업계에 종사하는 다른 사람들과의 시간을 예약하세요. 당신의 척추측만증에 대해 전문가들의 조언을 들어보세요.

만약 당신이 대체 요법을 시도해 보았지만 만족스럽지 않았고 수술만이 유일한 내안이라고 판단했다면, 당신의 외과 의사를 조사해 보세요. 그 외과 의사가 유통 회사의 일부를 소유하고 있거나 수술에 사용되는 척추측만증 장비에 대한 특허를 가지고 있나요? 만약 그가 회사 제품 중 일부를 수술에 사용하면 그 회사로부터 리베이트를 받나요? 이러한 질문은 당신에게 말할 필요가 없기 때문에 당신은 이 질문들을 명확하게 할 필요가 있을 것입니다. 당신의 '정말 좋은 외과 의사'가 이런 일을 하고 있다고 생각하고 싶지 않다는 것을 알고 있지만, 저는 10년 넘게 제가 받은 편지함에 넘쳐나는 모든 기사를 더 이상 부인할 수 없습니다.

저는 부모들이 그들의 아이들을 위해 돌이킬 수 없는 선택을 하는 것을 원하지 않습니다. 저는 어른들이 나중에 인생에서 깊이 후회할 선택을 하는 것을 원하지 않습니다. 제 필라테스 스튜디오에서 이런 경우들을 항상 보는데, 그들을 위한 그들의 선택을 취소할 수는 없습니다.

척추측만증 산업은 큰돈이 됩니다. 조사를 충분히 하고 의사가 마음에 들고 가까운 곳에 위치해 있어서가 아니라 그것이 당신의 몸을 위한 최선의 선택이기 때문에 당신이 수술을 선택한 것인지 꼭 확인해야 합니다.

몇 년 전 수십억 달러 규모의 내부 고발로 인한 형사 사건들에서 의사들이 척추 수술 중 가짜 나사를 사용한 대가로 금전적 리베이트를 받았다는 사실이 폭로되었습니다. 그들은 수술 비용을 늘렸었고, 결국 나사는 환자의 몸 안에서 금속 부분이 부러졌습니다. 그들은 유죄 판결을 받았고, 수백만 달러의 벌금을 물었으며, 수년을 감옥에서 보냈습니다.[111]

이 사례는 척추측만증에 국한된 것은 아니지만, 환자들이 자신의 몸에 무엇이 들어가는지 얼마나 모르고 있는지에 대해 절실히 필요한 정보를 제공합니다. 사람들은 외과 의사와 개업의를 너무 신뢰하고 외부 장치를 몸에 이식하기 전에 주의 및 조사를 하지 않습니다. 당신은 장비 조사에 이르기까지 외과 의사가 당신에게 할 계획인 모든 것을 다시 확인해야 합니다.

캘리포니아 법무부장관은 일부 척추측만증 수술에 사용되는 장비를 만드는 미국 회사인 메디크레아Medicrea, USA Inc.를 상대로 수백만 달러 규모의 합의금 소송을 발표했습니다. 메디크레아는 불법적으로 의사에게 돈을 지불하여 외과 의사들에게 수술 장비를 사용하도록 장려했는데, 이는 연방 리베이트 금지법을 위반한 것입니다.[112]

또한 의료 기기 회사인 메드트로닉Medtronic이 자신의 척추측만증 기기 특허를 침해했다는 사실을 확인한 외과 의사에게 $20,000,000의 합의금 판결이 내려졌습니다.[113] 그렇습니다. 이것은 엄청난 금액입니다.

이 부분이 꽤 강렬하게 느껴졌을 수도 있지만, 저는 지난 10년 동안 척추측만증 분야에서 이러한 측면들을 목격하고 충격을 받았습니다. 다시 말씀드리지만, 수술이 잘못된 선택이라고 말하는 것이 아닙니다. 그것은 당신에게 올바른 선택일 수도 있습니다. 제가 말하고자 하는 바는 이 길을 가기로 선택했다면 수술의 모든 측면에 대한 조사를 해야 한다는 것입니다.

더 이상 경솔한 선택 금지

이 장에서 제가 전달하고 싶은 중요한 점은 수술이 필요하다고 판단되는 경우, 당신은 모든 선택지를 다 검토하고 조사를 통해서 당신의 신체에 가장 보수적인 접근법을 찾아야 한다는 것입니다. 그렇게 한 다음에는 휴식을 취하고 자신이 할 수 있는 모든 것을 다 했다는 것을 확인해야 합니다.

만약 당신이 유합술을 하기로 결정한다면, 당신은 여전히 여러분의 몸을 돌봐야 할 것입니다. 고통 속에서 사는 것을 막기 위해서는 코어를 튼튼하게 유지할 필요가 있을 것입니다. 당신의 모든 근육이 과도하게 긴장되어 더 많은 통증을 유발하는 것을 방지하기 위해 여전히 움직이는 부분들을 강화하고 잘 움직일 수 있도록 유지할 필요가 있을 것입니다.

수술 회복 준비

수술을 준비하는 당신의 일은 단순히 적합한 외과 의사를 찾는 것으로 끝나지 않습니다. 당신은 수술을 준비하고 회복하는 방법을 계획해야 합니다. 특히 수술 후 컨디션이 좋지 않은 상태에서는 회복 계획을 세우기에 적절한 마음가짐이 되지 않을 수 있으므로 회복에 대한 계획을 세워야 합니다. 다음은 계획을 세울 때 고려해야 할 몇 가지 사항입니다.

마취제로 인해 변비가 유발될 수 있기 때문에 수술 후 복용할 수 있는 보조제를 준비하는 것이 배변 활동에 도움이 됩니다. 제가 개인적으로 좋아하는 제품은 케이프 알로에, 스무스 차, 그리고 카스카라 사그라다입니다. 필요하면 저녁 식사 시간이나 취침 시간에 이것들을 복용하면 아침에 일어나자마자 배변이 잘 이루어집니다.

만약 당신이 수술 며칠 후 며칠 동안에 결장 세척을 해줄 수 있는 위생사가 있다면, 그것도 도움이 됩니다. 제가 전신 마취를 받았을 때(척추 수술을 위한 것이 아니라), 제가 방금 추천한 보조제가 장을 움직이는 데 도움이 되었습니다. 하지만 결장 세척을 하기 전까지 제 조직에 남아 있던 모든 약들로 인해 수술을 받은 후에도 정신이 여전히 흐릿하고 불분명했습니다. 세척 후 모든 약물이 제 몸에서 씻겨 나가고 나서야 머리가 맑아졌습니다.

수술 전에 철분 수치를 검사해 보는 것이 좋을 것입니다. 철분 수치가 낮거나 빈혈 병력이 있거나 수술 중 피를 많이 흘릴 수 있다는 것을 알고 있는 경우 특히 그렇습니다. 연구에 따르면 척추측만증 환자의 12%가 빈혈(낮은 철분 수치)인 상태로 수술을 강행해 출혈률과 수혈률이 현저히 높은 것으로 나타났습니다.[114] 또한 수술 후 철분 보충제를 복용해야 하는지 의사에게 물어볼 수 있으며, 그들은 수술 후 철분 수치를 관찰하여 정상 범위로 돌아가는지 확인할 수 있습니다.

수술 후 철분 보충제를 복용해야 한다면 가이아Gaia의 액상 철분제를 적극 추천합니다. 많은 철분 보충제는 변비를 증가시키며, 대부분의 사람들은 이미 수술 후 변비에 걸리기 때문에 철분 보충제가 상황을 악화시키지 않도록 주의해야 합니다. 13장에서 수술 준비 및 회복에 핵심이 될 수 있는 보충제에 대해 자세히 알아볼 것입니다.

수술 후 영양 섭취도 계획의 일부가 되어야 합니다. 대부분의 사람들은 수술 후 처음 며칠 동안은 배가 고프지 않으므로 케일, 시금치, 딸기와 같은 채소와 과일로 만들 수 있는 고영양 스무디를 먹는 것이 도움이 될 것입니다. 당신의 스무디에 고품질의 단백질 분말, 영양이 풍부한 녹색 슈퍼 푸드 분말, 그리고 젤라틴을 추가하는 것은 당신의 몸이 더 빨리 회복하는 데 도움이 될 것입니다.

또한 당신은 수술 후 수분 섭취에도 신경을 써야 하므로 집안 곳곳에 물병을 두는 것이 도움이 될 것입니다. 당신이 앉거나, 눕거나, 쉬거나, 잠자고 있는 곳 어디든 물병들을 두세요. 물을 마시고 싶지 않을 수도 있지만, 정말로 꼭 물을 마셔야 하며, 그러면 기분이 나아질 것입니다.

수술 후 마사지를 받는 것을 고려하세요. 좋은 치료사를 찾는 것은 수술 준비의 일부가 되어야 합니다. 수술 후 며칠 후에 예약을 하는 것을 추천합니다(의사의 승인을 받은 경우). 가장 좋은 선택은 치료사가 당신의 집에 오는 것이지만, 당신이 그들의 스튜디오에 가야 한다고 해도, 당신의 몸은 도움을 받을 수 있을 것입니다. 치료사가 당신의 수술 부위를 치료하지는 않겠지만, 전반적인 통증과 수면 부족으로 인해 몸이 긴장되어 뻣뻣해질 다른 부위에서 치료할 수 있습니다. 수술 후 최대한 빨리 비수술 부위를 진정시키는 것이 전신에 유익하고 잠을 잘 자게 하여 회복이 빨라집니다.

일부 사람들은 혈전 문제로 인해 수술 후 마사지를 받을 수 없습니다. 간호사였던 유합술을 한 고객이 있었는데, 그녀의 근육 중 일부가 경련을 일으켰는데 어떤 약으로도 진정되지 않았기 때문에 그녀는 회복실에서 저에게 문자를 보냈습니다. 저는 그녀에게 누군가에게 마사지를 받으라고 말했지만, 혈전 문제 때문에 그것은 허용되지 않았습니다. 저는 그녀에게 전기 마사지기를 가지고 있는지 물었고(저는 그녀가 그것을 어디에나 가지고 다닌 다는 것을 알고 있었습니다) 그녀는 그렇다고 대답했습니다. 그녀는 의사에게 마사지기를 사용해도 되는지 확인했고, 그녀는 마사지를 받을 수 있을 때까지 병원과 집에 올 때마다 근육 경련을 완화하기 위해 전기 마사지 도구를 많이 사용했습니다.

당신의 계획의 또 다른 핵심 부분은 움직임입니다. 병원에서 집에 도착한 후 하루나 이틀 후에 조금 걷기 시작하세요. 아마도 당신은 첫날에 우편함까지 걸어갔다가 돌아올 수도 있을 것입니다. 다음 날 당신은 그것을 두 번 할 수 있을지도 모릅니다. 매일 꾸준히 수행하고 몸이 움직일 수 있고 움직여야 할 필요가 있음을 천천히 상기시키고 격려하세요. 며칠 후면 당신은 그 블록을 돌아갈 수 있을 것입니다. 매일 걷는 양을 계속해서 늘려나가세요.

집에서 회복하는 동안 작은 움직임을 추가할 수도 있습니다. 수술의 영향을 받지 않은 신체 부위를 천천히 움직여보세요. 무게 없이 손목과 어깨를 가볍게 돌리세요. 발목에 원을 그리며 무릎을 안팎으로 구부리고 고관절에서 한쪽 다리를 부드럽게 움직입니다.

당신의 운동 계획에 발을 잊지 마세요. 저는 작고 부드러운 공으로 발을 마사지함으로써 저와 제 고객들에게 큰 성과를 경험했습니다. 관절이 움직이기 시작하고, 뭉친 근육과 엉킨 근막이 며칠 만에 처음으로 움직이기 시작했습니다. 훈련된 강사의 주의 깊은 눈 아래(사실상 쉽게 할 수 있는), 이 공을 사용하여 발뿐만 아니라 수술에 영향을 받지 않는 다른 근육들도 천천히 풀어줄 수 있습니다. 고객들이 작은 공으로 이완 운동을 할 수 있도록 신경을 썼을 때, 저는 그들이 수술 후 안도감에 울음을 터뜨리는 것을 목격하기도 했습니다.

수술을 준비하고 회복하는 방법을 잘 모르시나요? 스파이럴 스파인의 직원과 함께 체험 수업을 미리 예약하시면 수술 준비와 회복을 위한 계획을 세우는 방법을 기꺼이 안내해 드립니다. 수술 후 움직이기 위해 책임감이 필요한 경우 수술 후 체험 수업을 예약할 수도 있습니다.

저는 최근에 이 장의 앞부분에서 제가 멜리나에게 최근 조언을 공유해 달라고 부탁했는데, 그녀는 다음과 같이 말했습니다.

> 에린과 함께하면서 최상의 상태로 수술에 임할 수 있어서 감사합니다! 수술 전에 필라테스를 열심히 한 모든 것들이 수술 후 그 결실을 맺었습니다.
>
> 정신적인 관점에서 보면, 해결해야 할 일이 너무 많습니다. 육체적인 고통과 회복의 신체적인 부분도 매우 힘들지만, 그것이 제 마음을 어떻게 어지럽힐지에 대해서는 전혀 준비되어 있지 않았습니다. 당신은 말 그대로 새로운 등을 가지고 일어나서 처리해야 할 일이 많습니다.
>
> 가장 중요한 것은 에린이 항상 설교하는 것입니다. 당신이 수술에 들어가기 전에 이미 당신의 몸과 함께 일하는 당신의 꿈의 팀을 구성하세요. 하나님께서 에린을 제 물리치료사와 함께 제 삶에 넣어주신 것은 진정한 신의 선물입니다. 외과 의사들은 그들의 장소와 시간이 있지만, 제가 함께 살아야 하는 것을 경험하지 못합니다. 두 명의 훌륭한 외과 의사가 제 신경통을 완화하는 데 도움을 주고, 복잡한 척추측만증을 다루는 방법을 알게 된 것에 감사하지만, 수술 후 제 몸을 돕는 방법에 대한 조언은 한 번도 받은 적이 없습니다. 저는 하지 말아야 할 것은 많이 들었지만 저에게 유익한 것은 아무것도 듣지 못했습니다. 저는 그저 걸으라는 말만 들었습니다. 쉬고 회복해야 한다는 것은 알지만, 의사들이 이해하지 못하는 것은 수술 부위가 회복되는 동안 제 몸의 나머지 부분이 어떻게 고통 받는지입니다. 균형이 있어야 합니다.

저는 제 고객의 말이 많은 사람들이 겪고 있지만 쉽게 말하지 않는 것을 완벽하게 묘사했다고 생각합니다. 만약 당신이 수술을 받을 예정이라면, 당신의 척추측만증이 수술 후에 마찬가지로 건강할 수 있도록 수술을 준비하고 회복할 계획을 세우세요.

제 말을 믿지 마세요

수년에 걸쳐 저는 일생 동안의 척추측만증에 대한 수많은 이야기를 들었고, 그중 일부는 얼마나 다양하고 황당한 이야기인지 항상 놀랐습니다. 이러한 모든 이야기와 연구 결과는 척추측만증 수술에 대한 제 의견을 형성하는 데 도움이 되었습니다. 저는 한 고객의 이야기를 하나 더 공유해야겠습니다.

저는 약 10년 동안 척추측만증이 없는 남성 고객과 필라테스를 함께 했는데, 갑자기 그가 제게 "우리 아빠가 척추측만증이 있다고 말한 적 있던가요?"라고 물었습니다. 완전히 당황한 저는 "아니오"라고 대답했습니다. 그는 아버지가 3세 때 소아마비를 앓아 몇 달 동안 금속 상자에 갇혀 지냈는데, 이는 그 당시에 흔한 치료법이었다고 말했습니다. 그 치료는 분명히 그의 몸에 대한 관심과 고통에 대한 그의 아버지의 견해를 바꾸어놓았습니다. 저는 고객에게 아버지의 만곡이 어느 정도인지 물었고 제 고객은 약 80도라고 말했습니다. 입이 떡 벌어졌습니다. 저는 아버지가 유합술을 받은 적이 있느냐고 물었더니 제 고객은 "아뇨. 절대 안 받으실 거예요"라고 대답했습니다. 사실 아버지가 허리에 대해 불평하는 것을 한 번도 들어본 적이 없습니다. 아버지가 돌아가시기 전까지, 그는 척추측만증 때문에 어떠한 문제도 겪지 않았습니다. 그의 폐, 심장, 디스크, 뼈에 어떤 문제도 겪지 않으셨습니다.

저는 이 이야기를 수술을 고려하는 40도 정도의 만곡을 가진 사람들이 고통은 없지만 의사로부터 수술을 받으라는 압박을 받고 있는 사람들과 비교합니다. 그 노인은 어렸을 때 소아마비 치료로 인해 많은 트라우마를 겪었고 불필요한 수술로 더 많은 고통을 겪는 데 관심이 없다고 생각했습니다. 저는 10대 자녀의 수술을 고려하는 부모들이 80도의 만곡을 가진 이 노인과 비슷한 트라우마를 겪지 않았을 거라고 생각합니다. 따라서, 그들은 그 결정이 앞으로 자녀에게 어떤 영향을 미칠지에 대한 중요한 지식이 부족합니다. 수술의 트라우마가 가치가 있는지 깊이 생각해 보세요.

척추측만증 수술은 충분히 언급되거나 공개적으로 논의되지 않은 뜨거운 주제입니다. 저는 소셜 미디어를 통해 제가 이 책의 이 장을 쓰고 있다고 말했고 제가 넣을 수 있는 모든 사람의 생각, 의견, 개인적인 경험을 원한다고 말했습니다. 사람들의 생각은 온통 뒤죽박죽이었습니다. 이 사람들의 모든 수술 경험을 읽고 소화해 보세요.

- "저는 13세 때 제 만곡의 진행을 멈추고 그러지 않으면 아마 몇 년 안에 휠체어를 타게 될 것이라는 위급하다는 이야기를 듣고 S 만곡을 위한 척추유합술(T2-L2)을 받았습니다. 제가 21세였을 때, 저는 며칠 동안 저를 태아 자세로 있게 하는 엄청난 고통을 겪었습니다. 제가 지도를 받기 위해 외과 의사에게 갔을 때 그는 X-ray를 찍었고, 어떤 장비도 잘못되어 있지 않은 것을 보고 저를 제 길로 보냈습니다. 저는 올해 30세가 되었고 등 관리 방법을 이제 막 배우기 시작했습니다. 저는 당신이 하고 있는 일이 매우 중요하다고 생각합니다. 너무 많은 아이들이 다른 선택지조차 제시받지 못한 채 이러한 삶을 변화시키는 수술을 서두르고 있다고 생각합니다."

- "제 친구는 척추측만증이 꽤 심했는데, 그것은 그녀를 매우 불안하게 만들었고, 그녀가 수술 제안을 받자마자 바로 수술을 받았습니다. 그녀는 수술 중에 너무 많은 피를 흘려 돌이킬 수 없는 뇌 손상을 입었습니다. 그녀는 헬리콥터로 두 곳의 병원으로 이송되었다가 다시 이송되었습니다. 세 번째 병원에서는 그녀의 심장은 출혈로 멈추고 그녀는 생명 유지 장치를 착용했습니다. 결국 그녀는 사망했습니다. 이때 그녀는 겨우 17세였습니다. 저는 여전히 그녀를 애도하고 있습니다. 곧 척추측만증 수술을 받아야 하는데 너무 두렵습니다."
- "너무 우울해서 침대에서 일어나서 의사를 만나고 싶지 않은 사람이 또 있나요? 척추유합술로 인한 통증이 진짜라는 사실을 수없이 거절당하고 나니, 어떤 의사도 저를 도와주려 하지 않는 것 같다는 생각이 들어요. 저는 우울증과 불안에 시달리고 있으며 의사들이 이 문제를 다루고 싶어 하지 않는 것 같습니다."
- "제 딸의 담당 의사는 수술 후 제 딸 등에 2개의 쇠막대와 18개의 나사를 박고 지금보다 더 잘 움직일 수 있을 것이라고 말했습니다. 그는 머리나 생각이 없는 건가요?"
- "제 여동생은 20년 전에 척추유합술을 받았습니다. 그녀는 수술 후 운동을 하지 말라는 말을 들었습니다. 이제 그녀는 만일을 대비하여 무언가를 시도하는 것을 두려워합니다. 모든 것이 고통스러워 보이지만, 그녀는 이에 대한 교육을 받을 수 있는 코치를 찾지 못하고 있습니다."
- "저는 17세에 큰 유합술을 받았습니다. 수술 전에는 60도 이상의 콥스 각도와 30도 이상의 회전에도 큰 통증이 없었습니다. 저는 정말 운이 좋게도 잘 회복되었습니다. 저는 36세이고 부작용 없이 두 명의 아기를 낳고 출산했으며 여가 시간에는 등산을 즐기고 있습니다. 최고 수준의 소아 정형외과 의사를 만날 수 있었다는 것은 정말 행운이었습니다(부모님께 감사드립니다!). 하지만 반대로 몸을 움직이지 않을 때 통증이 있다는 것이 문제입니다. 활동하지 않으면 말 그대로 목이 마비되는 것 같고 걷는 것조차도 아프게 하는 통증이 발생합니다. 또한, 흉곽 성형술을 받아서 오른쪽 견갑골 아래가 많은 통증이 있습니다. 등의 일부 부위에 감각을 되찾는 데만 1년이 걸렸습니다. 저는 모든 스트레스를 목과 어깨에 짊어지고 다니고 있습니다. 저에게는 물리치료, 마사지, 활동적인 생활습관이 최고의 약이었습니다. 지금 당신이 하고 있는 일에 감사합니다!"
- "부모님이 저를 위해 척추유합술을 선택해 주신 것은 저를 위한 최선의 선택이었다고 생각합니다. 하지만, 저는 또한 그것이 정확한 정보에 입각한 결정이었다고 생각하지는 않습니다. 제가 수술을 받은 것이 감사한 일인가요? 잘 모르겠습니다. 저는 이제 27세이고 치료사로서 육체적으로 힘든 경력을 유지하면서 끔찍한 허리 통증을 극복하는 방법을 알아내려고 노력하고 있습니다. 척추유합술의 '사후 관리'가 더 일반적이었으면

좋겠습니다. 저는 많은 정보도 없었고 사후 관리조차도 별로 없이 14세에 집으로 돌려 보내진 것 같습니다. 저는 지금 의사에게 가는데 그들도 그런 오래된 문제를 도와줄지 모르는 것 같아요. 수술 후에도 그냥 사라지지 않는 답답하고 실망스러운 진단입니다. 말씀하신 것처럼 평생 동안 자신과 척추를 돌보는 방법을 배워야 합니다. 저는 이제 그 어느 때보다 저의 통증을 덜어주고, 실제로 척추를 약간 강화하고, 척추측만증이 일상생활에 방해가 되지 않도록 하는 방법을 배우기 위해 노력할 것입니다. 또한 이렇게 힘들고 필요한 대화를 나누는 데 헌신해 주셔서 감사합니다. 척추가 틀어진 세상에는 당신이 필요합니다!"

- "수술은 제 삶을 되찾아주었지만 힘든 일이었습니다. 필라테스는 제 구세주였습니다. 수술 후 두통이 멈추기까지 1년이 걸렸고, '정상'이라고 느끼기까지 수년간 정렬을 강화하는 데 시간이 필요했습니다. 저는 체조 선수 출신이라 가동성은 있었지만 근력은 모두 잃은 상태였죠."
- "저는 27세이고 지속적으로 만성적인 요통을 겪고 있습니다. 아무도 제 척추를 어떻게 관리해야 하는지 알려주지 않았습니다. 15년 전에 완전한 척추유합술을 받았는데, 다른 사람들에게 유합술 외에 더 보존적인 방법을 찾아보라고 권유하고 싶습니다."
- "수술 전 신체를 강화하는 치료와 마음의 준비를 위한 상담은 필수라고 생각합니다! 저는 13세에 척추유합술을 받았는데 제가 어떤 상황에 처하게 될지 전혀 몰랐어요. 부모님도 그것이 최선의 선택이라고 생각하고 결정하신 것 같아요. 하지만 지나고 보니 부모님과 저는 다른 방법을 찾았으면 더 좋았을 것입니다. 저는 해링턴 막대가 사용되던 시절에 유합술을 받게 되었습니다. 제가 아는 바로는 그것은 더 이상 사용되지 않습니다. 수술 후 막대는 결국 고장 났고 저는 총 5번의 척추 수술을 더 받았습니다. 그 마지막 수술은 막대를 제거하는 수술이었습니다. 저는 여전히 45도 이하의 만곡을 가지고 있습니다. 하지만 제 흉추는 7년간 막대가 고정하고 있었기 때문에 유합되었습니다. 저는 대학에 있을 때(수술 후 몇 년 동안) 슈로스 방법을 스스로 실행하고 척추가 어떻게 회전하는지, 자세를 교정하는 방법, 근력을 시작하는 방법에 대해 많은 것을 가르쳐준 물리치료사를 찾아가서 수술 후 많은 것을 교육받았습니다. 그리고 웨이트 트레이닝을 시작하고 척추는 눈에 띄는 시각적 변화를 보였으며 마침내 스파이럴 스파인을 찾았고 몇 달 동안 강사 중 한 명을 만나 건강한 척추에 코어 근력이 얼마나 중요한지 배웠습니다. 건강한 식단, 건강한 체중 유지, 제 몸에 좋은 운동, 수정해야 하는 점을 염두에 두고 자주 몸을 움직이는 것이 제 몸에 도움이 되는 가장 좋은 방법이라고 생각합니다."
- "의사가 유합 수술을 하는 동안 실수로 제 L5 신경을 짓눌렀습니다. 저는 오른쪽 측면에 심각한 손상을 입었고 아마도 영구적인 불구가 될 것입니다."

- "수술은 확실히 제 삶을 되찾아주었고 고통에서 벗어나는 데 도움이 되었지만, 아무도 신체적인 것보다 말하지 않은 정신적인 후유증이 있습니다. 저는 챔피언 무술가였지만 유합술로 인해 그 경력은 끝이 났습니다. 수술 후 3년이 지났고, 다시 제 길을 찾고 있습니다."

- "저는 만곡이 증가함으로 인해 유합술이 절실히 필요했습니다. 저는 훌륭한 외과 의사가 있었고 그에게 감사하지만, 그들은 그 이후와 장기적인 관점에서 당신을 준비시키지 않았습니다. 후속 조치를 강조했지만, 안타깝게도 경기 침체로 인해 부모님이 실직하였고 보험을 잃게 되었기 때문에 그렇게 할 수 없었습니다. 다행히 운 좋게도 몇 년 전 운동 수업에서 다치기 전까지 저는 완전히 고통이 없었습니다. 지금은 26세이고 자궁 경부 경막외 마취로 통증을 조절하기 위해 다른 외과 의사(보험이 적용되지 않는 의사)를 만나고 있습니다. 그것은 약간 도움이 되지만 제가 원하는 것만큼은 아닙니다. 저는 각 개인의 특정 상황에 따라 환자에게 그냥 참거나 지켜보는 것 대신에 물리치료사 및 기타 비수술적 선택 사항에 대해 환자에게 알려야 한다는 것에 동의합니다. 저는 지금 알고 있는 것들에 대해 전혀 몰랐고 수술 전에 시도해 보았으면 좋았을 텐데 그러지 못했습니다. 11세 때, 저는 보조기를 착용하였고 제 만곡의 정도를 주시하는 것으로서 운동 및 기타 치료 선택 사항에 대해 반대하지 않았을 것입니다. 부모님은 방금 두 번째 의견을 얻었고 그게 전부였습니다. 저는 지금 외과에서 일하고 있으며 시스템을 훨씬 더 많이 이해하고 있습니다. 저는 그 당시 겁에 질린 중학생 일 때는 접근할 수 없었던 척추측만증 커뮤니티가 있다는 것을 발견했습니다. 이 질환은 너무 복잡하지만, 요즘 사람들은 일반적으로 더 많은 정보를 얻을 수 있다고 생각합니다. 이렇게 해주셔서 감사합니다."

- "제 딸은 13세이고 그녀가 수술을 받기에 좋은 상태라는 말을 듣고 있습니다. 그녀는 절대 수술을 원하지 않습니다. 저는 그것이 그녀에게 평생 미칠 영향이 너무 걱정됩니다."

- "저는 16세 때 척추측만증을 교정하기 위해 수술을 받았습니다. 저는 지난 몇 년 동안 꽤 심한 통증이 재발하는 것을 경험해 왔고 지금은 그것이 제 일을 수행하는 능력에 부정적인 영향을 미치는 지경에 이르렀습니다. 저는 최근에 그 직장을 그만두고 당분간 덜 힘든 업무를 맡기로 했습니다. 수술이 끝나면 정상적인 생활을 할 수 있다는 말을 들었는데, 상상했던 것만큼은 아니어서 큰 좌절감을 느끼고 있습니다."

이 장은 두 명의 척추측만 유합술을 받은 미녀들이 여러분들과 이야기를 나누게 하는 것으로 마치려고 합니다. 에바 버터리Eva Butterly는 제가 그녀의 팟캐스트인 '척추측만증 전사'에 출연한 후 제 친구가 되었습니다. 그녀는 기쁨이자 진정으로 척추측만증에 영감을 주는 사람입니다. 아만다 알바라도Amanda Alvarado는 7번의 척추 수술을 받은 제 고객입니다. 그녀는 의료 분야의 간호사 면허와 간호학 박사 학위를 보유하고 있습니다. 그녀의 일과 경험을 통해 그녀는 자신의 특별한 관점을 공유하고 당신에게 지혜의 말을 전할 수 있습니다.

에바Eva의 이야기

척추측만증을 앓고 있는 저의 여정은 12세 때 시작되었는데, 그때 저의 초등학교 선생님이 학교 사진에서 제 어깨가 한쪽으로 기울어져 있는 것을 알아차렸습니다. 그녀는 어머니에게 말했고 저는 카이로프랙틱 의사를 만나러 갔습니다. 초기 상담 후 척추측만증 진단을 받았습니다. 카이로프랙틱 의사는 일련의 카이로프랙틱 교정을 통해 치료할 수 있다고 말했습니다. 저도 어머니도 척추측만증에 대해 들어본 적이 없었지만, 우리는 카이로프랙틱 의사의 판단을 믿었습니다. 저는 6개월 동안 일주일에 두 번씩 카이로프랙틱 교정받기 위해서 그녀에게 갔습니다.

불행하게도, 이것은 제 등에는 거의 또는 전혀 영향을 미치지 않았습니다. 등에 두드러지는 '갈비뼈 돌출부'가 생기기 시작할 정도로 척추측만증이 빠르게 진행되고 있는 것 같았습니다. 어머니는 2차 소견을 받기로 하셨고 저를 정형외과 의사에게 데려가셨습니다. 일련의 검사와 MRI 촬영 후, 저는 빠르게 진행되는 청소년기 특발성 척추측만증(흉추 98도, 요추 74도)이 있다는 말을 들었습니다. 척추를 안정시키기 위해 가능한 한 빨리 척추유합술이 필요했습니다. 더 보존적인 치료 방법을 시도하기에는 너무 늦었기 때문에 수술이 유일한 선택이었습니다. 저는 수술이 제 키 성장을 방해할 것이고 수술이 끝난 뒤 제 몸통이 더 이상 성장하지 않을 것이라고 들었습니다.

그로부터 6주 후, 수혈과 병원 준비 과정을 거듭한 끝에 해링턴 막대를 사용하여 척추를 안정시키는 12시간의 척추유합술을 받았습니다. 제 외과 의사는 척추를 완전히 곧게 유합하지 않기로 결정했습니다. 왜냐하면 그렇게 하면 움직일 수도 없고 유연성도 없어지게 만들게 될 것이기 때문입니다. 대신에 척추를 부분적으로 곧게 유합하는 방법을 선택했습니다.

지난 2005년 척추유합술로부터의 회복은 육체적으로나 정신적으로 매우 고통스러웠습니다. 며칠 후에 결국 일어나서 걸을 수 있게 되었을 때 저는 마치 로봇이 된 것 같은 느낌이 들었습니다. 제 몸은 뻣뻣하고 유연하지 못했습니다. 병원에서 2주를 보낸 후, 퇴원해서 회복을 위해 집에서 6개월을 보냈습니다. 저는 이 기간 동안 매우 힘이 없었고 연약했습니다.

수술로 인한 스트레스 때문에 살이 많이 빠졌고, 머리카락도 가늘어졌습니다. 저는 학교에 갈 기력이 없었기 때문에 어머니는 가정교사를 고용하여 홈스쿨링을 시켰습니다. 제 가족과 친구들은 놀랍게도 제 수술 때문에 저를 다르게 대하지 않았습니다. 수술 후 저는 멀리 걸을 수 없었기 때문에 몇 주 후에 친구들이 저를 휠체어에 태우고 산책을 나갔던 기억이 생생합니다. 척추측만증을 앓고 있음에도 불구하고 저는 여전히 비교적으로 정상적인 10대 시절을 보냈습니다.

유감스럽게도, 저는 수술 후에도 여전히 눈에 띄는 '갈비뼈 돌출부'가 남아 있었습니다. 저는 갈비뼈 일부를 제거하여 척추측만증을 평평하게 만드는 수술을 받을 수 있는 선택지를 제안받았습니다. 저는 그것이 매우 고통스럽고 순전히 미용 목적일 것이라고 들었기 때문에 약간의 흉곽 이탈이 있어도 괜찮다고 결정했습니다. 척추유합술은 제게 많은 것을 빼앗아갔고, 만약 제가 다른 수술을 받을 필요가 없다면, 저는 제 갈비뼈가 조금 비틀어진 채로 살 수 있어서 행복했습니다.

첫 수술 후 6개월이 지난 후, 어느 날 저는 등에 난 흉터를 바라보고 있었습니다. 저는 그것이 위쪽에서 열리기 시작했고 하얀 분비물이 새어 나오고 있다는 것을 알아차렸습니다. 저는 엄마에게 보여드렸고, 우리는 병원에서 검사를 받기로 결정했습니다. 안타깝게도, 제 등이 감염된 것이었습니다. 제 몸은 금속 막대를 거부했고, 금속 막대를 제거하려면 또 다른 수술이 필요했습니다. 이 소식은 충격적이었습니다. 저는 또 다른 외과적인 등 수술을 받는 트라우마를 겪고 싶지 않았습니다.

그 검진을 하고 4주 후에, 저는 병원에 입원해 막대를 제거했습니다. 병원에서는 앞으로 12개월 동안 하루에 22~23시간 동안 깁스를 착용해야 한다고 했습니다. 이것은 제 등의 뼈가 서로 유합되어 금속 없이 안정화되도록 하기 위한 것이었고, 제 척추가 다시 휘어질 가능성은 전혀 없었습니다. 저는 누군가 제 등을 만질까 봐 다가오면 움찔했습니다.

저는 수술과 회복에 따른 다양한 합병증으로 인해서 1년 내내 학교를 쉬었습니다. 학교로 돌아갈 시간이 되었을 때, 저는 다른 학교에서 새로운 시작을 하기로 결심했습니다. 저는 사람들이 제 척추측만증 때문에 저를 불쌍히 여기거나 다르게 대하는 것을 원하지 않았기 때문에 새로운 시작을 원했습니다.

척추 유합 후 성장이 멈춘다는 것은 키가 약 147cm(4피트 10인치)의 높이에 도달했음을 의미했습니다. 제 몸에 딱 맞는 옷을 찾을 수 없었습니다. 모든 것이 너무 길거나 너무 컸습니다. 저는 무도회 드레스 쇼핑을 하러 갔지만 제 갈비뼈 주변에서 지퍼를 잠글 수 있는 드레스를 찾을 수 없었던 것을 기억합니다. 저는 드레스 가게에서 울면서 오열했습니다. 저는 제 몸에 대해 끔찍하다고 느꼈습니다.

척추측만증을 앓기 전부터 운동 능력에 자신감이 없었습니다. 유합 수술 이후 몇 년 동안(15~18세) 저는 주로 앉아서 지냈습니다. 의사들은 제 척추에 불필요하게 스트레스를 주지 않으려면 충격이 큰 접촉 스포츠를 피해야 한다고 말했습니다. 이것은 제가 연약한 꽃이라고 생각했고 너무 무리하면 척추를 다칠 수 있다고 생각하게 만들었습니다.

어느 날 대학에서 오빠가 체육관에서 웨이트 트레이닝을 함께 하자고 저를 초대했습니다. 저는 겁이 났지만 갔습니다. 그는 저에게 모든 기본적인 복합 운동을 가르쳐주었습니다. 제 몸의 형태(긴 팔다리, 짧은 몸통)로 인해 저는 데드리프트와 같은 특정 리프트 운동을 선천적으로 꽤 잘했습니다. 저는 전에 저 자신을 강하거나 운동 능력이 있는 사람으로 생각해 본 적이 없었기 때문에 운동 능력이 있고 움직임이 제 몸에 정말 좋다고 느꼈다는 것을 알게 되어 정말 용기가 샘솟았습니다.

많은 사람들이 저에게 역도가 허리에 손상을 줄까 봐 두려웠던 적이 있는지 물어보는데, 제 대답은 "아니오"입니다. 웨이트 트레이닝은 항상 제 몸을 놀랍고 강하게 만들었습니다. 저는 고통을 느끼며 운동을 해본 적이 없습니다. 이 과정은 느리지만 점진적인 과정이었습니다.

일주일에 4~5일 체육관에서 오빠와 함께 훈련을 계속했고, 그 후 몇 달이 지나면서 몸이 바뀌기 시작했습니다. 저는 훌륭한 어깨, 강한 다리, 근육질의 등뿐만 아니라 약간의 근육의 선명도까지 발달하기 시작했습니다. 이것은 제 척추측만증으로는 가능하지 않다고 생각했던 좀 더 대칭적인 모양을 갖게 해주었습니다.

저는 항상 수술을 하지 않으면 제 체형을 바꿀 수 없다는 말을 들었습니다. 하지만 사실 문제는, 제 외모를 바꾸기 위해 헬스장에 가는 것이 아니라 단지 기분이 나아지기 위해서 변화를 만들고 싶었을 뿐이라는 것입니다. 저는 육체적으로나 정신적으로나 점점 강해지는 느낌에 푹 빠졌습니다. 저는 제 몸이 겪은 전쟁과 같은 과정에도 불구하고 제 몸이 무엇을 할 수 있는지 보는 것을 좋아했습니다. 헬스장에서 지속적으로 제 자신에게 도전함으로써 저는 규율, 확고한 직업윤리, 제 능력과 신체에 대한 자신감을 키웠습니다.

그것이 제가 개인 트레이너와 피트니스 강사로서의 직업을 추구하기로 결정한 이유입니다. 헬스장에서의 훈련은 제 삶에 매우 깊은 영향을 미쳤고 저는 다른 사람들이 비슷한 결과를 얻도록 돕고 싶었습니다. 자신을 믿고 자신감과 자존감을 키우는 것입니다. 저는 척추측만증을 앓고 있는 저의 경험으로 인해 자신의 몸에 대한 자신감이 부족한 사람들에 대한 공감이 깊습니다. 저는 사람들에게 삶이 당신들에게 어떤 장애물을 던지더라도 정신적으로 그리고 육체적으로 강하고 자신감을 가질 수 있다는 것을 알려주고 싶었습니다.

저는 비키니 선수로 보디빌딩 세계에 발을 들여놓았고, 파워리프팅 대회에도 참가했었으며, 최근에는 울트라 마라톤을 위해서 훈련을 받고 있습니다. 저는 현재 200km를 쉬지 않고 달리는 울트라 마라톤을 하기 위해서 훈련하고 있습니다. 제가 수술 전후에 울트라 마라톤을 하고 프리랜서로 개인 트레이너로 일하게 될 줄은 꿈에도 생각하지 못했습니다.

그 모든 고난과 합병증에도 불구하고, 저는 제가 그것들을 겪지 않았다면 지금과 같은 사람이 되지 못했을 것이라고 생각합니다. 유합 수술 후 2년 동안, 저는 카이로프랙틱 의사처럼 제 상태를 잘못 관리했다고 느꼈던 사람들에 대해 많은 원망과 분노를 품고 있었습니다. 어린 나이에 얻은 너무나 많은 트라우마는 저에게 끔찍한 신체 이미지, 낮은 자신감, 낮은 자존감을 남겼습니다. 수술 후 제 자신을 찾는 데 오랜 시간이 걸렸습니다. 그러나 저는 결국 제 길을 찾았고, 그 공은 피트니스 덕분이라고 생각합니다. 지금 돌이켜보면 저의 여정에 대해 감사한 마음뿐입니다. 그것은 어린 나이에 저에게 매우 소중한 삶의 교훈을 많이 가르쳐주었습니다.

유합술을 고려하고 있는 모든 사람에게 제가 주는 조언은 다른 모든 비수술적 치료 방법을 먼저 살펴보라는 것입니다. 저는 척추측만증이 있는 사람들에게 슈로스 방법이나 에린이 필라테스를 가르치는 방법을 시도해 볼 수 있었을 것입니다. 하지만 아쉽게도 저에게는 그런 방법이 없었습니다.

수술적 방법에 관한 혁신은 2005년 이후로 많은 진전이 있었습니다. 그러나 유합술은 영원히 당신의 삶에 엄청난 영향을 미칠 것입니다. 때로는 더 좋게, 때로는 더 나쁘게. 먼저 조사를 하고 가능한 모든 수단을 찾은 다음에 특정 사례에 적합한 정보에 입각한 결정을 내리는 것이 중요합니다.

당신의 척추측만증 여정에 사랑과 빛을 보내드립니다.

척추측만증 전사 에바

아만다Amanda의 지혜의 말

척추 수술 환자들에 대한 제 조언을 생각할 때, 제 첫 번째 조언은 항상 같습니다. 만약 당신이 수술을 받아야 한다면, 당신은 실패자가 아니라는 것을 알아야 합니다. 당신의 몸은 당신을 실망시키지 않았습니다. 당신은 자신의 몸을 망치지 않았습니다. 당신이 인터넷에서 읽은 많은 내용은 척추유합술을 피하기 위해서 해야 할 모든 것들을 알려줍니다. 하지만, 때때로, 저의 경우처럼, 그것은 선택사항이 아닙니다. 제 만곡이 너무 심해서 심장과 폐를 누르고 있었고, 폐활량에 영향을 미쳤습니다. 수술은 미용적인 목적이 아니라라 의학적으로 필요한 것이었습니다.

먼저, 모든 선택사항을 고려하세요. 보조기 착용, 물리치료, 필라테스, 마사지 등을 시도해 보세요. 가장 덜 외과적인 방법이 가장 좋은 선택인 경우가 많습니다. 저는 8세부터 15세까지 하루에 22시간 동안 보조기를 착용하고 첫 번째 유합술을 받았습니다. 초, 중학생 때 보조기를 착용하는 것은 이상적이지 않았지만, 보조기를 착용하는 것은 첫 수술 전에 7년이라는 여유 시간을 주었기 때문에, 그때로 돌아간다 하더라도 저는 다시 보조기를 착용할 것입니다. 이것은 제 몸이 성장하고, 제 영혼이 성숙해지며, 건강관리에 적극적인 역할을 할 수 있게 해 주었습니다.

둘째, 수술이 필요하다면 한 명 이상의 외과 의사를 만나야 합니다. 당신의 정확한 문제들을 전문으로 다루는 최고의 외과 의사를 찾으세요. 척추 질환은 모두 고유하며 모든 외과 의사들이 같지 않습니다. 저는 초기 수술을 위해서 척추측만증 교정 수술을 전문으로 하는 외과 의사를 찾았습니다. 퇴행성 디스크 질환으로 어쩔 수 없이 수술을 해야 했던 초기 유합술 수준 이하의 중간 수술은 처음 만난 외과 의사에게 받았습니다. 이것은 저의 실수였습니다. 그는 제 수술을 성공적으로 수행할 수 없었습니다. 이로 인해 저는 더 많은 수술로 이어졌습니다. 마침내 이 마지막 수술을 위해, 제 정확한 문제들(퇴행성 디스크 질환, 척추측만증, 그리고 척추수술 후 요통증후군)을 위해 저는 뉴욕에 위치한 미국 최고의 외과 의사를 찾았습니다. 그의 전문성 덕분에 제 통증은 나아졌고 삶의 질은 향상되었으며, 소아 선천성 심장 수술 전문 간호사로 주당

60시간씩 일할 수 있게 되었습니다. 비록 그것이 외과적 중재를 위한 여행을 의미한다고 해도, 그만한 가치가 있습니다. 제가 그동안 등에 쏟은 시간과 돈은 정말 헤아릴 수 없습니다. 수술을 위해 여행하는 것은 비용이 많이 들었지만, 저는 그것이 형편없는 수술보다 훨씬 저렴할 것이라고 장담할 수 있습니다.

마지막으로, 성공하기 위해 필요한 것이 무엇인지 파악하세요. 어떤 사람들에게는, 그것은 지원 시스템이나 치료법일 수 있습니다. 다른 사람들에게는, 그것은 방해가 될 수도 있습니다. 지금은 이기적이어야 할 때입니다. 수술 전에 필요한 것이 무엇인지 파악하면 수술 후 성공하는 데 도움이 될 것입니다. 저는 여전히 만성적인 통증과 신경 손상을 가지고 있습니다. 저는 앞으로도 그럴 것입니다. 어떤 사람들에게는, 만성적인 통증이 없는 삶은 선택 사항이 아닙니다. 그렇다고 해서 당신의 삶의 질이 나빠질 필요는 없습니다. 지원 시스템, 좋은 마사지사, 필라테스 강사, 그리고 긍정적인 말을 찾아보세요.

아만다 알바라도, DNP, CPNP-AC, RN-C

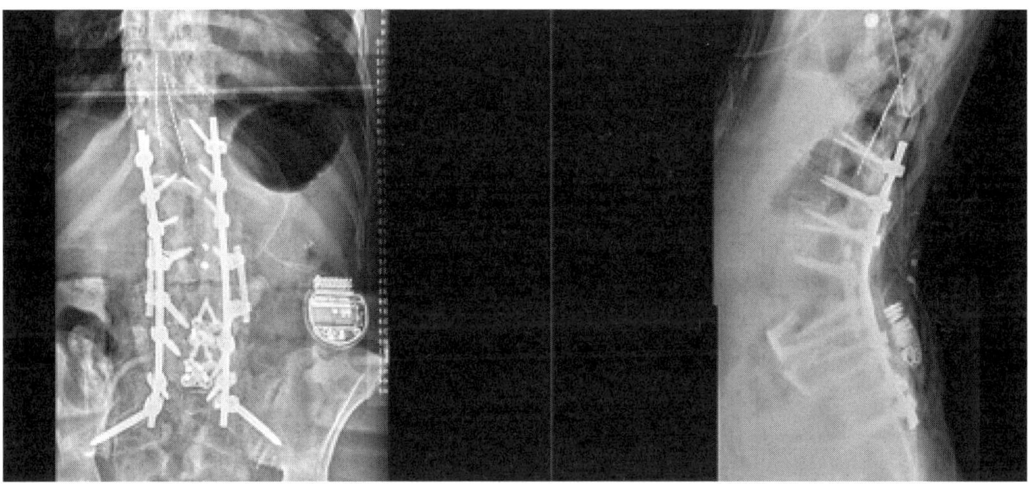

12 척추측만증의 원인

"제 척추측만증은 어디에서 왔나요?" 모든 사람들이 묻는 가장 오래된 질문이지만, 대부분은 대답할 수 없는 질문입니다. 흥미롭게도, 척추측만증은 끝없이 많은 상황이나 의학적 상태에 의해 발생할 수 있습니다. 척추측만증은 여러 원인이 복합적으로 작용하는 다인성 질환인 경우가 많습니다. 의사와 연구자들은 척추측만증의 근본적인 원인을 알아내기 위해 많은 돈을 쓰고 시간을 보냈습니다. 그 모든 연구들에도 불구하고, '척추측만증의 원인은 무엇일까?'라는 질문은 여전히 많은 척추측만의 사례에서 명확한 해답을 찾지 못하고 있습니다.

인구의 2~3%(약 1억 7,200만 명)가 척추측만증의 영향을 받는 것으로 추정되며, 대부분은 어떻게 척추측만증을 갖게 되었는지 모릅니다.[115] 다음은 척추측만과 연관될 수 있는 몇 가지 진단 목록입니다. 이것은 완전한 목록은 아니지만, 여러분이 척추측만증의 근본 원인들이 다양한 곳에서 올 수 있다는 것을 알게 될 것입니다.

- 아이카디 증후군
- 청소년 특발성 척추측만증
- 알베르스-쇤베르크병
- 엔젤만 증후군
- 방향족 L-아미노산 탈카복실화효소(AADC) 결핍증
- 선천성 다발성 관절구축증
- 관절염
- 베르톨로티 증후군
- 중앙 이석 전정계 장애
- 뇌성마비
- 자궁경부경화증
- 차지 증후군

- 키아리 기형
- 클로브스 증후군
- 압박성척추골절
- 선천성반척추
- 선천성요통
- 선천성천추화
- 콘라디-휘네르만 증후군
- 쿠싱증후군
- 퇴행성 디스크 질환
- 뒤시엔느근위축증
- 근육긴장이상
- 엘러스-단로스 증후군
- 후관절 변성
- 프리드리히 운동실조증
- 신경절신경종
- 주프에-쓰카하라 증후군
- 수평주시마비
- 영아 특발성 척추측만증
- 청소년 특발성 척추측만증
- 다리 길이 불일치
- 로이스-디에츠 증후군
- 마르팡 증후군
- 근위축증
- 근이영양증
- 근병증성
- 신경 섬유종증
- 관절염
- 골연골 이영양증
- 골 형성 부전증
- 골연화증
- 골다공증
- 신체적 외상
- 파킨슨병의 피사 증후군
- 소아마비

- 다골성 섬유성골 이형성증
- 폼페병
- 프래더윌리증후군
- 레트 증후군
- 류마티스 관절염
- 산필리포 증후군
- 슈어 증후군
- 이분척추
- 척추손상
- 척수종양
- 척추 이형성증
- 척수 골수 내 이상
- 척추관 협착증
- 척수이개증
- 척추골단 이형성증
- 사시 및 기타 안과 기능 장애
- 피로골절
- 척수공동증
- 묶임척수 증후군
- 터너 증후군
- 버테르 증후군
- 윌리엄스 증후군

또한 처방약이 척추측만증의 원인이 될 수 있는 몇 가지 사례를 목격했습니다. 이러한 척추측만 환자들의 이야기에는 여러 요소가 있었지만 척추측만증이 발생한 시기와 장기 약물 복용이 시작된 시기 사이에는 밀접한 상관관계가 있었습니다.

저는 또한 몇 가지 다른 상황에서 수술이 척추측만증의 근본적인 원인일 가능성이 가장 높은 것을 보았습니다. 이것들 중 하나는 뇌 수술과 관련이 있었고, 다른 하나는 장기 수술과 관련이 있었습니다. 첫 번째 상황에서, 척추측만증은 몇 주 후에 일어났고, 두 번째 상황은 수술을 마치고 깨어났을 때 발생했습니다.

제가 방금 나열한 항목 중 어떤 것도 당신의 독특한 척추측만의 원인이라고 말하는 것이 아닙니다. 단순히 척추측만이 이러한 진단의 일부라는 것을 보여주고 싶었을 뿐입니다. 척추측만증의 진단은 일반적이며 종종 만곡률의 원인들에 대해 정확한 통찰력이 없는 진단인 경우가 많습니다. 그렇긴 하지만, 우리가 아는 몇몇 측만증 진단에 대해 우리가 알고 있는 것이 꽤 많기 때문에 가장 흔한 척추측만증의 증상과 알려진 원인에 대해 이야기해 보겠습니다.

청소년 특발성 척추측만증

종종 사람들이 척추측만에 대해 이야기할 때, 흔히 그들은 청소년 특발성 척추측만증(AIS)을 언급하는 경우가 많습니다. 만약 1세에서 3세 사이의 환자에서 척추측만증이 발견되면 그것은 유아 특발성 척추측만증으로 정의됩니다. 4세 및 9세 사이에 있을 때, 아동 특발성 척추측만증으로 간주되며 환자가 10~18세 사이일 때 진단은 청소년 특발성 척추측만증입니다. 척추측만증 사례의 대부분은 청소년 특발성 척추측만증(AIS)입니다.

의학계에서 특발성이라는 단어는 단순히 그 질병이 원인을 알지 못한다는 것을 의미합니다. 하지만 솔직히 말해서 척추의 현재 상태에 대한 모든 진단에는 원인이 있습니다. 하지만 분명히 그 원인들로 그들의 척추에서 실제로 10도 이상의 만곡을 야기한 것에 대한 어떠한 단서도 제공하지 않습니다.

많은 연구자들은 특발성 척추측만증의 발생에 신경계의 기능 장애, 호르몬의 불규칙성, 유전적 특성, 그리고 특정 영양소의 고갈과 같은 여러 요인들이 관련되어 있다고 결론지었습니다.[116] 다음 장에서 저는 연구원들이 특발성 척추측만증에 걸린 사람들에게서 발견한 비타민과 영양 결핍과 관련된 내용을 공유합니다. 그리고 어떤 보충제가 도움이 될 수 있는지, 특발성 척추측만증에 걸렸다고 생각되면 꼭 읽어보시길 바랍니다.

종종, 여러분은 척추측만증을 앓고 있는 여러 세대의 가족들을 보게 될 것입니다. 많은 특발성 척추측만증 사례에 유전적 요소가 있을 수 있기 때문입니다.[117, 118] 당신이 특정 유전자를 가지고 있다고 해서 그것이 같은 유전자를 가진 다른 누군가를 생산한다는 것을 의미하지는 않습니다.

당신은 또한 저처럼 척추측만증의 가족력이 없는 사람들 또한 만날 수 있을 것이며, 그러한 경우에는 유전적 요소가 관여하지 않을 가능성이 높습니다. 즉, 척추측만증의 가족력이 없는 저와 같은 사람도 여전히 척추측만증이 발병할 유전적 소인이 있을 수 있습니다. 이것은 후생유전학 또는 어떠한 당신의 환경(음식, 수면 등을 포함한)에 따라 당신의 유전자에 영향을 미치는 것을 의미합니다(이 주제에 대해서는 다음 장 전체를 이 주제에 할애했으니 계속 지켜봐 주시기 바랍니다).

신체 활동 및 생활 방식과 같은 외부 요인도 특발성 척추측만증 환자와 직접적인 관련이 있는 것으로 나타났습니다. 치과 교정기를 착용하고, 체질량 지수(BMI)가 낮고, 고전 발레 훈련에 참여한 이력은 모두 척추측만증 발병과 관련이 있습니다.

특발성 척추측만증은 아이가 발레를 시작한 나이와 강한 상관관계가 있었습니다. 일반적으로 7세 이전의 훈련 시작 나이, 훈련을 받는 기간, 일주일에 참여하는 빈도, 하루에 참여하는

시간이 늘어나면서 특발성 척추측만증에 걸릴 확률이 높아진다는 명확한 통계적 경향을 보여주었습니다.[119]

다른 연구에서는 부정 교합, 치아와 턱의 정렬 불량, 척추측만증 사이의 상관관계를 보여줍니다.[120, 121] 척추측만증이 있는 많은 사람들도 부정 교합을 가지고 있으며, 저는 그 사람들 중 많은 사람들이 부정 교합을 고치기 위해 10대 때 치아 교정 작업을 했다는 것을 발견했습니다. 이것은 매우 흥미로웠습니다. 심한 교정 작업은 목의 상단 몇 척추의 정렬을 변경할 수 있고 나머지 척추는 그 몇 개의 상부 척추가 어떻게 움직였는지에 따라 이동할 수 있기 때문에 심사숙고해야 할 주제입니다. 교정 치료로 인해 가끔은 좋아지기도 하지만, 저는 보통 그 반대의 효과가 일어나는 것을 많이 목격했습니다.

저는 사춘기가 오기 전에 헤드기어의 착용을 통해서 치아 교정을 했습니다. 저는 날씬했고 어렸을 때부터 발레 훈련을 받았습니다. 저는 이러한 모든 항목에 해당했고, 돌이켜보면 제게 불리한 조건들이 겹겹이 쌓여 있었습니다.

근력과 활동량과 척추측만증 발병 가능성에 대한 다른 흥미로운 연구가 있습니다. 한 연구에 따르면 생후 18개월에 도움 없이 스스로 일어설 수 있었던 어린이는 15세까지 척추측만증에 걸릴 확률이 66% 낮았습니다. 10세에 활발하게 활동한 아이들은 척추측만증이 발생할 가능성이 53% 낮았습니다. 적당히 활동적인 사람들은 척추측만증에 걸릴 확률이 30%밖에 되지 않았습니다.[122] 만약 여러분이 부모님께 위의 범주 중 하나에 속하는지 물어볼 수 있다면, 여러분의 측만증에 대한 과거 원인에 조금 더 가까워질 수 있을 것입니다.

신경학적 긴장은 특발성 척추측만증 환자가 고려해야 할 또 다른 요인이 될 수 있습니다. 1968년 로스 박사와 2001년 포터 박사는 많은 특발성 척추측만증 사례가 척수의 과도한 신경긴장 때문이라고 가정했습니다. 이것은 로스-포터 가설로 알려지게 되었습니다. AIS를 가진 많은 사람들에서, 척수의 일부는 주변의 뼈와 다르게 또는 느린 속도로 성장하고 자랍니다. 이로 인해 척추뼈가 완벽하게 성장하지 못하고 척추가 나선형으로 휘어져 척추측만증이 발생합니다. 흥미롭게도, 환자들을 대상으로 한 연구에서 척수는 실제로 척추측만 곡선의 정점에서 모양이 바뀌는 걸 MRI 검사를 통해서 볼 수 있었습니다.[123]

저는 척추측만의 원인으로서 신경 긴장을 가지고 있다고 생각하는 몇몇 고객들이 정말로 팽팽한 햄스트링을 가지고 있다는 것을 발견했습니다. 이것은 또한 한 햄스트링이 다른 쪽 햄스트링보다 훨씬 더 단단하다는 것을 보여줍니다. 종종 저는 제가 보는 아이들과 10대들이 햄스트링이 단축된 것 때문에 그들의 무릎을 굽히지 않고는 바닥에서 45도까지밖에 다리를 들어 올릴 수 없다는 것을 알게 되었습니다.

특발성 척추측만증의 특징은 변형된 척추 곡선의 유연성 상실과 척추 경직성을 포함합니다.[124] 근육 비대칭이 존재하지만 이러한 근육 불균형이 척추측만의 원인이 아니라는 점에 유의하는 것이 중요합니다.[125]

측만증은 남자아이보다 여자아이들에게 더 많은 영향을 미치며, 나이와 곡률의 정도가 증가함에 따라 두 남녀 사이의 차이는 훨씬 더 커집니다.[126] 그래서 기본적으로, 여성들이 훨씬 더 심한 곡선을 가지고 있고 이러한 가능성은 나이가 들수록 증가합니다.

최근 연구에 따르면 남성인 경우 흉부 만곡이 오른쪽이 아닌 왼쪽으로 휘어져 있거나 척추에 급격한 곡선이 생기게 되면서 위장 역류가 있거나 또는 무의식적인 발목의 수축이 있는 경우 척수의 모든 부분이 정상인지 확인하기 위해서는 척추 전체가 나온 MRI 검사를 확인해야 합니다. 특발성 척추측만증 진단을 받은 사람들 중 이러한 특징 중 하나를 가진 사람들의 약 10%가 실제로 척수 이상을 원인으로 가지고 있습니다.[127]

척추는 일반적으로 심장에서 멀어질수록 오른쪽으로 휘어지는 흉곽의 곡선과 왼쪽으로 휘어지는 요추의 곡선이 있는 거꾸로 된 문자 S의 형태를 띠고 있습니다. 때때로 주요 후방 S자 아래 또는 위에 몇 개의 추가 곡선이 있습니다.

특발성 척추측만증 곡선은 척추 회전을 동반합니다. 저는 척추 전체를 위아래로 움직이는 나선형이라고 생각하기 때문에 '나선형 척추'라고 부릅니다. 결과적으로, 여러분은 거의 항상 갈비뼈의 한쪽 등이 다른 쪽보다 더 튀어나와 있는 것을 보게 될 것입니다. 이것은 척추측만증의 축 방향 회전 때문에 발생합니다.[128] 곡선 중 하나가 종종 흉곽에 있고 척추가 회전하기 때문에 흉곽은 회전하는 척추와 함께 움직입니다. 이렇게 되면 갈비뼈 사이의 공간이 넓어질 수 있습니다. 이러한 확장은 종종 뼈의 변형을 동반하는데, 신체의 좌우 하중이 고르지 않기 때문에 척추뼈의 모양이 실제로 약간 변합니다. 척추의 전체가 오른쪽에서 왼쪽으로 불균형하게 고르지 않고 돌출됐을 때 의학계에서는 이것을 '갈비뼈 돌출부'라고 부릅니다.

이제 '갈비뼈 돌출부'라는 용어에 대해 설명해 드렸으니 한 가지 덧붙이자면, 저는 누군가 이 용어를 사용하는 것을 들을 때마다 움찔합니다. 말에는 강력한 힘이 있으며, 너무 자주 이러한 말에 노출되면 무감각하게 들리겠지만 인식하든지 못 하든지 부정적인 영향을 미칠 수 있습니다. 저는 여러분이 척추측만증의 이 '특징'을 설명하는 또 다른 방법을 찾도록 권하고 싶습니다. 저는 보통 신체의 그 부분을 '뒤쪽에서 더 튀어 나온 쪽'이라고 부릅니다. 작고 사소해 보일 수 있지만, 표현하는 방식은 자신을 인식하는 방식에 차이를 만들 수 있습니다.

제가 만난 또 다른 흥미로운 연구는 눈 문제와 척추측만증 사이의 상관관계를 살펴본 것입니다. 사시(두 눈이 동시에 정확히 같은 방향을 보지 않는 경우)가 있는 사람들은 흉추측만증이 발생할 위험이 매우 높습니다.[129] 이 연구는 이러한 유형의 척추측만증이 대부분의 특발성 척추측만증 사례가 어떻게 보이는지 정확히 일치한다고 설명합니다.

또 다른 몇 가지 연구에 따르면 태어날 때부터 존재하거나 어린 나이에 발병한 수평 시선 마비로 진단받은 사람들은 모두 '유아기에 진행성 척추측만증이 발생했습니다.'[130, 131] 연구에 포함된 일부 또는 모두가 어렸을 때 척추측만증이 발병했습니다. 척추측만이 있는 경우 모든 안과적 문제에 주의를 기울이고 척추측만이 악화되는 것을 방지하기 위해서 가능한 한 빨리 교정하는 것이 좋습니다. 자녀에게 안과적 문제가 있다면 어릴 때 치료하면 척추측만증을 예방하거나 악화되는 것을 막을 수 있습니다.

저는 이 연구를 소셜 미디어에 올렸을 때 많은 사람들이 반응해서 충격을 받았습니다. 한 어머니는 "와우, 제 딸은 5~11세 사이에 사시를 치료했습니다. 그녀는 12세에 42도 척추측만증 곡선을 진단받았습니다. 저는 항상 그것이 관련이 있을 수 있다고 생각했습니다. 의사가 말하길 2년 반 동안 보조기를 착용했는데 곡선이 52도가 되었고 수술할 때가 되었다고 합니다. 저는 여전히 다른 모든 방법을 시도하기 위해 싸우고 있습니다"라고 했습니다.

제 스튜디오에 있는 척추측만증을 앓고 있는 청소년을 둔 한 어머니는 제가 이 연구를 게시한 후에 저에게 말했습니다. 사시는 그녀의 딸이 5세 때 받은 첫 번째 진단이라고 말이죠. 그녀의 딸은 현재 15세이고 척추측만증, 편두통, 그리고 엘러스-댄로스 증후군을 앓고 있고, 아무도 그녀에게 딸의 척추측만증 진단이 10년 전으로 거슬러 올라갈 수 있다는 사실을 아무도 그녀에게 말해 주지 않았습니다.

또 다른 엄마는 "발달 검안사의 시각 치료가 딸의 인생을 바꿨어요!! 시력이 2.0/2.0이 되어도 여전히 시력 문제가 있을 수 있습니다. 일반 검안사는 이것을 놓칠 수도 있습니다. 발달 또는 행동 검안사가 이를 진단할 수 있습니다."

눈을 운동할 수 있다는 것을 알고 계셨습니까? 네, 사실입니다. 눈 문제가 의심되는 경우 문제는 척추측만과 관련이 있을 수 있습니다, 눈의 균형을 맞추는 데 도움이 되는 눈 치료법을 찾아보세요.

기능성 척추측만증

기능성 척추측만증은 또 다른 유형의 척추측만증이며 척추를 둘러싼 근육의 긴장으로 인해 발생합니다.[132] 특발성 척추측만증과 달리, 심한 척추 회전 또는 유전적 구성 요소는 일반적으로 관여하지 않습니다. 기능성 척추측만증은 보통 척추측만증에서 보이는 것처럼 두 개 이상의 곡선 대신 하나의 곡선만으로 척추의 C커브 곡선을 볼 수 있습니다.

기능성 척추측만증으로, 현재의 생체역학적 움직임, 과거의 외상 또는 신체 부위의 모양으로 인해 척추가 휘어질 수 있습니다. 일단 근본적인 원인을 알아내면, 척추를 중립적인 위치에 두는 것은 비교적 간단해집니다. 척추 주변의 근육 긴장은 단순히 완화될 필요가 있으며, 척추측만증은 줄어들거나 사라져야 합니다.

토마스 마이어스는 그의 책 『근막경선 해부학』에서 "뼈 사이의 관계를 바꾸고 싶다면, 연부조직을 통해 긴장의 균형을 바꾸세요. 그러면 뼈는 스스로 재배열될 것입니다"라고 말합니다.[133] 이 개념은 기능성 척추측만증에 적용됩니다.

그렇다면 생체역학적 움직임으로 인한 기능성 척추측만증은 무엇을 의미할까요? 이렇게 생각해 보세요. 어린 자녀를 둔 엄마, 미용사, 요리사, 그리고 팔이 절단된 사람들의 공통점은 무엇일까요? 그들은 모두 한 팔로 반복적으로 일을 한다는 것입니다. 이로 인해 그들의 갈비뼈를 시간이 지남에 따라 한쪽 방향으로 움직이게 했고, 기능적으로 척추측만증은 느린 변화에서 비롯됩니다. 생체역학은 반복적인 행동의 맥락에서 평가될 필요가 있으며, 그 사람의 지배적이지 않은 쪽은 일반적으로 더 강하게 하는 강력한 조치가 필요합니다.

다리 길이의 불일치(한쪽 다리가 다른 쪽 다리보다 길다는 의미)로 인해 기능성 척추측만증이 발생할 수 있습니다. 한쪽 엉덩이가 다른 쪽 엉덩이보다 더 높게 앉아 있는 것을 육안으로 확인할 수 있다면 다리 길이 불일치가 나타날 가능성이 큽니다. 이렇게 골반이 어긋나면 척추가 옆으로 꺾여 기능성 척추측만증이 생깁니다.

때때로 사람들은 다른 다리보다 약간 긴 다리를 가지고 태어납니다. 다른 경우는 대퇴골 골절로 인해 잘못 설정되거나 제대로 회복되지 않았을 수도 있습니다.

때때로 다리 길이의 불일치는 기능적인 측만증은 무릎 또는 고관절 치환 수술의 결과입니다. 그러한 성질의 수술 후에, 사람들은 때때로 약간 다른 길이의 다리를 갖게 됩니다. 외과적으로 치료된 관절은 외과적으로 치료되지 않은 쪽보다 약간 더 길고 골반은 약간 고르지 않습니다. 그 관절의 새로운 높이에 의해 더 높이 떠밀려 올라가기 때문입니다. 다음에 무슨 일이 일어나는지 아시죠? 기능적 척추측만증입니다.

래리라고 부르는 한 남성이 얼마전 저에게 전화를 걸어 척추측만증에 대해 이야기했습니다. 그는 62세였고, 최근 만성 허리 통증으로 의사를 찾아갔습니다. 그는 의사가 그를 척추측만증으로 진단했다는 것을 저와 공유했습니다. 저는 즉시 그에게 물었습니다. 만약 그가 어린 시절부터 측만증을 가지고 있었고 지금까지 아무도 그것을 잡지 못했을 가능성에 대해서 래리는 아니라고 말했습니다. 그는 군대에 있었고, 누군가는 복무 기간 동안 그의 척추측만증을 확실히 보았을 것이라고 말입니다.

그러나 그것은 선천성 척추측만증을 배제한 것입니다(왜냐하면, 곧 보게 될 것처럼, 자궁에서 그런 일이 일어나기 때문입니다). 그것은 또한 특발성 척추측만증을 배제했습니다. 왜냐하면 그것은 그가 군복무를 하기 전인 청소년기에 발생하기 때문입니다. 래리 말로는 골다공증이 없다고 했습니다. 그래서 퇴행성 척추측만증(척추가 무너지는 것으로 추정)도 거의 배제되었을 가능성이 높습니다.

그런 다음 지난 몇 년 동안 수술을 받은 적이 있는지 물었습니다. 래리는 두 번의 고관절 치환 수술을 받았는데, 그중 하나는 첫 번째 수술에서 잘못되어 첫 번째 수술 후 이틀 후에 다시 해야 한다고 말했습니다. 의사는 그가 수술 후 예약을 위해 다시 들어갔을 때 그의 다리를 측정했고 래리에게 그의 다리 길이에 8mm의 차이가 있다고 말했습니다. 우리는 원인을 찾았습니다. 외과의는 파괴할 수 없는 티타늄 고관절과 함께 래리의 기능성 척추측만증을 진단했습니다.

선천성 척추측만증

이 X-ray는 부분적으로 형성된 6번째 요추 뼈를 가진 고객의 것입니다(우리는 보통 5개의 요추만 가지고 있습니다). 펜이 가리키는 곳을 보면 X-ray에서 전체 구조는 오른쪽과 왼쪽이 다릅니다. 이것은 그가 태어나기 전에 그의 어머니 뱃속에 있을 때 일어났습니다. 뼈가 잘못 발달했기 때문에, 그 위와 아래의 뼈들이 영향을 받았습니다. 그는 경미한 척추측만증 환자입니다. 기형적인 척추 위에 측만이 발달했고 골반은 척추 아래에서 중립을 유지하지 못하고 있습니다. 이 기형을 베르톨로티 증후군이라고 하는데 선천적 척추측만증은 다른 많은 기형적인 뼈들로부터도 발생할 수 있습니다.

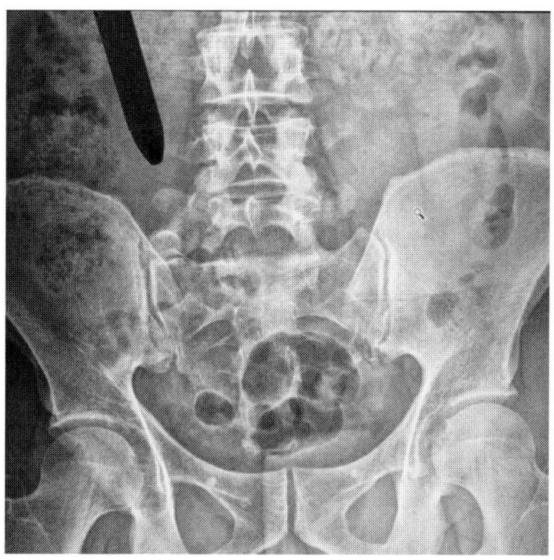

선천성 척추측만증은, 즉 태아의 발달과 관련된 척추측만증으로 제가 본 것 중에 가장 흔하지 않은 척추측만증 유형입니다. 솔직히 제가 아는 사람들 중 선천성 척추측만증을 가진 고객과 지인을 세는 데는 두 손이 모자랄 정도입니다.

당신의 척추측만증 원인 알아보기

이 장에서 여러분 자신의 모습을 발견했다면, 다행스러운 일입니다. 신체에 대한 더 많은 정보를 얻을 수 있기 때문입니다. 이 장을 읽었는데도 어느 범주에서도 자신을 찾지 못했다고 하더라도 괜찮습니다. 이 장에서 탐정이 되어 자신의 척추측만증 문제의 원인을 찾아가야 합니다. 특정 단어나 진단명이 떠오르면 온라인에서 검색하여 측만증에 관한 정보의 퍼즐 조각을 연결할 수 있는지 확인하십시오. 검색창에 '척추측만증 연구'와 함께 더 알고 싶은 주제나 진단을 입력하면 놀랄 만한 정보를 발견할 수 있을 거예요.

저는 호기심이 많고 저와 제 고객의 신체적인 문제에 대한 해답을 찾고 싶어서 수년에 걸쳐 이 모든 정보를 수집해 왔습니다. 저는 그 조각들을 모으는 것을 도와줄 다른 사람을 찾을 수가 없어서, 제가 스스로 그것을 해야만 한다는 것을 깨달았습니다. 여러분도 똑같이 할 수 있습니다.

그 조각들을 모으는 것을 도와줄 다른 사람을 찾을 수 없기 때문에 혼자서 스스로 그것을 해야 한다는 것을 깨달았습니다.

여러분도 똑같이 할 수 있습니다.

다음 장에서 척추측만증의 원인이 될 수 있는 영양 결핍에 대한 더 많은 정보를 읽어보세요. 우리 신체의 모든 부분은 서로 연결되어 있습니다. 새로 찾은 정보 하나가 다음 정보로 연결되도록 하십시오. 이제부터 신체의 탐정이 되는 흥미진진한 여정을 즐기시길 바랍니다. 척추가 옆으로 휘어진 척추뼈의 초기 원인을 치료하면 이것은 결국 더 나은 삶의 질로 이어질 것입니다.

이 정보들이 여러분의 입맛에 맞기를 바랍니다. "저의 척추측만증은 어디서 왔을까요?"라는 당신의 답이 없는 질문에 대한 답을 찾기 위해 계속 검색만 하는 것을 권장할 수는 없기 때문입니다.

13 영양소, 검사, 보충제, 그리고 음식

이 장은 저와 저의 오랜 척추측만 환자이자 영양학을 좋아하는 헤더 매시Heather Massie의 사랑과 노력으로 만들어졌습니다. 그녀의 아이들이 측만증에 걸리지 않게 보호하고자 하는 비공식 척추측만 연구원이었습니다. 어느 날 저는 그녀에게 지난 15년 동안 수집한 척추 영양 연구 자료 더미에 빠져서 익사할 것 같다고 말했습니다. 저는 최소 12인치 높이의 서류 더미와 최소 100~200개의 디지털 파일을 가지고 있을 정도였으니까요. 저는 그녀가 이 모든 것들을 걸러내고, 정리하고, 그것을 우리와 우리의 가족, 그리고 전 세계에 있는 모든 척추측만을 가진 사람들을 위해 읽을 수 있는 자료로 만들 의향이 있는지 물었습니다. 신경 방사선 학자인 남편의 도움으로, 그녀는 그 일을 맡기로 동의했습니다. 우리는 이 장에서 수백 시간을 보냈습니다. 연구를 읽고, 전 세계 사람들이 영양 결핍을 어떻게 해결할 수 있는지 알아냈습니다. 비록 그들을 지도할 수 있는 좋은 지역 의사가 없더라도 말이죠. 그리고 그 정보를 가지고 스스로 수치를 관리할 수 있는 방법을 알아냈습니다.

헤더는 다음과 같이 하고 싶은 말이 몇 가지 있었습니다. "시간이 지나면서 건강관리와 척추측만이 자주 교정을 필요로 하는 개별화된 접근 방법으로 해결해야 한다는 것을 알게 되었습니다. 에린과 저는 아이들을 돕기 위해 함께 사명을 다하고 있기 때문에 이것이 중요하다는 것을 알고 함께 받아들이고 있습니다. 남편과 저는 제 척추측만 유전자가 우리 아이들에게 전달될까 봐 두려웠고, 이 모든 것의 가치를 알고 있습니다. 저희는 제가 물려받은 유전자의 발현을 잠재적으로 예방하기 위해 어릴 때부터 아이들의 영양 관리를 해주고 있습니다. 우리는 아이들이 영양학적으로 결핍이나 부족한 점이 있는지 정기적으로 검사하고 문제를 해결하고 있습니다. 우리는 이 연구를 통해 우리 가족의 유산을 바꾸고 다음 세대에서 척추측만이 발생하는 것을 막을 수 있을 것입니다."

헤더와 저는 정보를 여러분과 공유함으로써 어떤 이득도 얻지 않습니다. 저희는 여러분에게 어떤 결핍이 있다는 것을 보여주기 위한 검사나 연구 결과를 판매하여 보충제를 구입하게 하거나 이 장에서 언급한 회사로부터 리베이트를 받지 않았습니다. 저희는 그저 호기심 많은 사람들이고 여러분과 당신이 사랑하는 사람들을 돕고 싶을 뿐입니다.

저희는 의사가 아니기 때문에 진단이나 처방을 할 수 없으므로 복용하기 전에 의사와 상의하십시오. 저는 단지 연구가 보여주는 것과 그것을 제 개인적 경험에 적용한 결과를 공유하는 것입니다. 저는 단순히 이 여정을 안내할 수 있는 기능의학 전문가를 찾아보실 것을 강력히 추천하고 싶습니다. 헤더와 저는 많은 기능의학 전문의들과 함께 일해 왔고, 그들의 전문성 덕분에 우리의 건강은 마침내 올바른 방향으로 가고 있습니다.

척추측만증을 유발하는 마법의 유전자나 척추측만증을 고치는 마법의 약에 대한 결정적 증거가 없다는 새로운 유전학적인 연구 결과가 나올 때마다 저는 신음합니다. 척추측만증은 복잡하기 때문에 그것의 치료약을 찾는 것은 불로장생의 묘약을 찾는 것처럼 돈과 시간 낭비라고 생각하며, 이 책의 앞부분에서 다룬 수많은 연구 결과들이 이를 증명합니다. 여러분은 기적의 약을 기다리는 것에서 사물을 안에서 밖으로 뒤집기 위한 예방 조치를 취하는 것으로 초점을 전환해야 합니다. 두고 볼 것이 아니라 지금 바로 조치를 취해야 합니다. 우리는 아마도 애초에 우리의 척추측만증 발전에 큰 역할을 했을 우리 내부의 결핍을 되돌리기 위해 미래 세대를 위한 척추측만증을 예방하고 우리 자신의 몸을 안팎으로 치유하는 쪽으로 관심을 전환할 필요가 있습니다. 그때 우리는 진정한 진전을 이룰 것입니다.

모든 사람이 동일한 영양소 결핍을 가지고 있는 것은 아닙니다. 이 장에서 제시된 연구는 일반적으로 척추측만증과 관련된 결함을 다룹니다. 이 정보를 시작점으로 삼아 검사 결과를 토대로 영양 요구를 조정하고, 당신 자신의 척추측만증의 근본적인 원인을 파헤쳐야 합니다. 이 장의 내용이 자신의 이야기와 비슷한지 생각해 보고 거기서부터 시작하세요.

저는 항상 척추측만증은 양파와 같다고 말합니다. 겉에 있는 외부 층을 처리하고, 벗겨낸 다음에, 그다음 층을 평가하고, 더 이상 벗겨낼 층이 없을 때까지 이 과정을 계속합니다. 이것은 점진적인 계시이며, 여정이라는 것을 기억해야 합니다.

만약 여러분이 소아마비가 있는 아이가 있다면, 그들이 소아마비 여부에 관계없이, 그들에게 이런 것들에 대한 검사를 받는 것이 현명합니다. 마찬가지로, 만약 여러분이 소아마비를 앓고 있고 곧 아이를 가질 생각을 하고 있다면, 저는 여러분이 임신하기 전에 이러한 범주의 모든 수준이 최적의 상태인지 확인하는 것을 강력히 추천합니다.

우리가 이 주제에 대해 발견한 수많은 연구를 이해하기 위해, 그리고 여러분이 이 정보를 가장 간단하게 이해하고 통합할 수 있도록, 저는 이 부분을 4개의 장으로 나누어 설명했습니다.

첫 번째 섹션은 골수염이 있는 사람들이 무엇이 부족하다는 것을 발견했는지, 그리고 다른 신체 체계와 영양분들이 어떻게 함께 작용하는지에 대한 연구 결과 소개입니다. 여러분은 병원에 갈 때는 진료받고 왜 특정 검사를 실행하도록 요청하는지 가장 잘 아는 것은 자신임에 틀림없을 것입니다. 당신의 의사는 이 정보를 알지 못할 것입니다. 그러나 그녀는 이 연구를 통해 수백 시간을 보내지 않았을 것입니다. 당신은 이 부분을 읽음으로써 당신 스스로가 의사가 되어 당신이나 아이를 치료하는 것을 도울 것입니다.

두 번째 섹션은 AIS에 환자에 대한 연구 결과를 바탕으로 작성된 검사 목록이 포함되어 있습니다. 해당 쪽을 열어 의사에게 이러한 검사를 원한다고 말할 수 있습니다. 또한 병원에 가지 않아도 집에서 검사를 받을 수 있는 옵션도 제공했습니다.

세 번째 섹션은 검사 결과에 따라 실행할 수 있는 보충제 및 기타 해결책의 목록입니다.

네 번째 섹션은 영양소별로 구성된 식단에 통합하기 시작할 음식 목록입니다. 검사 결과가 어떻든 간에, 저는 여러분이 목록에 있는 다양한 음식을 먹으라고 권장하고 싶습니다. 만약 검사 결과 여러분이 특정 영양소가 부족하다는 것을 보여준다면, 여러분이 자신에게 필요한 영양가 풍부한 음식들을 식료품점에서 구입하는 것을 도울 수 있는 가이드가 될 것입니다.

저는 이것이 방대한 분량이라는 점을 미리 진지하게 말씀드립니다. 그 자체로 독립적인 책이 될 수 있을 정도입니다. 저와 헤더의 개인적인 경험을 포함했지만, 수많은 연구가 인용되어 있기 때문에 이 책의 나머지 부분보다 훨씬 더 지루하게 읽힐 수 있습니다. 저는 당신이 지금 가장 좋아하는 와인이나 차 한 잔을 마시는 것을 제안하고 싶습니다. 왜냐하면 이것은 무거운 주제이기 때문입니다. 당신은 그것을 반드시 이겨내고 반드시 읽어야 하므로 집중하십시오.

메모를 하고 싶을 테니 형광펜, 일기장, 펜을 꺼내세요. 이 장에서는 인생을 변화시킬 수 있는 연구 결과가 너무 많기 때문에 몇 번 더 읽어야 할 수도 있습니다.

이 정보가 여러분에게 힘을 주고 희망을 주기를 바랍니다.

영양소

시작하기 전에, 저는 연구원들과 그들의 훌륭한 연구들을 인용하기 전에 자세히 소개하지 않을 것이라는 점을 말하고 싶습니다. 하지만, 제가 사용한 인용문과 함께, 모든 연구원들은 그들의 말과 연구에 대한 공로를 인정받을 것입니다. 저는 당신의 가독성을 향상시키기 위해 이 섹션을 이런 식으로 작성하로 결정했습니다. 특정한 관심을 끄는 분야가 있다면 인용된 연구를 찾아봐주십시오.

연구는 AIS가 신체의 호르몬, 신경학적, 그리고 골격계의 혼란에서 그 원인의 일부를 찾을 수 있습니다.[134, 135, 136, 137] 우리는 유전학과 후생 유전학 두 가지를 모두 다루고 있기 때문에 전체적인 그림을 볼 때 동전의 양면과 같은 측면이 있습니다.

유전자는 우리가 생물학적인 어머니와 아버지로부터 물려받은 유전인자를 의미합니다. 유전된 유전자 중 일부는 돌연변이나 변이를 일으키기도 합니다. 벤 린치 박사Dr. Ben Lynch가 그의 책 『더티 유전자』에서 다음과 같이 말했습니다.

> 유전 퍼즐의 가장 중요한 조각 중 하나는 SNP('스나이프'로 발음)로 알려진 변형의 일종으로, 단일 염기 다형성의 준말입니다. 지금까지, 인간 게놈에서 약 천만 개의 SNP

가 확인되었으며, 우리 각각은 100만 개 이상을 가지고 있습니다. 대부분의 SNP는 우리에게 큰 영향을 미치지 않는 것으로 보이지만, 일부 SNP는 우리의 건강에 큰 영향을 미칠 수 있습니다.[138]

척추측만증을 앓고 있는 환자들 사이에서 소수의 SNP가 확인되었을 뿐만 아니라 패턴도 확인되었습니다.[139, 140, 141] 척추측만증 환자에게 큰 영향을 미치는 것으로 알려진 28개의 유전적 SNP 중 91%가 적어도 7개의 SNP를 가지고 있었고, 평균적으로는 10개의 SNP를 가지고 있었습니다.[142] 이에 대해서는 잠시 후에 더 자세히 설명하겠습니다.

유전자의 다른 절반은 후생 유전학인데, 이것은 우리의 환경이 우리의 유전자에 영향을 미치는 방식입니다. 우리가 먹는 음식, 마시는 물, 수면 주기, 숨 쉬는 공기는 후생 유전학에 영향을 미치는 요인들의 몇 가지 예입니다. 이것들을 염두에 두고, 우리가 SNP를 가지고 있다고 해서 후생 유전학적 요소가 적절히 관리된다면 우리 몸에 영향을 미치지 않을 것입니다.

몇 년 전 제가 정말로 제 몸과 싸우며 답을 찾기 위해 깊이 파고들었을 때, 저는 유전자 검사를 받았는데 이 검사는 많은 것을 설명해 주었습니다. 저에게 실제로 영향을 미치고 있는 많은 SNP를 발견했습니다. 저는 많은 고객들에게 제가 무엇을 하고 있는지 말했고, 그들도 같은 일을 하기로 선택했습니다. 그들 중 몇몇은 많은 SNP를 가지고 있었고, 그들의 것은 저와 달랐습니다. 우리 모두는 척추측만증을 가지고 살아가면서 각자의 독립적인 여정을 가지고 있다는 큰 그림을 다시 한 번 확인할 수 있었습니다.

일부 SNP는 우리 몸이 호르몬을 다루는 방법에 영향을 미칩니다. 한 고객과 저는 에스트로겐을 제대로 분해하고 대사하는 것을 어렵게 만드는 SNP가 있다는 것을 발견했습니다. 제 다른 고객은 그녀가 낮은 세로토닌 수치와 나쁜 멜라토닌 전환을 초래하는 SNP를 가지고 있다는 것을 발견했습니다. 두 명의 다른 척추측만증 고객들은 멜라토닌의 전환에 필요한 비타민 B의 사용을 막는 SNP를 가지고 있다는 것을 발견했습니다. 또 다른 고객은 SNP를 두 개 가지고 있다는 것을 발견했습니다.

SNP는 왜 제 호르몬이 계속 균형을 잃었는지, 왜 제가 기억하는 한 예전부터 변비로 고생했는지, 그리고 왜 비타민 B가 항상 부족했는지에 대한 통찰력을 주었습니다. 이 정보를 통해 저는 건강을 증진시키기 위해 나아가야 할 방향을 알 수 있었고, 기능의학 의사들에게 그 결과를 전달하여 도움을 받을 수 있는 계기가 되었습니다.

AIS 환자에게서 호르몬 장애가 확인되었습니다.[143] '척추측만 곡선의 악화와 사춘기와 같은 급격한 성장 사이에는 분명한 연관성이 존재합니다.'[144]

척추측만증은 일반적으로 청소년의 뼈가 가장 빠르게 성장하는 시기인 사춘기 전후에 발생합니다. 여아의 경우 11~13세, 남아의 경우 13~15세 사이에 주요 곡선이 나타납니다.[145, 146] 남학생보다 여학생이 더 많이 AIS 진단을 받을 뿐만 아니라 사춘기 전 시기에 진단을 받는 여학생이 더 많습니다.[147] AIS 환자는 사춘기 동안 비정상적인 성장에 기여하는 초경이 늦어지는 경향이 있으며, 이로 인해 측만증 곡선이 조절됩니다.[148] 척추측만증의 원인을 찾을 때 소녀들에게 사춘기 동안 어떤 일이 일어나는지 살펴볼 필요가 있습니다.

여자아이들은 보통 9세 전후, 남자아이들은 11세 전후에 사춘기 성장이 시작되며, 이러한 성장은 2~4년 동안 지속됩니다.[149] 사춘기 동안 신체 발달에는 두 가지 단계가 있습니다. "첫 번째 단계는 키가 20~25% 증가하는 시기입니다. 사춘기는 긴 뼈가 최종 성인 크기까지 늘어나기 때문에 성장 속도로는 태아기 다음으로 빠르게 성장하는 시기입니다. 여자아이들은 2~8인치(5~20cm), 남자아이들은 4~12인치(10~30cm) 더 커집니다. 두 번째 단계는 뼈, 근육, 지방 조직 발달과 관련된 체중 증가를 포함합니다. 또한, 사춘기에는 성호르몬이 생식 기관의 발달과 2차 성징을 유발합니다."[150]

"청소년기는 놀라운 성장의 시기입니다. 이 기간 동안 최종 성인 키의 20%, 성인 체중의 50%에 도달합니다. 뼈의 질량은 45% 증가하고 극적인 뼈의 재형성이 일어납니다. 연조직, 장기, 심지어 적혈구의 크기도 증가합니다. 결과적으로, 영양 요구량은 청소년기에 최고조에 달합니다."[151] 사춘기는 영양의 요구량 증가에 영향을 받게 되고 섭취 칼로리, 단백질, 철분, 칼슘, 아연, 그리고 비타민 D, K, B9가 더 많이 필요합니다.[152, 153] 여성은 월경이 시작될 때 더 많은 철분을 필요로 하고 남성은 마른 체질을 발달시키기 위해 더 많은 철분을 필요로 합니다.[154]

게다가, 내분비 교란 물질은 사춘기에 심각한 영향을 미칠 수 있습니다. 내분비 교란 물질로는 플라스틱 병, 금속 식품 용기, 세제, 식품, 장난감, 화장품, 살충제, 난연제 등에서 발견되는 화학물질이 포함될 수 있습니다.[155, 156] 여러분의 음식이 무엇에 조리되고 저장되는지, 가정에서 어떤 청소 제품을 사용하는지, 그리고 여러분의 몸에 사용하는 다양한 제품들을 유의해야 합니다. 특히 사춘기에는 신체가 외부 환경에 있는 제품에 무의식적으로 반응할 수 있습니다.

호르몬 균형은 우리 몸에 매우 중요하기 때문에 조금만 불균형해도 전신에 부작용이 생길 수 있습니다.[157] 호르몬 불균형은 사춘기, 생리, 임신, 갱년기, 노화 중에 더 흔하며 사춘기 동안에는 남성과 여성 모두에게 흔합니다.[158] 호르몬은 매 10년마다 변화의 주기를 거치는 단계가 있습니다. 나이가 들면서 다음 10년을 더 늙을 때까지 "그냥 좀 기다려봐"라는 말을 얼마나 자주 들어봤습니까? 단순히 나이가 들어서가 아니라 나이가 들면서 우리의 '호르몬 수치가 변동'하여 일부 호르몬이 더 많이 또는 더 적게 생성되기 때문입니다.[159]

비정상적인 수준의 성호르몬은 척추측만증의 발달과 진행에 영향을 미칠 수 있습니다. FSH, LH, 오에스트라디올, 프로게스테론의 수치는 정상적인 성적 성숙의 지표와 척추측만증과 같은 잠재적 병리학의 지표로 사용될 수 있습니다. 실제로, "이러한 호르몬의 수치가 감소한 결과는 척추측만증의 발병과 관련해 가장 중요한 요인 중 하나로 고려되어야 합니다."[160]

에스트라디올(또는 E2)은 에스트로겐 호르몬의 가장 중요한 형태이며 성적 발달에 중요한 역할을 합니다.[161] "어린 소녀들의 경우, 에스트라디올 수치는 일반적으로 낮습니다. 보통 8세에서 14세 사이의 사춘기가 다가오면 뇌 바로 아래에 위치한 뇌하수체는 난소를 자극하여 에

스트라디올을 생성하도록 하는 두 가지 호르몬(황체 형성 호르몬 또는 LH, 난포 자극 호르몬 또는 FSH)을 분비합니다. 에스트라디올 생산 증가는 사춘기 소녀들의 유방 발달, 생식기 성장, 체지방 분포 변화에 큰 영향을 미칩니다."[162] "에스트로겐은 뼈의 재구성과 성장, 그리고 뼈 획득에 영향을 미칩니다."[163] 에스트라디올 농도와 발육 사이에는 연관성이 있습니다. 척추측만증의 진단을 받아야 합니다. 그래서 당신의 에스트라디올은 당신이 골병이 있다면 검사를 받아야 합니다.[164]

헤더와 제가 이 모든 정보를 종합하기 시작하면서 우리의 개인적인 이야기들과 연결시키기 시작했을 때 더 명확해졌습니다. 헤더와 저는 모두 초경이 늦었는데, 둘 다 15세에 시작했고(저는 14세에 측만증 진단을 받았습니다), 그녀는 13세에 척추측만증 진단을 받았지만, 그녀는 몇 년 동안 카이로프랙터에게 '어깨 불균형'으로 보였기 때문에 이미 그 전에 측만증을 가지고 있었다고 확신했습니다. 헤더와 저는 아이를 낳은 후에 여러 호르몬 문제를 겪어왔고, 저는 스파이럴 스파인의 많은 척추측만증 고객들이 이런 증상을 겪었다는 것을 알고 있었습니다.

매우 개인적인 관점에서, 저는 제 호르몬과 여성 장기 문제를 알아내기 위해 수많은 의사들을 거쳤습니다. 저는 첫 번째 아기를 유산했고 세 번째 임신 내내 질 출혈을 겪었습니다. 저는 이것이 옳지 않다는 것을 알면서도 2년 동안 계속 출혈이 있었지만, 아무도 이 문제에 답을 제공하지 못했고 의사들로부터 단순히 출혈이 정상이라는 말만 들었습니다.

알고 보니 자궁에서 용종과 다발성 조직이 자라고 있었고 한쪽 난소에 8cm 크기의 낭종이 있어 수술로 제거해야 했습니다. 의사들은 잇달아 이 문제를 놓쳤습니다. 저는 제 임신 기간 동안의 모든 초음파 검사지를 수집하고, 읽어보고, 제 호르몬 문제의 원인들을 찾아야 했습니다.

심지어 산부인과에서 시간을 내주지 않아서 직접 부인과 종양 전문의를 찾아 수술을 받기도 했습니다. 이 문제를 해결하기 위해 부인과 종양 전문의에게 전화했더니 의뢰서 없이는 진료를 받을 수 없으니 의뢰 의사가 누구인지 물어보더군요. 그런 다음 산부인과에 전화해서 제가 알아낸 내용을 말하고 진찰을 받아야 하는 의사의 이름을 알려주고 수술 일정을 잡을 수 있도록 15분 안에 전화를 걸어달라고 요청해야 했습니다. 2주 후 수술실에 들어갔고 자궁의 조직은 암전이었고 난소의 낭종은 자몽만한 크기로 내부 장기를 대체해 놓은 상태였습니다.

또한 제가 기억할 수 있는 한 오랫동안 섬유낭종성 유방 조직을 가지고 있었고 20대 중반부터 유방 초음파, 유방 조영술, 생검을 수없이 받아왔습니다. 저는 곧 왼쪽 유방 근처에 12년 동안 가지고 있던 낭종을 제거할 예정입니다. 제가 임신하고 수유 중이던 12년 전 유방 센터에서 낭종 조직 검사를 받았을 때, 담당 의사는 암이 아니기 때문에 아무것도 할 필요가 없다고 말했습니나. 저는 그들의 말을 믿고 그것이 계속 자라도록 방치했습니다. 저는 약 한 달 전에 이 장을 연구하면서 그 의사들이 틀렸고 그것을 제거해야 한다는 것을 깨달았습니다. 제가 초음파 검사를 받았을 때 방사선 전문의는 12년 전 의사들이 제거해야 하는 종양을 제 몸에 남겨두도록 허용했다는 사실에 당황했습니다.

가장 최근에, 새로운 기능의학 의사는 이전 의사가 실시한 호르몬 패널을 살펴보고 있었습니다. 이전 의사는 제 모든 호르몬이 정상 범위 안에 있다며 괜찮다고 말했습니다. 하지만 새로운 기능의학 의사는 제가 다낭성 난소 증후군(PCOS) 전 단계라고 말했습니다. 모든 수치가 정상 범위 내에 있었다고 했기 때문에 충격을 받았지만, 그는 특정 수치가 문제가 있어서 변화를 주지 않으면 올해 안에 본격적인 다낭성 난소 증후군에 걸릴 수 있다고 말했습니다.

이 장의 마지막 부분에서 제 이야기에 대해 좀 더 말씀드리겠습니다. 이 모든 것은 여러분이 호르몬 건강에 관심을 갖도록 독려하기 위해서 하는 말입니다. 호르몬은 복잡하고 여러분 신체의 많은 부분에 영향을 미칠 수 있습니다. 저는 여러분 중 많은 사람들이 호르몬 문제를 가지고 있다는 것을 알고 있으며, 많은 의사들이 이 문제를 무시하고 있다고 생각합니다. 지식이 풍부한 산부인과 및 기능의학 의사를 찾아서 몸에 축적된 과거의 문제들을 정리하고 미래를 위해 건강하고 깨끗한 슬레이트를 만들 수 있도록 도와주세요. 척추측만증 고아라는 또 다른 측면에 종지부를 찍어봅시다.

멜라토닌

에스트로겐 분비, 특히 에스트라디올이 가장 활발한 사춘기와 사춘기 동안, AIS를 가진 사람들은 멜라토닌 신호 전달 문제를 가지고 있습니다. 이것은 멜라토닌 문제와 척추측만증의 발달 사이에 연관성이 있다는 것을 의미합니다.[165] 멜라토닌은 여러분의 뇌의 송과체 내분비선이 어둠에 반응하여 만드는 호르몬입니다.[166, 167, 168] 연구에 따르면 "멜라토닌 결핍이 특발성 척추측만증의 예후에 영향을 미친다는 것을 발견했습니다. 따라서 멜라토닌 보충제는 특히 35도 미만의 척추측만증의 진행을 예방할 수 있습니다."[169]

연구에 따르면 멜라토닌은 '활성산소 제거 및 항산화 특성'을 통해 뼈 건강을 향상시킬 수 있다는 것을 보여주었습니다.[170] 척추측만증 수술 중 AIS를 가진 사람들의 뼈 샘플을 채취했을 때, 멜라토닌의 신호가 '분명히 손상된 것'으로 나타났습니다.[171] 너무 적은 멜라토닌은 또한 종양의 성장과 관련이 있습니다.[172]

연구에 따르면 밤에 잠을 자는 시간은 생리 기능에 영향을 미치는데, 낮에 늦게 일어나고 수면 일정이 불규칙한 사람들은 일찍 일어나면 상쾌해지는 사람들보다 생리 증상이 더 많습니다.[173] 특히 10대 소녀들의 경우에는 규칙적인 취침 시간에 유의하세요.

아연

'호르몬은 아연 대사의 영향을 받습니다.'[174] 아연은 호르몬, 멜라토닌, 갑상선에 영향을 미칩니다.[175, 176] 아연은 또한 정상적인 성장을 돕기 위해 사춘기 동안 중요한 역할을 합니다.[177, 178] PCOS를 가진 사람들은 또한 아연 보충으로부터 긍정적인 효과를 본 것으로 나타났습니다.[179]

아연을 언급할 때 구리에 주의해야 합니다.[180] '구리와 아연은 이들 원소 중 하나의 섭취가 여러분의 몸에서 다른 원소를 감소시키는 흥미로운 관계를 가지고 있습니다. 이상적인 아연과

구리는 8:1의 비율로 존재해야 합니다.'[181]

장 건강

'장내 미생물은 다양한 영양소의 소화와 활용에 필수적입니다.'[182] 장내 세균은 비타민 B12, 엽산, 비타민 K와 같은 미량 영양소의 흡수와 합성에도 중요한 역할을 합니다.[183, 184] '장내 미생물은 신체의 하루 비타민 K 권장량의 약 절반을 차지하는 것으로 추정됩니다.'[185]

연구에 따르면 "AIS 환자는 장 또는 장내 미생물에 프레보텔라, 젤리아, 데술포비브리오 박테리아가 풍부하다는 것을 발견했습니다." 프레보텔라가 더 많이 있을수록 콥스 각도가 더 높았습니다.[186]

흥미롭게도, 프레보텔라와 데술포비브리오 박테리아는 공통적으로 모두 치주 질환과 관련이 있습니다.[187, 188] 프레보텔라가 풍부하면 세균성 질염, 류마티스 관절염, 대사 장애 및 저급 전신 염증과도 관련이 있습니다.[189]

사람의 미생물 성분을 바꾸는 것은 또한 '에스트로겐에 의해 조절되는 많은 질병 상태를 완화시키는 것으로 나타났습니다.'[190] '우리를 행복하게 만드는 호르몬인 세로토닌의 90% 이상이 장내에서 생산됩니다.' 장내 미생물과 에스트로겐과 프로게스테론을 포함한 성 호르몬 사이의 연관성이 발견되었습니다.[191, 192] 여러분의 몸은 멜라토닌을 만들기 위해 세로토닌을 필요로 합니다.[193]

'우리 몸은 장내 미생물과 중요한 공생적인 관계를 가지고 있습니다.' 우리 몸은 이 모든 미생물을 흡수하고 소화시킨 다음 우리 몸이 사용할 수 있는 다른 화합물들을 생산하는데, 이 중 일부는 도움이 되고 일부는 해가 됩니다.[194] 여러분의 장내 미생물이 불균형할 때, 건강 문제가 발생할 수 있습니다.[195]

비타민 B

비타민 B는 신경계에 필수적인 영양소입니다.[196] 특정 비타민 B에 대해 자세히 알아보기 전에, 저는 많은 척추측만증 환자들이 비타민 B 흡수에 영향을 미치는 SNP에 대해 알아야 할 필요가 있습니다.

MTHFR 유전자는 엽산(B9)을 우리 몸이 활용할 수 있는 형태로 전환하거나 메틸화하는 역할을 합니다. "메틸화는 신체의 모든 세포와 조직에서 일어나는 화학 반응입니다. 단백질의 메틸화는 신체의 해독을 돕습니다. 만약 여러분의 몸이 제대로 메틸화할 수 없다면, 독소가 혈류에 축적되어 결국 질병을 일으킬 것입니다. 메틸화의 또 다른 역할은 우리 몸의 효소가 효율적으로 작동하도록 돕는 것입니다. 효소는 화학 반응을 위한 스위치와 같은 역할을 하는 단백질로, 모든 세포와 조직에서 매우 중요한 과정을 시작합니다. 비슷한 방식으로, 메틸화는 단백질로 구성된 우리의 유전자에 영향을 미칩니다. 실제로, 메틸화는 유전자를 활성화하거나 비활성화할 수 있는데, 이것은 유전자에 따라 우리의 건강에 좋을 수도 있고 나쁠 수도 있습니다."[197]

"환자가 메틸화 장애를 유발할 수 있는 SNP를 가지고 있다고 해서 실제로 메틸화 장애가 있다는 것을 의미하지는 않습니다. 사실, 그들은 완전히 정상적인 메틸화를 가질 수도 있습니다! 반면에 메틸화 유전자에 SNP가 없는 사람은 심각한 메틸화 불균형을 겪을 수 있어 치료가 필요합니다."[198] 보충제를 복용하기 전에 검사를 받으십시오.

MTHFR 유전자는 여러 방법으로 변이될 수 있으며 인종마다 다르지만, 연구에 따르면 AIS를 가진 사람들의 절반 이상이 평균 인구보다 훨씬 높은 MTHFR SNP를 가지고 있었습니다.[199, 200] MTHFR의 변형에 따라 유전자의 기능을 약 65% 감소시킬 수 있습니다.[201] 또 다른 연구에서는 비타민 B 메틸화 과정에서 중요한 또 다른 유전자인 MTHFR과 MTRR 유전자 SNP가 모두 진행성 척추측만증 환자에게서 평균 인구보다 현저히 높았습니다.[202]

생후 4개월 된 아이의 중증의 조기 척추측만증 환자에서 몇 개의 MTHFR SNP가 발견되었다는 사례 연구가 발표되었습니다. 치료에 사용된 보충제 중 일부인 B12와 B9를 복용한 결과 개선된 것으로 나타났습니다.[203] 메틸화를 전문으로 하는 한 의사는 척추측만증은 메틸화 문제가 있다는 신체적 신호라고 말할 정도입니다.[204] 만약 누군가가 MTHFR SNP를 가지고 있다면, B6와 B12 또한 일반적으로 낮습니다.[205, 206] 마지막으로, MTHFR SNP는 골밀도 감소와 관련이 있습니다.[207]

메틸화를 전문으로 하는 한 의사는
척추측만증은 메틸화 문제가 있다는
신체적 신호라고 말하기까지 합니다.

개인적으로 저는 몇 년 전에 알게 된 MTHFR 변이형 1종과 MTRR 변이형 2종을 가지고 있습니다. 제 몸에 무슨 일이 일어나고 있는지 알아내기 위해 도움을 구하기 시작했을 때, 검사 결과 체내 모든 비타민 B가 완전히 바닥난 것으로 나타났습니다. 저는 수년 동안 고용량 B 복합체를 복용하고 있었습니다. 그 후 제 몸의 다른 부분들의 기능이 회복되기 시작하면서 저의 비타민 수치는 천천히 올라가기 시작했습니다. 지금은 나머지 비타민 B들은 저절로 적정 수치를 유지하기 때문에 매일 B9만 복용하고 있습니다. 비타민 B에 영향을 미치는 유전적 SNP를 모두 가지고 있다는 것을 이해하니 비타민 B가 왜 적절한 수준으로 유지되지 못했는지를 이해하는 데 도움이 됩니다.

저는 몇 년 전에 두 아들에게 MTHFR SNP가 있는지 확인하기 위해 검사를 받았는데, 아들 중 한 명은 없는 반면 다른 한 명은 한 가지가 아닌 두 가지 변이형 MTHFR을 가지고 있다는 사실을 알게 되었습니다. 저는 놀랐습니다. 제 남편이 MTHFR SNP를 가지고 있는지 몰랐고, 작은 아들은 행운의 복권에 당첨되어 두 가지 변이를 모두 받았지만, 큰 아들은 두 가지 변이를 모두 받지 못했습니다. 그래서 작은 아들은 수치가 매우 낮았기 때문에 한동안 비타민 B 복합체 문제를 앓고 있었습니다.

제 60대 고객 중 한 명은 한동안 심각한 우울증과 싸우고 있었고 심리학자를 만나고 있었습니다. 이 현명한 의사는 MTHFR 변이에 대한 유전자 검사와 함께 혈액 검사를 통해 비타민 B를 검사했고 비타민 B가 매우 낮을 뿐만 아니라 SNP를 가지고 있다는 것을 발견했습니다. 그는 그녀에게 고용량 비타민 B가 들어있는 처방을 내려주었습니다. 한 달 만에 그녀의 우울증은 사라졌고, 그녀가 비타민 B를 계속 복용하는 한 그 상태가 유지되었습니다.

B9(엽산)는 단백질 대사를 돕고, 호모시스테인(다량 섭취하면 독성이 있을 수 있음)을 분해하는 데 핵심적이며, DNA와 RNA를 형성과 건강한 적혈구를 만드는 데 핵심적이며, 빠른 성장기에 필수적입니다.[208] 전체 메틸화 주기는 B9 또는 L-5-MTHF로 시작하기 때문에 MTHFR 변이가 있는 경우 B9를 충분히 섭취하지 않으면 많은 문제가 발생할 수 있습니다.[209]

코발라민으로도 알려져 있는 또 다른 비타민 B12는 적혈구 생성을 돕고, 우리의 모든 신경 주위에 절연과 신경 신호를 보내고, 에너지를 공급하며, 멜라토닌 생성에 직접적인 영향을 미치는데, 척추측만증 환자 중에 멜라토닌 문제를 가진 많은 사람들이 있습니다.[210, 211, 212] MTHFR 변이를 가진 사람들은 종종 낮은 비타민 B12 수치를 가지고 있습니다.[213] 낮은 B12는 많은 신경학적 기능 장애, 무기력, 허약, 피로, 빈혈을 일으킬 수 있으며, 낮은 고유 감각을 갖는 것에 관여합니다.[214, 215, 216] 제가 책의 앞부분에서 척추측만증을 가진 사람들이 우주에서 자신이 어디에 있는지 느끼는 데 어려움을 느낀다고 말했던 것을 기억하십니까? 상관관계일까요, 아니면 인과관계일까요? 생각해 볼만한 흥미로운 이야기입니다.

비타민 B12의 결핍은 특히나 고기를 먹지 않거나, 60세 이상의 고령자, 속쓰림 약을 복용하는 경우에 일반적으로 흔히 발생합니다. 또한 증상이 나타나기 전에 오랫동안 결핍되어 있었을 수 있습니다.[217] 만약 여러분이 주로 채식 위주의 식단을 먹고 있거나, 임신 중이거나, 임신을 계획하고 있거나, 모유 수유를 하고 있다면, 충분한 비타민 B12를 섭취하는 것이 매우 중요하기 때문에, 검사를 우선적으로 고려해야 합니다.[218, 219] 또한, 비타민 B12 결핍의 원인이 될 수 있는 PPI(프로톤 펌프 억제제 및 위산 억제제)를 피하도록 노력해야 합니다.[220]

NAC

척추측만증과 신경염증 사이에는 연관성이 있는데, 이것은 신체의 신경계 안에 있는 염증 문제입니다.[221] '특이성 척추측만증(IS) 모델'인 제브라피쉬에 대한 연구는 이미 체내에 척추측만증이 발생하기 시작한 후 보충제 N-아세틸시스테인(NAC)인 보충제를 투여한 결과, 척추측만증의 진행이 현저하게 감소했습니다.[222] 염증과 관련된 면역 세포가 만곡 부위에 축적된 것으로 나타났습니다. NAC는 항산화 및 항염 작용을 하는 특성을 가진 쉽게 구할 수 있는 보충제이며 안전하고 간편한 면역 조절 요법이 될 수 있습니다.[223, 224]

몇 년 전 기능의학 의사가 알레르기 치료제로 N-아세틸 시스테인을 처방해 주었고, 저는 그 효과를 톡톡히 봤습니다. NAC가 신체의 여러 부위에 도움을 줄 수 있다는 사실을 사람들은 거의 알지 못했습니다.

오메가 3

오메가 3는 식단을 통해 섭취할 수 있는 중요한 지방으로 염증을 줄이고 뼈 건강을 증진하는 데 도움이 되며, 이는 척추 질환 환자에게 필요합니다.[225, 226, 227] 또한 오메가 3는 신경전달물질 기능에 중요한 역할을 하며, 뇌는 60%가 지방으로 구성되어 있기 때문에 일상적인 뇌 활동에 필수적인 요소입니다.[228, 229, 230]

유전자 검사에서 밝혀진 SNP는 제가 뇌에 필수 지방산의 양이 적은 경향이 있다는 것을 보여줬고, 다른 척추측만증 고객 중 몇 명도 같은 SNP를 가지고 있었습니다. 정기적인 혈액 검사 결과, 지속적인 보충제 섭취와 지방이 많은 팔레오 식단에도 불구하고 수년 동안 지방산 수치가 낮은 것으로 나타났습니다.

흥미롭게도, 제 큰 아들의 검사 결과 필수 지방산 수치가 저보다 훨씬 낮은 것으로 나타났습니다. 몇 년 동안 보충제를 먹어왔는데도 수치가 여전히 낮았기 때문에 기능의학 의사는 충격을 받았습니다. 현재 아들은 고지방 케톤 식단 외에 액상 및 알약 형태의 몇 가지 보충제를 복용하고 있습니다. 12세이고 척추측만증은 없지만, 제가 발견한 다른 비타민 결핍과 함께 이 영양소 구멍을 채우면 척추측만증을 예방할 수 있을지 궁금합니다. 시간이 지나면 알 수 있겠죠.

골밀도: 비타민 D, 비타민 K, 칼슘

비타민 D는 뼈 건강에 중요한 성분으로, 신체 염증을 줄이고 신경근육 및 면역 기능에 도움을 줍니다.[231] 연구에 따르면 AIS 환자는 일반인보다 비타민 D 수치가 낮으며, 척추측만증 환자는 비타민 D 수치를 관찰해야 한다고 합니다.[232] 비타민 D 수치, 골밀도, 호르몬, 여아의 첫 월경 연령과 관련이 있습니다.[233] 비타민 D 수치가 높으면 AIS 환자의 뼈 질을 개선하는 데 중요한 요소가 될 수 있습니다.[234]

AIS 환자의 약 30%는 골감소증이 있으며, 이는 뼈가 약해지고 질량이 감소하기 시작한다는 것을 의미합니다.[235] 골감소증은 일반적으로 중년 여성에게 나타나는 진단으로 생각되지만 연구에 따르면 많은 10대와 청소년이 골감소증을 앓고 있습니다.[236, 237] 수술 전 생검을 실시한 결과 뼈가 얼마나 빨리 스스로 회복되는지에 문제가 있는 것으로 나타나 "비정상적인 신진대사가 낮은 골밀도에 기여하고 중요한 역할을 할 수 있다"고 제안했습니다.[238]

한 흥미로운 연구에 따르면 12~14세 여아의 68%가 '골밀도가 현저히 감소했습니다.'[239] 12~14세 사이에는 골 손실이 더 이상 진행되지 않았습니다. 이 연구는 척추측만증이 있는 여아에서 12세 이전에 발생한 골감소증이 척추측만증의 2차적 진단이 아니라 척추측만증의 주요 원인일 수 있음을 시사합니다.

척추 외과 의사들은 환자의 뼈의 질에 차이가 있음을 발견하고 비타민 D 결핍이 이와 관련이 있는지 궁금해하고 있습니다.[240] 수술 전에는 비타민 D 수치를 정기적으로 검사하지 않기 때문에 수술 전에 비타민 D 수치를 확인하고 최적의 수치까지 끌어올리는 것이 좋습니다.

골감소증은 척추만곡증 환자의 만곡 진행에 중요한 위험 요인일 수 있습니다.[241] 골감소증은 골다공증 진단의 전조 증상입니다.[242] 또한, 척추만곡증 환자는 골밀도가 낮기 때문에 성인이 되어 골다공증이 발생할 위험이 높습니다.[243] 70세 전후의 골다공증 여성을 대상으로 한 연구에서 48%가 10도 이상의 만곡을 가진 것으로 밝혀졌습니다. 많은 사람들이 골다공증성 척추 골절이 있었지만 척추 만곡의 원인은 아니었습니다.[244]

특정 비타민은 건강한 골밀도를 유지하는 데 중요합니다. "비타민 D는 신체가 칼슘을 흡수하는 데 도움이 됩니다. 일단 칼슘이 흡수되면 비타민 D는 체내에서 칼슘이 어디로 가는지 통제할 수 없습니다. 이때 비타민 K2가 필요합니다. 비타민 K2는 체내의 다양한 단백질을 '활성화'하는 역할을 합니다. 이러한 K2 활성화 단백질 중 일부는 칼슘이 있어야 할 뼈와 치아로 칼슘을 안내합니다. 이러한 칼슘 유도 단백질이 제 역할을 하지 못하는 것은 비타민 K2가 활성화되지 않았기 때문입니다. 비타민 D와 비타민 K2는 한 팀으로 함께 작용합니다. 비타민 D는 칼슘의 체내 흡수를 돕고, K2는 칼슘을 뼈로 '보냅니다.' 두 영양소 모두 뼈 건강과 심혈관 건강에 필수적이고 유익한 영양소입니다."[245]

"칼슘을 필요한 곳으로 운반하는 비타민 K2가 없으면 칼슘이 체내에서 잘 활용될 수 없습니다. 비타민 K2가 부족한 사람은 골다공증에 걸릴 위험이 더 높습니다. 칼슘과 K2의 연관성은 아시아 문화권에서 골다공증 발생률이 낮은 이유를 설명할 수 있습니다. 동양인은 전통적으로 칼슘을 많이 섭취하지 않지만, 식단에 비타민 K2가 풍부하게 함유되어 있어 칼슘을 더 효율적으로 활용할 수 있습니다. 비타민 K2가 충분하지 않으면 골다공증이 발생할 수 있습니다."[246]

개인적으로 제 가족 모두 비타민 D 결핍증이 심각했습니다. 의사들은 수년 동안 제 수치를 관찰해 왔고, 매일 많은 양을 복용했음에도 불구하고 수치가 들쭉날쭉하고 일상적으로 위험할 정도로 낮은 수준으로 감소했습니다. 두 아들과 제가 오랫동안 겪어온 일이기 때문에 의사 중 한 명으로부터 신체가 바이러스와 지속적으로 싸우면 비타민 D가 고갈될 수 있다는 사실을 알게 된 후에야 이 모든 것이 이해되기 시작했습니다. 상당히 많은 양을 섭취했음에도 불구하고 비타민 D 수치가 낮게 유지된다면 전문 지식을 갖춘 기능적 의사와 함께 신체를 더 깊이 파고들 것을 권장합니다.

철

뼈 건강을 위해 살펴볼 가치가 있는 또 다른 영양소는 철분입니다. '철분은 신체가 성장하고 발달하는 데 필요한 미네랄입니다. 우리 몸은 철분을 사용하여 폐에서 신체의 모든 부위로 산소를 운반하는 적혈구의 단백질인 헤모글로빈과 근육에 산소를 공급하는 단백질인 미오글로빈을 만듭니다. 또한 일부 호르몬을 생성하기 위해서도 철분이 필요합니다.'[247] 철분은 호흡, 에너지, 콜라겐 및 일부 신경전달물질 생성, 면역 건강에도 중요합니다.[248]

철분은 비타민 D 대사에 중요한 역할을 하므로 뼈 건강에 영향을 줄 수 있습니다.[249] 철분 결핍과 근육량은 골밀도와 관련이 있습니다.[250] '철분은 콜라겐 합성에 관여하는 효소의 보조인자입니다. 실험실 검사에서 철분 수치가 낮으면 뼈의 강도가 낮아질 수 있습니다.'[251]

마지막으로 철분이 부족하면 면역력이 저하되고 신체 활동 능력과 업무 수행 능력이 떨어지며 피로, 창백한 피부, 어지럼증을 유발할 수 있습니다.[252, 253, 254] '철분 저장량이 고갈되면 이 상태를 철분 고갈이라고 부릅니다. 더 감소하면 철분 결핍 적혈구 생성증이라고 하며, 더 감소하면 철분 결핍 빈혈이 발생합니다.'[255] 흥미롭게도 척추측만증은 희귀 유전성 골수 질환인 판코니 빈혈 환자에게 흔합니다.[256]

철분 수치가 낮은 경향을 보이는 사람들은 월경량이 많은 사람, 청소년, 임산부, 유아(특히 미숙아 및 저체중아), 식단에 철분이 부족한 사람, 철분을 흡수하지 못하는 사람, 빈번한 헌혈자입니다.[257, 258] 철분 수치가 낮은 아기와 어린이에게 성장 및 발달 문제가 발생할 수 있습니다.[259]

고관절 수술은 일반적으로 많은 출혈을 수반하므로 수술 전과 수술 후 철분 수치를 최적으로 유지하는 것이 중요합니다.[260] 수술 후 철분 결핍성 빈혈에 걸린 고관절 수술 고객을 몇 명 본 적이 있습니다.

얼음, 점토, 흙 그리고 종이를 먹고 싶어 하는 갈망과 같은 비정상적인 징후는 피카라고 하는 철분 결핍성 빈혈을 나타낼 수 있습니다.[261, 262] 매우 이상하게 들리겠지만, 저는 친한 친구와 가까운 친척에게서 이런 증상을 목격했습니다. 두 사람 모두 항상 얼음을 씹고 싶어 했고 종종 얼음컵을 들고 다니는 모습을 보곤 했습니다. 두 분 모두 검사를 받은 결과 철분 결핍성 빈혈 진단을 받고 한동안 철분 보충제를 복용한 후 지금은 예전과 같은 갈망 증상 없이 잘 지내고 있습니다.

헤더는 또한 딸을 임신했을 때 피카에 대한 이야기도 들려주었습니다. 욕실을 리모델링하던 어느 날 밤 그라우트를 보고 '와, 맛있어 보이는데 그라우트 믹스를 먹어보고 싶다'고 생각했던 기억이 납니다. 걱정하지 마세요! 마음 한구석에 철분 결핍이 아닐까 하는 생각이 들었고, 다음 산부인과 검진에서 철분 부족을 발견하고 보충제를 권유했습니다.

저도 과거에 철분 결핍성 빈혈로 고생했고, 많은 좌골 신경통 고객들도 마찬가지였습니다. 심지어 제 측만증 고객 중 상당수가 철분 결핍 빈혈을 겪었습니다.

반대로, 페리틴(철분을 측정하는 한 가지 방법) 수치가 너무 높아지면 골절 위험이 높아질 수 있으므로 수치가 너무 높아지지 않도록 주의하세요.[263] 폐경기 또는 폐경 또는 폐경 후 단계에 있는 경우 철분이 축적되어 골 손실로 이어질 수 있습니다.[264, 265, 266]

셀레늄

셀레늄은 또 다른 중요한 영양소이며 필수 미량 영양소이자 항산화제이며 뼈 건강과 면역에 필요한 영양소입니다.[267, 268] 연구에 따르면 AIS 환자는 셀레늄 수치가 낮은 것으로 나타났습니다.[269, 270]

'셀레늄이 낮은 상태는 사망률 증가, 면역 기능 저하, 인지 기능 저하와 관련이 있습니다. 셀레늄 수치가 높거나 셀레늄 보충제를 섭취하면 항바이러스 효과가 있고, 남성과 여성의 성공적인 생식에 필수적이며, 자가면역성 갑상선 질환의 위험을 줄일 수 있습니다.'[271]

망간

중증 척추측만증(50도 이상)이 있는 사람은 신체가 망간을 흡수하고 사용하기 어렵게 만드는 변종 유전자 SLC39A8을 가지고 있을 가능성이 두 배나 높습니다.[272] 이 유전자는 아연, 철, 카드뮴, 망간과 같은 금속을 운반하는 역할을 하지만 이 SNP를 가진 사람은 망간을 섭취할 수 없습니다.[273, 274] 일부 연구에 따르면 이 SNP를 가진 사람 중 일부는 아연 섭취에도 어려움을 겪을 수 있지만, 모든 사람이 이 SNP를 가진 것은 아닙니다.[275] 또한 이 SNP는 장 장벽의 완전성을 방해하여 크론병의 발병 위험을 높이며, 다른 여러 질병 중에서도 크론병에 걸릴 위험이 더 높습니다.[276]

'망간은 체내에 미량으로 존재하는 미량 미네랄입니다. 주로 뼈, 간, 신장, 췌장에서 발견됩니다. 망간은 신체가 결합 조직, 뼈, 혈액 응고 인자 및 성 호르몬을 형성하는 데 도움이 됩니다. 또한 지방과 탄수화물 대사, 칼슘 흡수, 혈당 조절에도 중요한 역할을 합니다. 망간은 정상적인 뇌와 신경 기능에도 필요합니다.'[277]

연구자들은 "유전자 변이가 유전자의 작동을 완전히 멈추게 하는 것은 아니며, 단지 최적의 상태로 작동하지 않을 뿐"이라고 말합니다.[278] 망간 결핍이 있다면 유전적 원인 때문일 가능성이 높습니다.[279] 망간 결핍은 극히 드문데, 사람들은 식단을 통해 적절한 양의 망간을 섭취하기 때문입니다.[280, 281] 연구에 따르면 이 SNP를 가진 경우 '척추측만증이 식이요법으로 개선될 수 있는 가능성'이 있다고 합니다.[282]

연구자들은 SLC39A8 유전자를 제거한 생쥐를 대상으로 실험을 완료했습니다. 그 결과 "혈액 및 기타 조직의 망간 농도는 감소한 반면 철분과 아연 농도는 영향을 받지 않았다"고 합니다. 연구팀은 "혈중 망간 수치가 척추측만증 위험의 원인이 될 수 있음을 시사하는 결과"라고 결론지었습니다.[283]

최근에 제 선생님 중 한 분이 척추측만증이 빠르게 진행되는 10대 학생의 혈중 망간 수치가 낮게 나왔다고 말씀해 주셨습니다. 방금 이 장의 저술을 마쳤고 망간 수치가 낮은 사람을 본 적이 없었기 때문에 입이 떡 벌어졌지만, 척추측만증이 있는 사람이 망간 검사를 받아야 한다는 사실을 대부분 몰랐습니다.

검사

영양학적 개입이 도움이 되는지 또는 변경이 필요한지 평가하기 위해 정기적으로 검사를 받아야 합니다.

전반적인 영양

제노바 진단Genova Diagnostics은 주요 비타민, 미네랄, 아미노산, 지방산, 소화 영양소 등을 종합적으로 살펴볼 수 있는 뉴트리에벌NutrEval이라는 검사를 제공합니다. 여기에는 비타민 B군, 오메가 3, 망간, 구리, 셀레늄, 아연이 포함되며, 비타민 D와 MTHFR SNP 정보를 추가할 수 있습니다.[284]

유전학

- 스트레이트 진StrateGene, 집에서 할 수 있는 타액 검사[285]
- 스콜리 스마트 랩스Scoli Smart Labs, 집에서 타액으로 할 수 있는 척추측만증 DNA 검사[286]

호르몬

- 혈액, 소변, 타액 검사를 통해 성호르몬 수치를 검사할 수 있습니다.[287, 288, 289] 모든 연구실과 의사는 에스트라디올 및 기타 성호르몬 검사를 실시할 수 있습니다.
- 에버리웰은 손가락으로 채취한 혈액 및 타액 샘플을 통해 집에서 할 수 있는 여성 건강 홈 종합 호르몬 검사를 제공합니다.[290]
- 에스트라디올(E2) 혈액 검사: 사춘기 전 여아의 경우 에스트라디올 수치가 높으면 사춘기가 일찍 시작되고, 수치가 낮으면 사춘기 늦어지는 것과 관련이 있습니다.[291]
  - 사춘기 전/사춘기 여아의 에스트라디올 참조 범위(평균 사춘기 시작 연령을 10.5 +/- 2세로 가정)
    - 10.5년: 검출 불가 -24pg/ml
    - 11.6년: 검출 불가 -60pg/ml
    - 12.3세: 15~85pg/ml
    - 14.5년: 15~350pg/ml[292]

  - 성인의 에스트라디올 기준 범위
    - 여성(폐경 전): 30~400pg/mL(110~1468.4pol/L) 월경 주기의 단계는 당신이 정기적인 월경, 월간 주기의 다른 시간에 다른 호르몬을 생산하기 때문에 결과에 영향을 미칠 것입니다.
    - 여성(폐경 후): 0~30pg/mL(0~110pmol/L)
    - 남성: 10~50pg/mL(36.7~183.6pmol/L)[293]

멜라토닌

멜라토닌 범위는 하루 중 시간대별로 다릅니다. 타액 멜라토닌 범위는 0.6~25pg/ml입니다.[294] 소변 멜라토닌 범위는 0.8~40ng/ml입니다.[295]

- 제노바 진단은 타액 호르몬 패널의 일부로 멜라토닌을 검사합니다.
- 제노바 진단은 또한 하루에 세 번(아침, 정오, 자정) 샘플을 채취하여 수치를 확인하는 타액 종합 멜라토닌 프로파일을 가지고 있습니다.[296]
- 톤Thorne은 멜라토닌 수치를 검사하기 위해 24시간(밤, 아침, 낮, 저녁)에 네 번의 소변 샘플을 채취하는 검사를 합니다.[297]
- 불만Buhlmann 연구소는 또한 타액과 소변 멜라토닌 검사도 실시합니다.[298]

아연

혈중 아연의 기준 범위는 0.66~1.10mcg/mL입니다.[299]

- 당신은 의사에게 아연 혈액 검사를 의뢰할 수 있습니다.
- 집에서 할 수 있는 아연 미각 검사는 약 30초가 걸릴 것이고 혈액 검사와 같은 구체적인 수치 결과를 제공하지는 않지만, 여러분이 부족한지 아닌지를 판단하는 데 도움이 될 것입니다.
  - 유전자 변형학에 의한 아연 분석[300]
  - 표준 공정에 의한 아연 시험[301]

장 건강

대변 샘플은 당신의 장 안에서 정확히 무슨 일이 일어나고 있는지를 평가하기 위해 의사에 의해 의뢰될 수 있습니다. 많은 회사들이 신뢰성이 좋은 대변 검사를 합니다. 다음은 몇 가지 옵션입니다.

- 활기찬 웰니스 것 주머Gut Zoomer[302]
- 톤Thorne의 집 내장 건강 테스트[303]
- 선 제나믹스Sun Genomics의 가정용 플로어 대변 샘플 검사 키트[304]

비타민 B

- 혈장 호모시스테인 혈액 검사는 의사의 지시에 따라 비타민 B6, B9, B12의 수치를 검사하는 데 사용할 수 있습니다. 호모시스테인 수치가 높으면 B6, B9, B12 수치가 낮다는 의미일 수 있습니다.[305, 306] 또한 호모시스테인은 MTHFR 돌연변이를 검사할 수 있는 검사이기도 합니다.[307, 308]
  - 정상적인 검사 결과는 리터당 13~15mcmol/L 미만입니다. 최적의 건강을 위해서는 호모시스테인 수치가 7~8mcol/L 미만이어야 합니다.[309, 310]
  - 수치가 높으면 비타민 B 결핍을 나타냅니다. 호모시스테인 수치가 높으면 비타민 B를 올바르게 흡수하는 능력이 저하됩니다.[311]
- 메틸말론산(MMA)은 비타민 B12 수치를 검사하고 결핍을 조기에 발견할 수 있는 일반적인 방법입니다. 호모시스테인과 마찬가지로 MMA도 비타민 B12가 결핍되면 수치가 급상승합니다. MMA는 혈액(혈청) 또는 소변을 통해 검사할 수 있습니다.[312, 313] MMA와 호모시스테인 검사는 종종 동시에 시행됩니다. 보다 더 정확한 결과를 얻으려면, 금식 상태에서 소변을 채취해야 합니다.[314]
  - B12 결핍 범위가 보편적으로 합의된 것은 아니지만, 건강한 사람의 혈중 MMA는 370nmol/L 또는 0.37umol/L 미만이어야 합니다.[315] 기능의학 의사는 이 수치가 243nmol/L까지 낮아지기를 원할 수 있습니다.[316, 317]
  - 퀘스트Quest, 랩코프Labcorp 및 기타 많은 검사실에서 혈액(혈청) 또는 소변 MMA 검사를 제공합니다.[318, 319, 320]
  - 라이프 익스텐션Life Extension은 MMA 소변 가정용 검사 키트를 우편으로 제공합니다.[321]
- B9 수치를 검사하는 가장 일반적인 방법은 혈청 엽산(B9) 또는 RBC(적혈구) 엽산(B9) 채혈입니다.[322]
  - 혈청 엽산(B9)의 일반적인 기준 범위는 2.5~20ng/mL입니다.[323]
  - 적혈구(RBC) 엽산 수치의 기준 범위는 연령에 따라 다르며 다음과 같습니다.
    - 성인: 140~628ng/mL 또는 317~1422nmol/L
    - 어린이: 160ng/mL 이상 또는 362nmol/L 이상[324]

오메가 3

오메가 3 수치는 혈액 검사를 통해 검사할 수 있습니다. 검사 결과는 백분율로 표시됩니다. 오메가 3 검사 지수의 경우 8~12% 범위가 주어지며 10%가 가장 이상적입니다. 대부분의 사람들은 6%[325, 326] 정도입니다.

- 퀘스트 진단 및 클리블랜드 심장 연구소의 오메가 검사.[327]
- 의사에게 오메가 검사를 요청할 수 있습니다.
- 오메가 퀀트Omegaquantl의 오메가 3 지수.[328]

골밀도

- DEXA(이중 에너지 X선 흡수 측정) 검사는 의사가 골밀도를 확인하기 위해 주문한 영상 검사입니다.[329]

비타민 D

의학 단체마다 비타민 D 수치의 최적 범위를 다르게 권장합니다. 내분비학회에서는 40~60ng/mL를 권장하며, 기능의학연구소(IFM)에서는 50~80ng/mL를 권장합니다.[330]

- 의사의 혈액 검사를 통한 25(OH)D 검사
- 투루 헬스 랩True Health Labs의 가정용 비타민 D 검사[331]

칼슘

혈중 칼슘 수치의 정상 범위는 8.6~10.3mg/dL입니다.[332]

- 칼슘은 의사와 함께 동일한 혈액 패널에서 비타민 D와 함께 검사할 수 있습니다.
- 의사와 함께 소변 필수 요소 검사를 통해 칼슘 수치를 검사할 수 있습니다.
- 트루 헬스 랩에서 종합 영양 패널/미량 영양소 패널을 주문할 수 있습니다.[333]

철분

철분 결핍성 빈혈을 확인하기 위한 철분 혈액 검사는 쉽게 이용할 수 있으며 모든 의사가 지시할 수 있습니다. 의사가 지시할 수 있는 검사는 다음과 같습니다.

- 적혈구 크기 및 색깔 검사: '철분 결핍성 빈혈이 있으면 적혈구가 정상보다 작고 색이

열어집니다.'[334]

- 헤마토크리트: 정상 수치는 나이에 따라 달라질 수 있습니다.
  - 성인 여성: 35.5~44.9%
  - 성인 남성: 38.3~48.6%[335]
- 헤모글로빈
  - 여성용: 11.6~15g/dL
  - 남성용: 13.2~16.6g/dL[336]
- 페리틴: '이 단백질은 체내에 철분을 저장하는 데 도움이 되며, 페리틴 수치가 낮으면 일반적으로 저장된 철분 수치가 낮다는 것을 나타냅니다.'[337]

셀레늄

성인 혈청의 정상 농도는 70~150ng/mL입니다.[338] 70ng/mL 미만의 값은 셀레늄 결핍을 나타냅니다.[339]

- 셀레늄 혈액 검사 연구소 또는 퀘스트.[340]
- 셀레늄은 또한 미량 미네랄 혈액 검사로 확인하는 미네랄 중 하나입니다.[341]

망간

'RBC(적혈구) 망간 수치는 조직 내 망간의 실제 함량을 더 잘 측정할 수 있는 수치입니다. 검사 전 몇 달 동안의 망간 노출을 추정하는 데 도움이 될 수 있습니다.'[342]

- 블루프린트 제네틱스Blueprint Genetics에서 SLC39A8에 대한 단일 유전자 검사를 주문할 수 있습니다.[343] 이 검사는 고가입니다. 만약 의사가 유전자 검사를 지시했다면, 당신의 의료 보험이 유전자 검사에 적용되는지 알아보기 위해 당신의 전문 의사와 상의하십시오.
- 모든 의사는 혈액과 적혈구에서 망간 수치를 검사할 수 있어야 합니다. 정상 범위는 다음과 같습니다.
  - 적혈구 내 11~23ug/L(RBC 망간)
  - 혈중 4~15μg/L(이는 72.8~273nmol/L에 해당)[344, 345]

보충제 및 외부 치료제

보충제를 구입하여 복용하기 전에 명심해야 할 두 가지 사항이 있습니다. 첫째, 보충제는 신체에 도움을 주기 위해 섭취하는 것입니다. 무엇을 보충하려는 것인지 모른다면 보충제를 섭취해서는 안 됩니다. 보충제를 복용하기 전에 항상 검사를 하세요. 둘째, 보충제에 불필요한 성분이 들어 있지 않은지 항상 확인하세요. 헤더와 제가 이 섹션을 통해 언급할 신뢰할 수 있는 회사와 제품이 몇 가지 있습니다. 다른 평판이 좋은 회사들도 있지만, 반드시 조사를 해보세요.

보충제가 아닌 몇 가지 제안을 볼 수 있습니다. 특정 영양소에 영향을 미치는 것으로 알려진 다른 외부 치료법도 포함했습니다.

호르몬

헤더와 저는 둘 다 의사가 아니기 때문에 우리 중 어느 누구도 소녀들을 위한 호르몬 균형을 맞추기 위해 호르몬 치료나 피임법을 제안하지 않으며, 자연적인 방법이 많다는 점을 명심하시기 바랍니다.

- 침술은 호르몬에 영향을 미치고 에스트라디올을 증가시킬 수 있습니다.[346] 침술은 생리통을 줄이는 것으로 나타났습니다.[347]
- 아슈와간다.[348]
- 검은코호시 뿌리.[349]
- DIM과 I3C(인돌-3-카르비놀)는 '에스트로겐을 분해하여 체내에서 제거되도록 도와줍니다. 종종 함께 포장되어 제공됩니다.'[350]
- 클라리 세이지, 회향, 샌달우드, 타임과 같은 에센셜 오일은 호르몬 균형에 도움이 되는 것으로 입증되었습니다. 관심이 있으시다면 더 자세히 알아보십시오.[351]
- 달맞이꽃 종자유.[352]
- 규칙적인 운동은 호흡을 개선하고, 해독 작용을 돕고, 지방 저장량을 동원하는 데 도움이 됩니다.
- 가벼운 운동도 중요합니다.[353, 354, 355] 그리고 잘 자야 합니다.[356, 357]
- 아마씨 가루는 에스트로겐 호르몬을 낮출 수 있습니다.[358]
- 마카.[359]
- 스트레스를 잘 관리하십시오.[360, 361]
- 오메가 3.[362]
- 유기농 라즈베리 잎차는 생리 증상 완화에 도움이 됩니다.[363]
- 영지버섯.[364]

- 제노에스트로겐 함유 제품을 제거하십시오. 세정제, 바디 및 미용 제품에는 제노에스트로겐이 함유되어 있을 수 있습니다. 대신 천연 및 유기농 대체품을 선택하세요.[365]
- 시베리안 루바브는 갱년기 여성에게 도움이 됩니다.[366]
- 고품질의 프로바이오틱스로 장 건강을 지원합니다.[367, 368]
- 비타민 D.[369]
- 바이텍스(차스테베리)는 월경 장애에 도움이 되며 뼈 건강에도 도움이 됩니다.[370, 371]
- 요가는 폐경 후 여성의 에스트라디올 수치를 높이는 데 도움이 될 수 있습니다.[372]

멜라토닌

- 멜라토닌은 쉽게 구할 수 있고 저렴한 보충제로, 밤에 복용하면 졸음을 쫓아줍니다.
- 푸른 빛은 생체리듬을 교란하고 멜라토닌 생성을 억제하며 수면의 질을 떨어뜨릴 수 있습니다. 특히 취침 전에는 청색광을 방출하는 전자기기에 노출되는 것을 제한하여 멜라토닌 생성을 돕습니다.[373, 374] 청색광을 차단하는 저렴한 '청색광 차단 안경'을 구입할 수도 있습니다. 청색광 필터는 처방 렌즈에도 널리 사용 가능합니다.

아연

아연 보충제는 쉽게 구할 수 있고 가격도 저렴합니다. 마린 헬스 푸드Marine Healthfoods는 아연, B12, 요오드, 셀레늄, 구리의 천연 공급원인 순수한 굴 추출물인 오이스터 맥스OysterMax라고 불리는 보충제를 만듭니다.[375]

장 건강

프로바이오틱스 보충제는 널리 이용 가능하고 비싸지도 않습니다.

비타민 B

제가 가장 좋아하는 비타민 B 보충제 회사는 씨킹 헬스Seeking Health로, MTHFR 유전자 변이가 있는 분들을 위한 사전 메틸화 보충제를 만들기 때문입니다. 메틸화 전문 유전학자인 벤 린치 박사가 설립한 회사로, 메틸화 기능 장애를 가진 모든 사람을 위한 제품을 제공합니다. 그는 유전학과 메틸화에 대해 더 자세히 알고 싶어 하는 분들을 위해 많은 자료를 출판했습니다.

B9

- 비타민 B9의 천연 형태는 엽산입니다. 엽산의 활성 버전은 메틸엽산(메틸화를 위한 핵심 화합물)입니다. 인공적인 형태는 엽산입니다. MTHFR 돌연변이가 있는 경우 엽산이

메틸화를 차단하기 때문에 미리 메틸화된 상태의 L-5- MTHF 또는 L-메틸엽산을 사용해야 합니다.[376] MTHFR SNP를 가진 사람은 엽산을 신체에서 사용할 수 있는 활성 형태로 전환할 수 없으므로 엽산이 함유된 모든 것을 멀리하는 것이 좋습니다.[377] L-5-MTHF는 제가 매일 복용하는 엽산입니다.

- 쿼트레볼릭 엽산은 MTHFR 변이형 전환 단계를 우회하여 신체가 즉시 사용할 수 있는 상태의 엽산 B9를 공급합니다.[378] 헤더가 매일 복용하는 비타민 B 복합체에 함유된 성분입니다.

B12

SNP에 따라 어떤 형태의 비타민 B12가 가장 적합한지 결정하기 위해서는 시행착오가 필요할 수 있습니다.

- 시아노코발라민은 미국에서 가장 많이 사용되는 비타민 B12입니다. 시아노코발라민은 합성 비타민으로, 음식이나 보충제를 통해 섭취할 수 있는 메틸코발라민으로 체내에서 전환해야 하므로 MTHFR 변이가 있는 사람에게는 현명한 선택이 아닙니다.[379, 380]
- 하이드록소코발라민과 아데노실코발라민도 B12 보충제의 옵션이지만, 신경학적 문제가 있는 경우 메틸코발라민이 흡수율 면에서 더 우수할 수 있습니다.[381, 382]
- 비타민 B12가 부족한 사람은 설하 메틸코발라민 1,000mcg을 섭취하는 것이 좋습니다.[383]

NAC

보충제에 N-아세틸 시스테인이 유일한 성분인지 확인하고, 대부분 500~600mg 캡슐로 제공됩니다. 의사의 권유로 약 1년간 자로Jarrow의 서방형 NAC 보충제를 복용했습니다. 헤더는 디자인스 포 헬스, 라이프 익스텐션, 톤 리서치에서 N-아세틸 시스테인을 성공적으로 복용한 경험이 있습니다.

오메가 3

오메가 3는 체내에서 생성되지 않으므로 음식이나 보충제를 통해 섭취해야 합니다. 오메가 3에는 몇 가지 종류가 있으며, 에이코사펜타엔산(EPA)과 도코사헥사엔산(DHA)을 하루에 250~500mg 섭취하는 것이 좋습니다.[384, 385]

저희 가족이 사용한 두 가지 품질 좋은 회사는 엑스트라 버진 대구 간유를 만드는 로지타Rosita와 노르딕 내추럴스Nordic Naturals입니다.

비타민 D

저는 비타민 D3와 K2를 하나의 보충제로 함께 섭취하는 것을 선호합니다. 필요한 양의 비타민 D3와 K2가 정확한 비율로 배합되어 있기 때문입니다. D3/K2 보충제를 만드는 평판이 좋은 회사가 많이 있으며, 그중 일부는 씨킹 헬스, 톤 리서치, 노르딕 네추럴, 오어쏘우 멀레켤러 프라덕트스 등이며, 그 외에도 많은 회사가 있습니다. 이러한 보충제는 캡슐, 액상(물에 타서 섭취하는), 젤리 형태로도 제공됩니다.

비타민 K2

비타민 D와 같은 보충제로 섭취하면 섭취량에 대해 걱정할 필요가 없습니다.

칼슘

칼슘 보충제는 실제로 뼈와 심장 건강을 악화시킬 수 있다는 연구 결과로 인해 논란이 많습니다.[386, 387] 연구에 따르면 칼슘과 비타민 D 보충제는 뼈의 강도를 높이고, 골량이 적고 비타민 D 수치가 낮은 사람의 만곡 진행을 방지하며, 가벼운 만곡을 멈추게 하는 예방책이 될 수 있다고 하지만, 존스홉킨스와 하버드는 칼슘 보충제를 섭취하기 전에 주의하고 대신 식사를 통해 칼슘을 섭취할 것을 권장하고 있습니다.[388, 389, 390]

칼슘 섭취가 도움이 되는지 의사와 상담하세요.

철분

철분 보충제는 변비를 유발하는 습관이 있으며, 철분 수치를 높이기 위해 몇 달 또는 몇 년 동안 복용해야 한다면 큰 문제가 될 수 있습니다.[391] 음식과 함께 섭취하면 흡수율이 40~66%까지 감소할 수 있으므로 공복에 철분을 섭취하십시오.[392] 철분과 칼슘 보충제는 철분 흡수를 저해할 수 있으므로 함께 복용하지 마십시오.[393, 394]

- '황산제일철은 가장 저렴하고 가장 일반적으로 사용되는 경구용 철분 보충제입니다.'[395]
- '비스글리시네이트 철분과 숙시닐산 철분은 황산철, 글루코네이트, 푸마레이트에 비해 비슷한 용량의 원소 철분이지만 더 비싼 반면 위장 장애가 덜 발생합니다.'[396]
- 연령과 생애주기에 따라 필요한 철분의 양이 달라집니다.
  - 성장기 남아 11mg(14~18세)
  - 성장기 여아 15mg(14~18세)
  - 임신 중인 경우 27mg
  - 수유부 10mg[397]

- 유해한 영향을 일으키지 않고 매일 섭취할 수 있는 철분 최대량은 다음과 같습니다.
  - 14세 이상의 남녀 45mg
  - 젊은 연령의 경우 40mg[398]
- 주철 조리기구를 사용하는 것도 철분 수치를 높이는 방법입니다.[399]
- 철분이 너무 많으면 간에 손상을 줄 수 있으므로 철분 혈액 검사를 자주 하십시오.[400]
- 가이아Gaia라는 회사에서 만든 리퀴드 아이언Liquid Iron은 철분과 혼합된 허브가 변비를 유발하지 않아서 제가 가장 좋아하는 제품입니다. 액체 물질이기 때문에 개봉한 후에는 냉장 보관해야 합니다. 저는 철분 수치를 원하는 양까지 끌어올리기 위해 1년 넘게 이 제품을 복용했고, 철분 수치는 성공적으로 유지되었습니다.

셀레늄

셀레늄 보충제는 쉽게 구할 수 있고 가격도 저렴합니다.

망간

연구에 따르면 고용량 망간을 섭취하면 망간 기능 장애를 유발하는 유전자 SCL39A8의 단일염기다형성(SNP) 문제가 해결되는 것으로 나타났습니다. 연구진은 "망간 독성을 예방하기 위해서는 당화 분석(검사)과 혈중 망간 측정을 통한 면밀한 치료 관찰이 필요하다"[401]고 말합니다.

다른 연구에서는 갈락토스와 마그네슘 보충제가 환자를 성공적으로 치료한 것으로 나타났습니다.[402] 또 다른 연구에서는 '경구용 갈락토스 보충제가 치료 옵션이며 당화가 완전히 정상화되는 것으로 나타났습니다. SLC39A8 결핍은 미량 원소 결핍과 유전성 당화 장애를 연결합니다.'[403]

망간은 일반적으로 식품을 통해 충분한 양을 섭취하는 것이 어렵지 않기 때문에 보충제를 섭취하는 대신 식단을 통해 수치를 조절하는 것이 일반적입니다. 보충제를 섭취하기 전에 다음 섹션의 권장 식품을 섭취하고 검사 결과를 확인하시기 바랍니다. 망간은 종합비타민에 함유되어 있는 경우가 많으며 자체적으로도 쉽게 찾을 수 있습니다. 망간이 함유된 보충제를 사용할 때는 지침을 주의 깊게 따르는 것이 중요합니다. '권장량보다 약간 높은 용량을 섭취할 경우, 이 제품들은 성인의 허용 상한선(UL)인 하루 11mg 이상의 망간을 제공합니다. 하루 11mg 이상의 망간을 섭취하면 심각하고 유해한 부작용이 발생할 수 있습니다.'[404]

망간 보충제를 복용할 때 의사는 망간 독성에 도달하지 않도록 체내의 특정 과정과 수치를 관찰해야 합니다. 망간은 개인적으로 SCL39A8 SNP 또는 결핍 확인과 의사의 감독 없이는 복용해서는 안 되는 보충제 중 하나입니다.

식품

다음은 각 영양소가 함유된 모든 식품의 포괄적인 목록이 아닙니다. 이것은 연구에 기반한 출발점입니다. 더 자세히 알고 싶으시면 필요한 영양소를 더 조사해 보세요. 식품은 알파벳순으로 나열되어 있으며 각 영양소의 필요량을 나타내는 순서가 아닙니다.

호르몬

- '고지방, 고단백, 고탄수화물뿐만 아니라 모든 식품군을 균형 있게 섭취하십시오.'[405] 호르몬 기능에 도움이 되는 균형 잡힌 식단은 '채소, 허브, 향신료, 과일, 건강한 지방, 유기농 육류가 풍부한 것'입니다.[406]
- 지중해식 식단, DASH, 앤드류 웨일Andrew Weil의 항염증 식단, 팔레오 식단과 같은 항염증 식단을 섭취합니다.[407, 408, 409] 항염증 식단의 목표는 튀긴 음식, 탄산음료, 정제 탄수화물 및 설탕, 가공육, 마가린, 경우에 따라 유제품, 글루텐 및 기타 곡물을 끊는 것입니다.[410, 411]
- 에스트로겐을 분해하여 체내에서 제거할 수 있도록 돕는 DIM 및 I3C의 식품 공급원[412]
  - 브로콜리
  - 청경채
  - 브뤼셀 새싹
  - 콜리플라워
  - 가든 크레스
  - 고추냉이
  - 케일
  - 콜라비
  - 겨자 채소
  - 적 양배추
  - 사보이 양배추
  - 순무
  - 물냉이
- 차가버섯, 동충하초, 사자 갈기, 잎새버섯, 영지버섯, 표고버섯, 칠면조 꼬리, 흰 젤리와 같은 버섯은 '스트레스에 적응하고 면역 체계 조절을 촉진하는 신체의 능력을 지원하기 때문에 도움이 됩니다.'[413]
- 씨드 사이클링은 월경 주기의 전반부에는 아마씨와 호박씨를, 후반부에는 해바라기와 참깨를 섭취하여 호르몬을 정상으로 되돌리는 개념입니다.[414, 415] 이러한 특정 씨앗은 특

정 호르몬을 증가시키는 데 도움이 될 수 있습니다. 저는 씨앗 주기 방법을 사용하여 성공적으로 호르몬을 정상으로 되찾은 사람들을 몇 명 알고 있습니다. 이 개념에 흥미가 있으시다면 더 자세히 조사해 보세요.

멜라토닌[416, 417, 418, 419, 420]

- 계란
- 생선(특히 연어와 정어리와 같은 기름진 생선)
- 구기자 열매
- 피스타치오
- 버섯
- 타르트 체리 또는 타르트 체리 주스

아연[421]

- 구운 콩
- 비프 캐슈스
- 치킨
- 병아리콩
- 바닷가재
- 오트밀
- 굴은 아연의 농도가 가장 높은 식품으로, 굴은 소고기보다 아연 함량이 약 11배 더 높습니다.[422] 우리 가족은 모두 아연 수치가 낮기 때문에 가능하면 생굴을 먹습니다.
- 돼지고기
- 호박
- 씨앗
- 스위스의 치즈
- 요구르트

장 건강

- 프리바이오틱스(소화가 잘되는 식이섬유 식품)[423]
  - 아스파라거스
  - 바나나
  - 민들레 나물
  - 마늘

  - 아티초크
  - 부추
  - 양파
  - 해초
- 해초 프로바이오틱스 식품[424]
  - 케피르
  - 김치
  - 콤부차
  - 미소(된장)
  - 채소 절임
  - 사우어크라우트
  - 템페
  - 살아있는 활성 배양액이 함유된 요구르트

B9[425, 426]

  - 아스파라거스
  - 아보카도
  - 콩류
  - 브로콜리
  - 생시금치나 로메인 상추 같은 잎이 많은 채소
  - 렌틸리스
  - 망고
  - 오렌지

B12[427, 428, 429, 430]

지구 표면에 있는 미생물 덕분에, 비타민 B12는 주로 동물의 음식에서 발견됩니다.[431, 432]

- 쇠고기 및 쇠고기 간
- 클로렐라
- 바지락
- 계란
- 김
- 영양 효모(매일 1티스푼~1큰술)를 섭취하면 비타민 B12의 일일 필요량을 섭취할 수 있습니다.[433, 434, 435] 라벨에 비타민 B12가 강화된 제품이라고 표시되어 있는지 확인합니다.

헤더는 주로 채식 위주의 식단을 먹기 때문에 비타민 B12를 충분히 섭취하는 데 신경을 써야 합니다. 그녀는 집에서 만든 샐러드 드레싱과 파스타에 영양 효모를 첨가하고 구운 채소, 팝콘, 샐러드 위에 뿌려 먹는 것을 좋아합니다. 그녀는 이스트가 음식에 치즈와 견과류의 풍미를 더한다고 말합니다.

- 연어
- 송어
- 참치
- 칠면조
- 흰 양송이버섯
- 요구르트

오메가 3[436]

- 알래스카 연어
- 알바코어 참치
- 해조류 오일
- 멸치
- 대서양 고등어
- 대구 간유
- 치아 씨앗
- 계란 노른자
- 아마씨 가루
- 대마 씨앗
- 청어
- 크릴 오일
- 낫토
- 정어리
- 호두
- 흰살 생선

비타민 D[437]

- 대구 간유
- 송어와 같은 지방이 많은 생선의 살
- 버섯

- 연어
- 매일 5~30분 또는 일주일에 최소 2일 동안 자외선 차단제 없이 햇빛 노출
- 참치

비타민 K2[438, 439, 440]

- 쇠고기
- 치즈, 특히 브리와 고다
- 치킨
- 계란
- 대구 간유
- 케일
- 낫토
- 살라미
- 시금치
- 스위스 차드

칼슘[441, 442, 443]

- 콩
- 청경채
- 브뤼셀 콩나물
- 뼈가 있는 야생 연어 통조림
- 뼈가 있는 야생 정어리 통조림
- 병아리 콩
- 콜라드 그린
- 케일
- 렌틸 콩
- 풀을 먹인 동물의 생치즈
- 두부

철분[444, 445, 446, 447, 448]

'철분은 육류, 가금류, 해산물, 감귤류, 딸기, 달콤한 고추, 토마토, 브로콜리와 같은 비타민 C가 함유된 식품과 함께 섭취하면 식물성 철분을 더 잘 흡수합니다.'[449] 이 목록에 있는 식품을 섭취할 때 철분 친화적인 식품을 섭취하여 신체에 도움이 되도록 하세요.

- 구운 감자
- 캐슈넛
- 닭고기
- 병아리 콩
- 아마씨
- 햄프 씨드
- 케일
- 강낭콩
- 안심, 등심, 쇠고기 라운드와 같은 기름기 없는 붉은 고기
- 렌틸리스
- 마카다미아 견과류
- 강낭콩
- 귀리
- 굴
- 완두콩
- 호박씨
- 퀴노아
- 건포도
- 참깨
- 콩
- 시금치
- 햇볕에 말린 토마토 스위스 차드
- 스위스 근대
- 두부
- 튀르키예
- 흰콩

뼈 건강

- 매일 콜라를 마시는 사람은 골절이 발생하고 골밀도가 낮을 가능성이 두 배나 높다는 연구 결과가 있으므로 콜라를 마시지 마세요.[450, 451, 452]
- 식물성 에스트로겐이 함유된 식품은 골다공증 예방에 도움이 됩니다.[453, 454, 455]
  - 콩류

  - 병아리콩
  - 아미씨
  - 렌틸 콩
  - 아몬드, 땅콩, 피스타치오, 견과류
  - 대두
  - 두보
- 뼈 건강을 개선하기 위해 우유를 마시는 모든 분들을 위해, 연구에 따르면 유제품 우유를 정기적으로 마시는 사람들은 "골 손실과 고관절 골절이 훨씬 더 많았다"고 합니다. 이는 우유에 함유된 갈락토스라는 물질 때문일 수 있습니다.[456] 우유를 즐겨 마신다면 콩, 쌀, 아몬드 우유와 같이 갈락토스가 함유되지 않은 유제품을 마셔보세요.
- 허브는 항 에스트로겐 특성으로 인해 골다공증 예방에 사용될 수 있습니다. 허브는 차 형태로 섭취하거나(카모마일 차 마시는 분?), 음식에 첨가하거나(저는 아니스 맛이 좋아요!), 보충제 형태로도 섭취할 수 있습니다. 다음은 몇 가지입니다.[457, 458]
  - 아니스
  - 카모마일
  - 쑥, 그리스산 차, 양치기 차
- 올리브, 올리브 잎 추출물olea europaea, 올리브 폴리페놀은 뼈를 보호하고 뼈 형성을 촉진하는 효과가 있습니다.[459, 460] 올리브 잎 보충제도 쉽게 구할 수 있습니다.
- 백차, 녹차, 우롱차, 홍차, 보이차(동백나무에서 유래한 모든 차)는 뼈 건강에 도움이 될 수 있습니다.[461, 462]

셀레늄

식품 중 최고의 셀레늄 공급원은 브라질 견과류로, 견과류 하나에 셀레늄이 96mg 함유되어 있습니다.[463, 464] 몇 년 전 기능의학 의사가 아들과 저에게 셀레늄 수치를 높이기 위해 매일 브라질 견과류를 섭취할 것을 권했고, 저희는 보충제를 먹는 대신 이를 실천했습니다. 브라질너트를 즐기는 법을 배웠기 때문에 이제는 우리 집의 필수품이 되었고 셀레늄 수치가 다시 떨어질까 봐 걱정할 필요가 없습니다. 셀레늄 수치가 낮을 때 정말 쉽게 해결할 수 있는 방법입니다.

망간

망간을 많이 섭취하기는 매우 쉽습니다. 따라서 '망간 수치를 높이는 가장 좋은 방법은 건강한 식물성 식단을 섭취하는 것입니다.'[465]

- 콩과 식물

- 견과류
- 현미나 통밀빵 같은 통곡물

의사 찾기

다음은 검사를 실시하고 올바른 보충제를 찾는 데 도움을 줄 수 있는 세 가지 기관입니다.

- 기능 의학 연구소[466]
- 소아과 의학 아카데미[467]
- 미국 자연요법 의사 협회[468]

필라테스가 저의 주된 직업이지만, 저는 이 과목들을 공부하기 위해 학교에 가지 않고도 영양, 의학, 그리고 보충에 대한 많은 지식을 습득해야 했습니다. 이러한 지식은 저를 도와줄 사람을 찾을 수 없었기 때문에 필요에 의해 습득한 것이었습니다.

마지막 아들을 임신했을 때 제 몸은 어두운 구덩이로 떨어졌습니다. 너무 많은 다른 문제가 있었기 때문에 이상하게 행동하기 시작했습니다. 모든 종류의 서양 의학 의사, 전문의, 동양 의학 의사, 기능 의학 의사 등 제 몸에서 무슨 일이 일어나고 있는지 알아낼 수 있다고 주장하는 모든 사람을 만났습니다. 수많은 생검과 몇 번의 수술도 받았습니다. 뭔가 정말 잘못되었다는 것을 알았기 때문에 절망적이었습니다. 아무도 저에게 답을 주지 않는 것 같았기 때문에 무슨 일이 일어나고 있는지 알아내기 위해 할 수 있는 모든 방법을 동원했습니다.

이 사람들 모두 퍼즐의 한 조각을 찾은 것 같았지만 전체 그림을 볼 수는 없었습니다. 누군가는 몸통, 또 다른 누군가는 꼬리, 또 다른 누군가는 발을 찾았지만 아무도 이 그림이 코끼리라는 사실을 알아내지 못했습니다. 저는 10년 넘게 검색을 했고 얼마나 많은 다른 치료법, 처방약, 그리고 보충제를 복용했는지 말할 수 없을 정도입니다. 제 몸의 문제점을 찾는 데 아마도 5~10만 달러는 썼을 겁니다.

마침내 저를 도울 수 있는 지식을 가진 기능의학 의사를 찾았고 몇 달 동안 혈액, 소변, 대변, 코 면봉, 타액 검사를 한 끝에 곰팡이 독성이 심하다는 사실을 알게 되었습니다. 또한 수은, 플라스틱, 휘발유 첨가제에도 독성 수치가 높았습니다. 어떻게 이 모든 것이 제 몸에 들어갔는지 아직도 모르겠습니다. 이 사람은 그 누구도 할 수 없었던 모든 조각을 하나로 모을 수 있었지만 저는 그것을 10년 넘게 찾아야 했습니다. 너무 아팠기 때문에 긴 여정이 될 것이라는 것을 알고 있기 때문에 결코 여정의 끝은 아니지만 이미 기분이 훨씬 나아졌고 반복되는 검사에서 놀라운 개선이 나타나고 있습니다. 그는 제 몸과 정말 제 삶의 궤적을 바꿀 수 있었고 영원히 감사할 것입니다.

제가 이 모든 것을 말씀드리는 이유는 기본 검사 결과가 이해가 되지 않거나 보충제를 먹어도 수치가 정상으로 올라가지 않거나 기분이 나아지지 않는다면 해결해야 할 근본적인 문제가 있을 수 있다는 점을 말씀드리기 위해서입니다. 전 세계에서 척추측만증을 앓고 있는 사람들을 만나보면 아직 밝혀지지 않은 근본적인 문제가 있다는 것을 알 수 있습니다. 한 의사가 아무 문제가 없다고 말했다고 해서 몸이 좋지 않다고 해서 반드시 그런 것은 아닙니다. 그런 경우라면 원하는 답을 찾는 데 도움을 줄 수 있는 지식이 풍부한 기능의학 의사를 찾을 때까지 계속 검색하세요. 현재 많은 의사가 온라인으로 사람들과 협력하고 있으며, 거주 지역에서 실험실과 치료법을 설정하는 데 도움을 줄 수 있습니다.

척추측만증 진단이 현재 겪고 있는 근본적인 진단이 아닐 수도 있다는 점을 알아두세요. 이러한 기본 검사를 받고 해결해도 증상이 나아지지 않는다면 다른 도움을 받으시기 바랍니다. 그럴 가치가 있습니다.

척추측만증 진단이 실제 질환이 아닐 수도 있다는 점을 알아두세요.

14 부모

자녀가 척추측만증 진단을 받았다면 당신은 당황스럽고, 두렵고, 죄책감을 느낄 수 있습니다. 아마도 상충되는 정보와 조언을 받았을 가능성이 높으며 누구를 믿어야 할지 모를 수도 있습니다. 이 책을 집어든 이상, 자녀의 척추측만증이 더 악화될 때까지 가만히 앉아서 기다리기만 할 수는 없을 것입니다. 당신은 그것을 멈추기 위해 당신의 모든 노력을 다 할 것입니다.

저도 엄마이기 때문에 마음속 깊이 아이에게 최선이라고 생각하는 것을 위해 사회적 흐름에 맞서 싸우는 데 무엇이 필요한지 잘 알고 있습니다. 또한 제 스튜디오와 전 세계의 수많은 부모님들과 함께하며 상담을 해왔고, 이해합니다. 이 여정을 함께 걸어가며, 울퉁불퉁한 길을 함께 걸어갈 친구가 필요하다는 걸 알고 있습니다.

먼저 심호흡을 하세요. 당신은 좋은 부모이고, 지금 당장 안아주고 싶어요. 자녀의 척추측만증을 더 일찍 알아차리지 못한 것, 의사를 믿고 자녀의 척추측만증을 맡겼는데도 척추측만증이 계속 진행된 것 등 여러 이유로 자신을 자책하고 계실 것입니다. 알아요. 지금은 힘든 시기를 겪고 계셔서 안타깝습니다.

두 번째로 말씀드리고 싶은 것은 자녀의 진단에 대한 감정이 홍수처럼 밀려오고 눈앞에 닥친 모든 선택의 기로에서 허우적거린다고 느끼신다면 치료사에게 도움을 받으시라는 것입니다. 부모가 해야 할 몇 가지 어려운 선택은 자녀가 이해하지 못하는 선택이며, 아마도 부모가 될 때까지는 이해하지 못할 것입니다. 하지만 부모는 이러한 선택을 하고 자녀의 건강을 위해 계속 노력해야 합니다. 자녀는 부모에게 의존하고 있기 때문입니다.

감정 상태 때문에 이러한 선택을 하지 못한다면, 이를 인정하고 도움을 받아 자녀를 도울 수 있도록 해야 합니다. 마음 깊은 곳에서 자녀의 외모가 부끄럽나요? 제 스튜디오에서 부모가 자녀를 향해 끔찍한 말을 하는 것을 목격한 적이 있는데, 그런 자리가 아니라고 말씀드리고 싶습니다. 부모의 감정은 진짜이고 다룰 필요가 있지만, 훈련된 전문가와 함께 그 감정을 다루지 않으면 처리되지 않은 감정에 빠져 있는 자녀를 향해 그 감정이 표출될 것입니다. 비행기에서 항상 하는 말처럼, 자녀에게 산소마스크를 씌우기 전에 먼저 자신의 산소마스크를 착용해야 하는 것처럼 말입니다.

저는 수년 동안 두 명의 심리학자를 만났는데, 이는 저와 제 가족, 그리고 주변 사람들에게 큰 축복이었습니다. 저는 혼자서는 어둠과 수렁을 헤쳐나갈 수 없었고, 제 안에 억눌려 있던 모든 것들이 밖으로 밀려나고 있었습니다. 다시 한 번 말씀드리지만, 자녀의 정서적, 신체적 상태를 돌보는 것만큼이나 부모님의 정서적 건강에도 관심을 가져야 합니다.

제 스튜디오의 모든 선생님들은 척추측만증이 있는 새로운 아이와 부모, 그리고 아이의 척추측만증으로 인한 신체적 영향을 다룰 때 먼저 아이의 척추측만증에 대한 수치심과 부모의 척추측만증에 대한 죄책감을 살펴봐야 한다는 것을 알고 있습니다. 교사들은 아이와 부모의 감정 상태와 아이와 부모의 역학 관계를 평가해야 한다는 것을 알고 있습니다.

제 스튜디오의 각 방에는 부모가 앉아서 조용히 자녀의 수업을 지켜볼 수 있는 자리가 마련되어 있지만, 종종 부모가 의자를 무시하고 자녀가 기구로 운동하는 동안 어색하게 옆에 서 있는 경우가 있습니다. 그런 다음 부모가 기구를 배우려는 아이와 자신의 몸, 그리고 새로운 척추측만증 진단에 대해 배우려는 아이를 교정하기 시작하면 분위기가 매우 긴장됩니다. 아이의 나이에 따라서는 아이와 부모 사이에 언쟁이 벌어질 수도 있습니다. 아이는 종종 눈을 굴리고 욕설을 하며 감정적으로 위축됩니다. 교사는 결국 심판이자 중재자 역할을 하게 되는데, 이는 수업의 의도가 아닙니다. 부모와 아이는 처리되지 않은 감정을 스튜디오 전체에 토해내기 때문에 아이의 신체적 척추측만증은 수업 중에 마지막으로 다뤄집니다. 이는 결코 생산적이지 않습니다.

몇몇 선생님들의 요청으로 스튜디오 밖에 벤치를 설치해 감정이 격해지면 선생님들이 부모님들을 친절하게 밖으로 내보내서 선생님들이 아이에게 집중할 수 있도록 했습니다. 아이의 강사가 부모의 감정 상태와 함께 아이의 신체와 감정 상태를 다룰 수는 없습니다. 너무 많은 일입니다. 그렇기 때문에 아이에게 집중할 수 있도록 부모 자신의 감정 상태를 돌봐야 합니다.

시간이 지남에 따라 부모가 아이의 선생님을 신뢰하게 되면 부모는 스튜디오에 오지 않거나 맨 마지막에 와서 아이가 필요한 관리를 받으면서 자신의 몸과 감정에 집중할 수 있도록 요청합니다. 그러면 스튜디오는 신체적, 정서적 척추측만증에 대한 모든 것을 위한 아이의 안전한 장소가 됩니다. 그래야만 아이가 자신의 신체와 감정 상태에 평화를 찾기 시작하는 것을 볼 수 있습니다.

제 스튜디오에서 부모가 자리를 비우고 나면 아이에게 가장 아름다운 신체적, 정서적 변화가 일어납니다. 그렇지 않다면 아이를 제 스튜디오에 데려오지 않았을 것이기 때문에 부모님들의 마음을 잘 알고 있습니다. 저도 아들들의 생활에 매우 관여하는 엄마로서(그리고 세세한 부분까지 관리하는 경향이 있습니다) 아들들의 활동에 지나치게 관여하지 않도록 섬세하게 균형을 맞춰야 합니다. 저는 아들이 원하는 공간과 자유를 주되, 연습이나 레슨이 끝날 때만 나타나서 문자와 이메일을 통해 개인적으로 소통함으로써 코치나 지도자와의 소통 라인을 명확하게 유지하면 아들이 더 차분해지고, 주어진 지시에 더 잘 반응하며, 주인의식을 갖게 된다는 것을 알았습니다. 이것은 부모로서 제가 겪는 어려움입니다. 자녀가 원하는 공간을 제공하면서도 자녀의 진행 상황에 대한 정보를 얻을 수 있는 방법을 찾아보시길 바랍니다.

더 이상 성급하고 감정적인 결정은 이제 그만

몇 년 동안 저와 함께 일해 온 척추측만증 환아의 엄마가 전화를 걸어 아이가 수술할 예정이라고 말했습니다. 그녀는 제가 수술을 조언하는 사람이 아니기 때문에 저에게 전화하는 것이 걱정된다고 말했습니다.

그때 저는 "아뇨. 아뇨. 아뇨"라고 대답했습니다. "제가 수술을 조언하지 않는다는 것이 아니라 평생 정서적, 신체적 영향을 미칠 수 있는 아이와 관련된 성급하고 감정적이며 연구되지 않은 선택을 조언하지 않는다는 것입니다"라고 대답했습니다. 이것이 바로 제가 느끼는 불만이며, 아이들이 나중에 절대 피할 수 없는 신체적, 정서적 고통을 겪지 않도록 보호하고 지켜야 한다는 부담감입니다.

척추측만증 아동의 부모들은 많은 선택에서 두려움과 죄책감에 시달리게 됩니다. 부모의 감정이 다스려지지 않았기 때문에 외과 의사, 보조기 제작자, 심지어 운동 치료사 및 기타 치료사의 성격과 병상 환자를 다루는 솜씨에 의해서 쉽게 흔들립니다.

한 예로, 앞으로 3주 안에 척추 수술을 받을 예정인 딸을 둔 한 어머니는 검사실에서 딸을 대하는 태도 때문에 이 젊은 여성 외과 의사를 선택했다고 말했습니다. 그 의사는 10대 딸과 빠르게 유대감을 형성하고, 딸을 웃게 만들고, 감정을 진정시키고, 심지어 10분간의 검사가 끝날 때 딸을 안아주기도 했다고 합니다. 그 약속이 끝난 후 엄마는 이 의사가 자신들을 위한 의사라고 생각하게 되었다고 합니다.

저는 너무나 놀랐고 엄마에게 외과의가 수술에서 무엇을 할 것인지에 대해 질문하기 시작했습니다. 저는 다음과 같은 질문을 했습니다. "의사가 척추뼈를 몇 개나 잘라낼 건가요?" "몇 개의 레벨을 유합할 건가요?" "척추 회전을 다룰 수 있을까요?" "수술 후 척추가 얼마나 옆으로 휘어질 것으로 예상되나요?" "외과의가 막대를 구부려서 약간의 후만증과 전만증이 생길까요?" "곡선의 볼록한 쪽에서 갈비뼈를 자르는 건가요?"

엄마는 더듬거리며 "글쎄요. 그 질문들에 대한 답은 모르지만 물어볼 수는 있어요. 저는 의사를 믿기 때문에 의사가 모든 것을 통제하고 있을 거예요"라고 말했습니다. 그렇게 대화는 끝났습니다. 저는 미소를 지으며 그녀를 안아줬는데, 그녀는 더 이상 제 의견을 원하지 않았기 때문입니다.

딸을 비행기에 태우려면 가장 친절한 조종사에게 맡길까요, 아니면 조종석에서 미소를 지으며 나오지 않을 수도 있는 가장 안전하고 기술적으로 완벽한 조종사에게 맡길까요? 답은 분명하며, 자녀의 척추유합술을 집도할 외과 의사에게도 동일한 기준을 적용해야 합니다.

외과의가 전 세계에서 최악의 환자를 다루는 매너를 가지고 있더라도 상관없습니다. 자녀를 위해 수술을 결정하셨다면 의사의 인격을 넘어 훈련, 기술 능력 및 수술에 사용되는 기술에 대해 진지하게 조사할 의무가 있습니다. 좋든 나쁘든, 자녀는 평생 동안 척추에 대한 부모의 선택과 결과와 함께 살게 될 것입니다. 시간을 내어 모든 것을 조사하고(11장 참조) 최선의 결정을 내렸는지 확인하시기 바랍니다. 자녀가 몇 년 후 다시 찾아와서 "내 척추가 엉망인데, 다 엄마 잘못이야, 엄마가 모든 것을 조사하지 않고 의사가 친절하다고 해서 이 끔찍한 의사를 선택했기 때문이야"라고 말하지 않도록 엄마가 내린 결정에 대해 완전히 안심할 수 있기를 바랍니다.

대신, "의심의 여지없이, 제 아름다운 자식이, 저는 당시 사용 가능한 기술과 수술로 제 허리를 위해 절대적으로 최선의 선택을 했다"라고 말할 수 있습니다. 지금은 다른 기술과 수술이 가능한가요? 네, 물론 의학은 항상 발전하고 있지만, 수술 당시에는 최첨단 기술을 가진 최고의 외과 의사에게 수술을 받았기 때문에 우리가 직접 찾아가서 진료를 받아야 했습니다. 저는 당신을 사랑하고, 항상 그래왔으며, 이 수술을 선택했을 때를 포함하여 당신에게 최선을 다하고 싶습니다."

위와 같은 반응은 거의 일어나지 않습니다. 대신 부모는 죄책감에 시달리고 부모와 자녀 사이에는 정서적으로 건강하지 못한 관계가 평생 지속됩니다. 저는 이런 경우를 너무 많이 봐 왔고, 여러분에게 이런 일이 일어나지 않기를 바랍니다.

다시 한 번 말씀드리지만, 신뢰할 수 있는 심리학자는 부모가 감정을 정리하여 자녀를 위해 명확하고 감정적이지 않은 선택을 할 수 있도록 도와줄 수 있습니다.

부모는 자녀의 조언자입니다

부모는 자녀의 척추 건강을 위해 조언자가 되어야 합니다. 여러분만이 유일한 사람입니다. 의료계 전반이나 자녀가 가장 많이 치료받을 소아과 의사 및 정형외과 의사에 대한 불만에서 이런 말을 하는 것이 아니라, 자녀의 척추 건강을 조언할 수 있는 사람은 부모님뿐이라는 것을 솔직히 말씀드리는 것입니다. 자녀의 인생에서 이 시점에 부모가 내리는 선택이 자녀의 척추 질환의 결과를 결정합니다.

끈기 있게 조사하고 계획을 세워야 합니다. 시간이 가장 중요합니다. 수동적이어서는 안 됩니다. 자녀의 척추측만증이 자연적으로 진행을 멈추거나 빠르게 진행되는지 확인할 수 있는 마법은 아무것도 없습니다. 전 세계의 연구자들이 이를 알아내기 위해 유전자 연구를 하고 있지만, 이 책을 쓰는 현재로서는 여러분에게 언급할 만한 어떤 것도 보지 못했습니다.

"우리 아이는 아무것도 하지 않아도 괜찮을 거라고 의사가 말했는데, 4년 후 척추가 25도나 휘어져서 척추유합술을 받아야 했어요"라고 말하기에는 제 아이는 너무 귀중합니다. 저는 제 자녀를 너무 소중히 여기기 때문에 여러분도 그럴 것이라고 확신합니다.

*조사하고 계획을 세우는 데 끈기 있게 임해야 합니다.
시간이 가장 중요합니다.
수동적이어서는 안 됩니다.*

예를 들어 스파이럴 스파인의 한 고객에 대해 말씀드리겠습니다. 60도 이상의 만곡을 가진 14세 소녀를 엘리라고 부르겠습니다. 그녀의 엄마에게는 딸의 조언자가 되고자 하는 열정이 전혀 없습니다. 엘리는 우울증에 시달리고 있으며 수치심과 신체 이형성증에 시달리고 있습니다. 엄마는 매일 오후 1시까지 움직일 의욕이 없고 잠만 자는 딸을 탓합니다.

엘리의 아빠는 엘리가 휴대폰을 너무 많이 사용한다는 이유로 그녀를 '휴대폰 챔피언'이라고 비아냥거립니다. 부모님 모두 딸을 위해 수술은 하지 않겠다고 말씀하셨지만, 딸을 위해 다른 어떤 것도 하지 않을 것 같았습니다.

엘리가 수업 시간에 저를 향해 눈을 10번 정도 굴리면 집에서 부모님이 받는 스트레스를 짐작할 수 있었습니다. 하지만 부모님은 다르게 생각하지만 이것은 엘리의 잘못이 아닙니다. 엘리가 5세 때 척추측만증 진단을 받았기 때문에 부모님은 9년 동안 엘리의 척추측만증을 치료하기 위해 노력했을 겁니다. 생각해 보세요. 9년 동안 딸의 몸이 뒤틀리는 것을 지켜봤고, 정서적으로 위축되는 것을 목격했습니다. 처음 진단을 받은 지 9년 만에 처음으로 딸의 몸을 위해 무언가를 시도한 것이 제 스튜디오에 온 것이었습니다. 그들은 의사가 제안한 보조기는 시도조차 하지 않았을 것입니다.

엄마는 딸에게 개인 레슨을 받게 하는 것은 이를 뽑으러 가는 것처럼 어려운 일이었습니다. 엘리는 6개월 동안 여러 차례 레슨을 받았습니다. 엄마는 돈 때문이라고 변명했습니다. 하지만 제 스튜디오에 온 지 1년이 지난 후, 엄마는 딸이 운동에 대한 동기를 가질 수 있기를 바라며 크리스마스 선물로 필라테스 리포머 머신을 사주고 싶다고 말했어요.

저는 부모님들에게 너무 화가 났습니다. 정말 화가 났죠. 그들은 심각한 정서적, 신체적 문제를 겪고 있는 딸의 힘든 여정을 안내하고 도와주기 위해 아무것도 하지 않았고, 지금도 하지 않고 있을 겁니다. 그들은 딸을 위해 1년간 매주 레슨을 해도 기구 값에 미치지 못함에도 불구하고 아무런 방향도 제시하지 않은 채 비싼 기구를 그저 딸에게 던진 것일 뿐입니다.

이 부모는 딸을 위한 조언자가 아니었습니다.

'지켜보고 기다리는 것'은 수동적인 선택이지만 그럼에도 불구하고 의식적인 선택이라는 것을 알아야 합니다. 의사가 "아이의 곡선이 아직 수술할 만큼 나쁘지 않으니 기다리면서 지켜보겠다"고 말하는 경우, 의사가 계획을 세우는 데 관심이 없는 것이 분명하므로 부모는 계획을 세워야 합니다. 의사는 곡선이 저절로 안정화되거나 수술이 필요할 정도로 진행될 것이라고 가정하고 있으며 다른 옵션이 있다는 언급조차 하지 않습니다. 아무것도 하지 않고 의사와 함께 '지켜보고 기다리기만' 한다면, 이는 자녀를 위해 아무것도 하지 않기로 선택한 것이며, 나중에 발생하는 결과에 대해 부모와 자녀가 감당해야 한다는 점을 알아두시기 바랍니다.

부모는 자녀의 삶에서 많은 권한을 가지고 있습니다. 그 사람을 신뢰할 수 있고 그 사람이 자녀의 삶을 위해 내리는 선택이 올바른 선택이라는 것을 확실히 알지 못한 채 다른 사람에게 그 권한을 넘겨주지 마시기 바랍니다. 그러기에는 자녀의 정서적, 신체적 건강이 너무 중요합니다.

제 스튜디오에 매주 레슨을 받으러 오는 척추측만증을 앓고 있는 15세 소녀 '새디Sadie'에 대해 말씀드리고 싶습니다. 새디는 지난 2년 동안 몸으로 많은 어려움을 겪었습니다. 갑작스러운 편두통으로 시작된 그녀의 문제는 곧 엘러스-댄로스 진단, 피로와 우울증, 온몸에 난 고통스러운 여드름으로 이어졌습니다. 1년 후 그녀는 척추측만증 진단을 받았습니다.

이러한 진단을 내리고 마비 약을 처방하여 사고나 기능을 할 수 없게 만든 것 외에는 새디가 만나고 있던 수많은 전문가들이 그녀에게 도움이 되지 못했습니다. 분노한 엄마는 의료계에서 아무도 알아주지 않더라도 이 모든 것이 서로 연결되어 있다는 것을 깨닫고 직접 조사하고 조치를 취하기 시작했습니다.

그녀는 딸이 학교 공부뿐만 아니라 친구 관계에도 어려움을 겪고 있었기 때문에 새디를 학교에서 빼내고 홈스쿨링을 시작했습니다. 그녀는 신의 선물과도 같은 심리학자를 찾았고, 새디는 매주 그 심리학자를 만나고 있습니다. 딸과 훌륭하게 소통하는 스파이럴 스파인의 강사를 소개해 주었습니다. 새디는 비가 오나 눈이 오나 매주 이 강사를 만나며 일주일을 흥미롭게 보내고 있습니다. 새디는 신체적, 정서적으로 많은 도움을 받았기 때문에 일주일에 두 번의 레슨을 시작하려고 합니다.

이 모든 것이 무료로 제공되는 것은 아니라는 점을 알아주세요. 가족은 제 스튜디오에서 한 시간 거리에 살고 있고, 새디의 부모님은 종종 직장 일정 때문에 새디를 스튜디오에 데려다주는 사람을 바꾸기도 합니다. 또한 지난 2년 동안 발생한 모든 의료비도 큰 부담입니다. 가족들이 도움을 주고 있고, 삼촌이 일주일에 두 번째 개인 레슨 비용을 지불하고 있습니다. 제 선생님도 가족을 위해 자신의 시간을 기부하고 몇 주에 한 번씩 무료 개인 레슨을 해주고 있습니다.

이 엄마가 딸을 위해 얼마나 열심히 싸워왔는지 지켜보는 것은 저에게 큰 축복이었습니다. 얼굴에 피곤함이 역력하지만 그녀는 딸의 든든한 지지자입니다. 편두통 때문에 눈을 거의 뜨지 못하고 머리를 빗지 않은 채 얼굴 전체에 깊고 흉터 가득한 여드름이 있는 새디가 엄마와 함께 스튜디오에 들어오는 모습을 여러 번 목격했습니다. 엄마는 딸을 품에 안고 큰 포옹을 한

다음 새디의 얼굴을 자신의 손에 대고 눈을 맞추고 딸에게 자신이 얼마나 사랑하는지 말합니다. 그녀는 딸에게 자신이 얼마나 아름답고 강한지, 그리고 딸이 얼마나 자랑스러운지 확인시켜 줍니다. 그런 모습을 볼 때마다 새디는 엄마의 품에 안겨 녹아내립니다. 새디는 자신이 안전하다는 것과 엄마가 자신을 위해 싸워준다는 것을 알고 있습니다. 새디는 결코 버려지거나 스스로를 지키기 위해 남겨지지 않을 것입니다. 새디는 엄마가 자신이 소중한 딸이라고 불릴 자격이 있고 싸울 가치가 있다고 믿고 있다는 것을 알고 있습니다.

최근 정형외과 의사를 만난 후, 새디는 스튜디오에 당당히 걸어 들어와 자신의 척추가 더 이상 움직이지 않는다고 선언했습니다.

엘리와 새디의 부모님의 차이점이 보이시나요?

수년 동안 척추측만증을 앓고 있는 남녀노소 모두를 관찰한 결과, 부모가 척추측만증 진단을 얼마나 주도적으로 하느냐에 따라 척추측만증 환자가 성인이 되어 정서적으로 얼마나 안정되고 신체 상태에도 직접적인 영향을 미친다고 자신 있게 말할 수 있습니다. 부모님의 역할은 여러분이 생각하는 것보다 훨씬 더 중요합니다.

계획 세우기

새디의 엄마가 그랬던 것처럼 조사하고 계획을 세워야 합니다. 단기간에 많은 자가교육이 이루어져야 합니다. 아무도 미래를 예측할 수 없고 자녀의 척추가 어떻게 될지 알 수 없으므로 신속하지만 체계적으로 움직여야 합니다. 의사가 자녀의 척추에 대해 긴박감을 느끼지 못할 수도 있지만, 저는 긴박감이 있다고 말씀드리고 싶습니다.

겁을 주고 싶지는 않지만, 자녀의 수술이 어떻게 진행되었는지에 대한 이메일을 기다리는 것보다 자녀의 곡선을 안정시킬 수 있었다는 사실을 부모님과 함께 축하하고 싶고, 이는 부분적으로 지금 취하는 조치와 그 속도에 달려 있습니다.

자녀의 목표는 만곡의 진행을 멈추는 것뿐만 아니라 가능하면 만곡을 적극적으로 줄이는 것입니다(많은 상황에서 가능합니다). 큰 곡선보다 작은 곡선을 안정시키고 줄이는 것이 훨씬 쉽습니다. 지금 제가 여러분께 드리는 긴박감을 느끼셨으면 좋겠습니다.

자녀를 위해 빨리 해야 할 일을 파악하는 데 도움이 되도록 목록을 만들었습니다. 가능한 한 빨리 이 목록을 작성해 보세요.

- 5장에서 설명한 대로 세 개의 고리가 달린 바인더에 자녀의 척추측만증에 관한 모든 내용을 기록하세요.
- 7장에 자세히 설명한 대로 척추측만증 측정기 사용법을 배우고, 자녀가 받는 모든 척추측만증 치료 세션 전후에 척도계를 사용하여 무엇이 효과가 있고 효과가 없는지 파악

하세요.

- 5장에 설명한 대로 전문 운동 치료사나 도수 치료사를 찾습니다.
- 13장에 설명한 검사를 실행할 수 있는 기능의학 의사를 찾습니다.
- 15장에서 설명한 감정을 극복하는 데 도움을 줄 수 있는 치료사 또는 정신과 의사를 찾습니다.
- 자녀의 주치의가 저선량 X-ray 촬영기를 이용할 수 있는지 확인하고 해당 촬영기만 사용하도록 하세요. 척추측만증이 있는 어린이는 척추측만증을 확인하기 위해 X-ray를 너무 많이 찍기 때문이며, 이러한 노력은 나중에 암에 걸릴 가능성을 줄여줄 것입니다.

SpiralSpine.com에서 저는 '시작점 시리즈Starting Point Series'라는 짧은 무료 동영상을 몇 개 만들었습니다. 동일한 단계에 대한 비디오 지침을 제공하므로 동영상을 시청하는 것이 좋습니다.

저와 제 직원들은 전 세계 사람들과 함께 일하고 있으며 자녀의 척추측만증 팀에 일원이 되고 싶으니 주저하지 마시고 우리에게 연락하여 온라인 수업을 요청하세요. 기꺼이 계획을 세우고 모든 것을 정리해 줄 것입니다.

많은 부모님들이 어디서부터 시작해야 할지 모르겠다고 이야기합니다. 이제 목록을 알려드렸으니 오늘부터 시작해 보세요. 목록을 살펴보고 자녀의 척추측만증을 위한 계획을 세우는 데 시간이 조금 걸릴 수 있지만, 노력할 만한 가치가 있습니다. 여러분의 헌신은 자녀에게 영원히 축복이 될 것입니다. 자녀가 지금 당장 고마워하지 않을지라도 자녀를 대신하여 감사드립니다.

자녀의 척추측만증 치료를 우선순위에 두기

간단명료하게 말씀드리자면, 자녀의 척추측만증이 안정되고 효과적인 치료법을 찾을 때까지는 자녀와 가족의 생활 우선순위가 잠시 바뀌어야 할 수도 있습니다. 부모는 아이에게 무엇이 최선인지 가장 잘 아는 사람이지, 그 반대는 아니라는 사실을 잊지 마세요.

저는 13세 소녀가 처음 진단을 받은 직후부터 함께 수업한 적이 있습니다. X-ray에서 이미 주곡선이 40도 정도 휘어져 있었고, 6개월 동안 매주 레슨을 진행했습니다. 후속 X-ray 촬영에서도 커브는 여전히 40도로 안정적이었습니다. 저는 커브가 줄어들지 않았다는 사실에 실망하지는 않았지만 커브가 늘어나지 않았다는 사실에 만족했습니다.

X-ray 촬영 직후 엄마는 딸이 연기를 좋아한다는 이유로 학교 연극에 참여할 수 있도록 허락했습니다. 스튜디오에 올 시간을 찾지 못해 4개월 동안 13세 어린이를 두 번 만났습니다. 그 기간 동안 가족은 치료를 우선순위로 삼지 않았기 때문에 저는 딸의 곡선이 다음 X-ray 예

약에서 45도까지 올라갔다는 사실에 놀라지 않았습니다.

저는 아이들이 과외 활동에 참여하는 것이 중요하다고 생각하지만 부모가 아이의 척추 치료와 병행할 수 없다면 안 된다고 생각합니다.

자녀가 처방받은 보조기를 착용하지 않는다면 이를 바로잡을 수 있는 방법을 찾아보세요. 자녀가 운동 치료사가 알려준 운동을 하지 않는다면 스튜디오에 더 많이 오게 하세요. 자녀가 식단을 바꾸지 않거나 기능의학 전문의가 권장하는 보충제를 복용하지 않는다면 부모가 직접 해결해야 합니다.

최근에 스튜디오에서 한 10대 소녀와 그 엄마에게 딸의 수치가 비정상적일 수 있으니 혈액 검사를 받아보라고 이야기한 적이 있습니다. 딸은 즉시 주삿바늘이 싫다고 말하며 겁을 먹었습니다. 엄마도 동의했고 그 때문에 혈액 검사를 받지 않겠다고 했습니다.

다시 말하지만, 자녀의 치료가 우선시되어야 하며, 부모는 자녀가 아니라 부모라는 사실을 상기해야 합니다. 자녀의 척추 건강이 장기적으로 미치는 영향은 자녀에게 영향을 미치지 않습니다. 일반적으로 아이들은 장기적인 결과를 이해하지 못합니다. 아, 젊음의 기쁨이죠. 그들은 그것을 이해하지 못하며 아마도 앞으로 몇 년 동안은 이해하지 못할 것입니다. 부모가 책임감을 갖고 계획을 세우고 우선순위로 삼아야 합니다.

자녀에게는 근력이 필요합니다

대부분의 어린이는 고등학교 후반이 되어서야 근력이 충분히 발달하기 시작합니다. 자녀가 10대 또는 10대 초반(또는 그보다 더 어린 나이)에 척추측만증 진단을 받았다면, 자녀가 전반적인 신체의 힘과 인지력을 키울 수 있도록 신체 활동을 활발히 하는 것을 우선순위로 삼아야 합니다. 근력을 빠르게 키우는 것이 우선순위가 되어야 합니다.

저는 영국에 사는 두 명의 가상 10대 척추측만증 고객이 있습니다. 그들은 서로 1시간 반 정도 떨어진 곳에 살고 있습니다. 두 고객 모두 의사가 모든 형태의 운동과 움직임을 중단하라고 했습니다.

한 명은 여자아이이고 의사는 춤을 추지 말라고 했고, 다른 한 명은 남자아이이고 의사는 암벽 등반과 좋아하는 다른 모든 스포츠를 그만두라고 했습니다. 두 부모와 청소년 모두 저에게 이 이야기를 꺼냈습니다. 부모가 활동을 그만두라고 이야기할 때 청소년들이 위축되는 것을 볼 수 있었습니다.

저는 아이들과 부모님 모두에게 아이들이 체력을 유지해야 하고 그런 활동을 좋아하기 때문에 계속 운동을 하길 권한다고 말씀드렸습니다. 두 청소년 모두 즉시 기쁨에 찬 눈빛으로 다시 밝아졌습니다. 저는 이 '선물'을 동기부여로 삼아 아이들이 좋아하는 일을 계속 하길 바라지만, 운동을 하다가 다치지 않도록 더욱 열심히 노력하고 근육을 많이 키우며 제가 알려준 운동을 해야 한다고 말했습니다. 그게 진실이고 효과가 있었습니다. 저는 의사들이 빼앗고 싶었던 것을 되찾아주었고, 10대들이 스스로 운동을 시작하고 근육을 계속 키우는 데 필요한 동기를 부여했습니다.

대부분의 척추측만증이 있는 아이들은 근력을 빨리 발달시켜야 하는데, 저는 이런 상황에서 수영을 적극 권장합니다. 아이가 모든 영법을 수영하게 하여 몸의 동작과 근육을 다양하게 사용하게 하세요. 자유형 영법을 할 때는 호흡을 오른쪽에서 왼쪽으로 번갈아 가며 하도록 하여 나쁜 동작 패턴에 갇히지 않도록 해야 합니다. 수영하는 동안 근육을 빠르게 발달시킬 수 있을 뿐만 아니라 물속에서 부력을 받기 때문에 운동하는 동안 척추에 추가적인 압력이 가해지지 않습니다. 모두에게 도움이 되는 방법입니다.

제 스튜디오의 16세 고객인 '아일린Eileen'은 근력이 매우 약하고 자신의 신체가 공간에서 어디에 있는지 잘 인지하지 못합니다. 어렸을 때 부모님이 운동을 시켜본 적이 없어서 지금은 체력도 없고 움직이고 싶은 욕구도 없습니다. 흉곽과 목은 튼튼하지만 다리와 발은 제대로 정렬되지 않은 상태입니다.

아일린의 드림팀에 속한 물리치료사는 아일린이 전반적인 근력을 키우기 위해 커뮤니티 수영팀에 가입하기를 원한다고 말했습니다. 아일린은 수영할 때 서 있지 않았기 때문에 다리의 정렬이 틀어져도 척추에 영향을 미치지 않을 것이라고 했습니다. 물리치료사에게 전적으로 동의한다고 말했고, 물리치료사는 하체를, 저는 상체를 담당하고, 수영을 통해서 전반적인 근력 관리를 담당하기로 결정했습니다.

저는 아일린의 정형외과 의사와 물리치료사 모두와 이메일로 연락을 주고받았습니다. 외과의는 아일린의 전신이 너무 약하고 불안정하기 때문에 즉시 수술을 하고 싶다고 말했습니다. 물리치료사는 아일린은 현재 근력이 약하고 수술로 많은 근육이 잘린 후에는 근력이 회복되지 않을 수 있기 때문에 절대 수술을 받아서는 안 된다고 말했습니다. 저는 아일린의 목과 등뼈가 곡선이 있는 곳에 유합되면 몇 년 안에 현재 곡선이 없는 아래쪽 척추뼈에 척추측만증이 나타날 것이라고 말했습니다. 결국 아일린은 근육이 없기 때문에 척추가 위에서 아래로 유합되는 또 다른 유합술을 받게 될 것입니다. 물리치료사도 동의했습니다. 아일린과 부모님은 물리치료와 필라테스 수업을 계속하면서 수영을 시작하기로 결정했습니다. 아일린은 수술을 받지 않았습니다.

수영이 척추측만증이 있는 아이들에게 좋다고 생각하는 사람은 물리치료사와 저뿐만이 아닙니다. 아일랜드에는 척추측만증 환자들이 수영장에서 근육을 키울 수 있도록 도와주는 '스트레이트 2 스윔'이라는 프로그램이 있습니다. 이 프로그램은 척추측만증 환자들이 물과 육지에서 힘을 키우도록 장려합니다. 이 프로그램을 한 팀은 최근 아일랜드의 언덕에서 훈련한 후 킬리만자로 산을 등반했습니다! 이들은 전 세계 척추측만증 환자들에게 큰 영감을 주고 있습니다. 그들은 우정과 힘을 동시에 쌓아가고 있습니다.

자녀가 좋아하는 스포츠를 찾아서 번거롭지 않게 하세요. 아이가 좋아하는 스포츠가 없거나 움직이기를 정말 싫어한다면 수영장에 데려가서 격렬한 경쟁은 없지만 또래 친구들의 동기 부여가 있는 커뮤니티 수영 팀에 등록하여 아이가 훈련하고 근력을 키울 수 있도록 도와주세요. 자녀의 척추를 안정시키기 위해 보존적인 방법(보조기의 딱딱한 플라스틱이나 수술의 금속이 아닌)을 사용하는 경우 척추를 안정시키는 것은 근육입니다. 즉, 척추를 더 잘 안정시키기 위해서는 아이가 더 많은 근육을 발달시켜야 합니다. 아이를 튼튼하게 키워야 합니다!

수술을 하기 전에 모든 것을 시도해 보세요

몇 년 전 저는 척추유합술 후 후유증을 앓고 있는 10대 학생과 함께 수업을 하면서 유난히 힘든 하루를 보냈습니다. 그 학생과 감정적으로 힘든 수업을 몇 번 하고 나서 일기를 썼던 기억이 납니다. 척추측만증 의료 시스템이 얼마나 망가졌는지 목격하면서 그 부분에 제 마음을 쏟아내면서 눈물을 흘렸습니다.

저는 수술을 권하는 편은 아니지만 수술 후 저를 찾아오는 사람들이 많았고, 최선을 다해 그들의 몸과 영혼을 사랑했습니다. 많은 사람들이 제 평생 고객이자 제 스튜디오의 다른 선생님들의 고객이 되었습니다.

14세 소녀가 허리에 막대를 이식하는 척추유합술을 받은 지 4개월 만에 레슨을 받으러 왔습니다. 첫 레슨에서 저는 아이가 다시는 할 수 없는 동작에 대한 규칙을 설명해 줬는데, 그 동작을 하면 막대가 부러질 수 있기 때문이었습니다. 그녀와 엄마 모두 이러한 동작 제한의 절반도 알지 못했습니다. 저는 이 정보를 말하면서 두 분의 얼굴에 충격이 스며드는 것을 보았습니다.

왜 수술 전에 크런치를 할 수 있던 시절이 끝났다는 사실을 알려주지 않았을까요? 이 수술 과정에서 의료계에서 얼마나 많은 사람들이 거쳐갔을까요. 그리고 왜 저만 이 사실을 알려야 했을까요? 수술 후 너무 많은 가족들과 이 대화를 너무 많이 나눴고, 이야기할 때마다 마음이 무거워졌습니다.

그녀의 어머니는 수술 직후 이 10대의 오른쪽 다리가 마비되어 3주 동안 그렇게 지냈다고 말했습니다. 결국 움직임을 되찾고 정상적으로 일할 수 있게 되었다고 했습니다.

이 여학생의 두 번째 수업이 시작될 때, 왼쪽 발목에 힘이 풀려서 그 주변 학교에서 두 번이나 넘어졌다고 말했습니다. 신경 스트레칭을 몇 번 해준 후 왼쪽 다리에 예민한 신경이 있다는 것을 확인했습니다. 수술 후 마비된 다리가 아니라 다른 쪽 다리가 마비된 것이었습니다. 저는 그녀와 그녀의 부모님에게 왼쪽 다리에 신경 문제가 있는 이유를 알아보기 위해 담당 의사에게 다시 가야 한다고 말했습니다. 전에도 다른 고객에게서 이런 일이 발생한 것을 본 적이 있었기 때문에 척추에 나사가 잘못 박힌 것과 관련이 있다고 확신했습니다.

레슨이 끝나고 화장실을 가는 동안 그녀의 아버지는 세상의 무게를 어깨에 짊어진 모습을 한 채 조용히 저를 마주하며 "수술 후 이런 일이 일어날 수 있다고 아무도 말해 주지 않았어요. 모르겠어요. 제 딸이 이런 일을 겪을 수 있다는 것을 알았다면 수술을 받도록 했을지 모르겠어요. 그냥 모르겠어요."

딸을 위해 영구적인 수술이라는 선택을 했고, 딸은 그 선택의 결과를 평생 감당해야 한다는 사실을 알기에 이 아버지의 가슴에 영원히 남을 무게가 저를 찢어놓았습니다. 그는 딸을 돕고 싶다는 순수한 의도로 수술을 했지만, 그 결과는 딸에게 심각한 결과를 가져다주었습니다.

저는 이 가족이 수술을 받기 전에 다른 형태의 치료를 시도하지 않았고, 수술을 받기 전에 다른 외과 의사로부터 두 번째, 세 번째 의견을 듣지 않았다는 것을 알고 있습니다. 하지만 슬프게도 이 아버지는 이 상황 속에서 재수술을 받을 수도 없었습니다.

자녀를 위한 척추유합술을 고려하고 있다면 다양한 종류의 척추측만증 수술을 하는 정형외과 의사, 비수술적 정형외과 의사, 척추측만증 전문 물리치료사, 숙련된 등 보조기 제작자, 마사지 치료사, 교정 운동에 대한 지식이 풍부한 운동 전문가 등 다양한 전문가들로부터 여러 의견들을 구한 후 선택하셔서 수술에 들어가시기 바랍니다. 수술을 결정할 때 고려해야 할 사항에 대한 자세한 내용은 11장을 참조하세요.

자녀의 자아상

자녀와 자녀의 자아상을 잘 관찰하시기 바랍니다. 부모는 이 점을 잘 인식해야 합니다. 척추측만증 환자에게 신체 이형성증은 자기 절단과 지나친 자기 비판과 마찬가지로 큰 문제입니다. 척추측만증을 가진 아이들은 척추의 곡선이 매우 작더라도 등 때문에 자신을 못생겼다고 생각할 수 있습니다.

뉴욕의 슈로스 물리치료사와 이 주제에 대해 이메일 대화를 나누던 중 섭식 장애, 춤, 척추측만증이 서로 밀접한 관련이 있다는 사실을 알게 되었습니다. 무용수는 거울을 보며 자신의 몸을 면밀히 관찰하는 데 많은 시간을 할애합니다. 특히 무용수와 청소년은 이미 자신의 신체에 대해 자기 비판적입니다.

척추측만증이 있는 아이들은 척추를 완전히 통제할 수 없기 때문에 먹는 것을 통제함으로써 어떤 형태로든 자신의 몸을 통제하려고 한다는 것이 제 이론입니다. 또한 자신의 외모에 대해 스스로를 처벌하기 때문에 자기 박탈감이 생깁니다. 그것이 그들이 생각할 수 있는 자신의 외모를 고칠 수 있는 유일한 방법입니다.

그래서 저는 제 스튜디오에 거울을 두지 않습니다. 소녀들이 한 시간 내내 자신을 쳐다보는 것을 원하지 않거든요. 또한 다른 많은 척추 클리닉에서 하는 것처럼 작은 비키니 상의를 입고 운동하게 하지 않습니다. 그것은 감정을 유발하고 절대적으로 수치심을 유발합니다. 거의 벌거벗은 채로 운동해야 한다면 어떻게 하시겠어요? 저는 수년 동안 손에 넣을 수 있는 모든 척추 운동 서적을 구입하여 상당한 양의 책을 모았습니다. 사진 속 측만증 운동을 하고 있는 사람들은 거의 나체(완전히 벗은 상태는 아니더라도)에 가까웠습니다. 몇몇 책을 공부할 때면 정말 야한 포르노 책을 보는 것 같은 기분이 들기도 했습니다. 측만증 고객과 함께 운동하고 그런 책을 만든 사람들이 함께 일하는 사람들의 감정 상태에 대한 사회적 인식이 전혀 없는 것 같아서 정말 안타까웠습니다. 무엇보다도 사진에 등장하는 많은 사람들이 어린이라는 점입니다.

부모는 이에 대해 각별한 주의를 기울여야 합니다. 훌륭한 측만증 운동전문가를 찾았다고 해도 아이의 감정 상태를 잘 모를 수도 있습니다. 아이와 함께 운동할 수 있지만 옷을 입은 채로 운동할 것이라고 말하세요. 아이가 직접 고른 몸에 잘 맞는 귀여운 운동복을 찾아서 그 옷을 입고 운동하게 하세요. 저와 제 직원들은 측만증 고객들이 원하는 옷을 입도록 허용하고 있으며, 그래도 아이들의 신체에 필요한 모든 것을 볼 수 있습니다. 제 경험에 비추어볼 때, 아이의 감정 상태를 잘 파악하고 있는 트레이너를 찾는 일은 드문 일입니다. 여러분은 그런 사람이 되어야 합니다.

아이가 척추측만증이 있어도 아름답고, 강하고, 성공할 수 있다는 것을 알았으면 좋겠어요. 자녀의 아름다운 자아상을 키우는 데 집중하고, 자녀의 사소한 잘못을 일일이 지적하여 자녀를 죽음으로 몰아넣지 않도록 주의하세요. 아이들은 이미 많은 것을 감당하고 있습니다. 자녀의 신체적 차이를 지적하는 것은 득보다 실이 많기 쉽습니다.

예를 들어, 어린 척추측만증 고객의 엄마가 딸이 바로 옆에 서 있는 동안 딸의 허리둘레를 고르게 맞춰줄 수 있냐고 물었습니다. 딸의 입이 딱 벌어진 후 그녀는 감정적으로 입을 다물었습니다. 그 후 딸은 몸을 가리는 큰 옷을 입기 시작했습니다. 몇 달 후 여름이 오기 직전에 딸은 어떤 수영복이 자신의 '허리 문제'를 가장 잘 숨길 수 있는지 물었습니다. 부모가 자녀의 어떤 결점을 지적하면 자녀는 그 결점을 잊을 수 없고 그 결점에 집중하게 됩니다.

"심한 화상 치료를 위해 입원했을 때 아이가 어머니와 얼마나 안전하다고 느꼈는지에 따라 외상 후 스트레스 장애의 발병을 예측할 수 있다"[469]는 연구가 척추측만증에 관한 것이 아니라는 것을 알지만, 상관관계를 확실히 확인할 수 있습니다.

자녀의 인생에서 모든 일을 처리하는 과정에서 부모의 역할은 자녀가 성인이 되었을 때 이 시기를 정서적으로 되돌아보는 방식에 영향을 미칩니다. 모든 부모는 자녀의 자아상과 감정 상태에 큰 역할을 합니다. 측만증을 가진 자녀의 부모로서 여러분의 역할은 훨씬 더 크며, 따라서 더욱 중요합니다. 자녀는 부모가 자녀에 대해 믿는 바에 따라 살아가고 그 믿음이 자녀에게 뿌리내리게 됩니다.

자녀가 척추측만증을 스스로 관리하도록 격려하기

저는 자녀가 자신의 척추측만증을 스스로 관리하는 법을 배우게 한 부모들의 아름다운 성공 사례를 몇 가지 목격했는데, 이 섹션에서 제가 가장 좋아하는 두 가지 사례를 공유하고자 합니다.

첫 번째 사례는 제니라고 부르는 한 젊은 여성입니다. 그녀는 몇 년 전 만곡을 안정화하고 완화시키기 위해 저한테 개인 레슨을 받기 시작했습니다. 10번의 개인 레슨을 받은 후 제 스튜디오의 다른 선생님(스파이럴 스파인의 일반적인 관행)에게로 옮겨갔고, 그 이후로 그룹과 개인 수업을 받고 있습니다. 제니는 척추측만증을 가지고 있는 전형적인 사람입니다. 처음 몇 번의 개인 레슨 후 엄마가 저를 신뢰하게 되자, 모든 레슨을 위해 제니가 혼자 직접 스튜디오를 오가는 것을 허용했는데, 이는 그녀가 자신의 척추측만증을 스스로 관리할 수 있도록 허용하는 행위였습니다.

제니는 우리가 함께 일하면서 척추에 도움이 되지 않고 아프다는 것을 깨달았기 때문에 자신이 좋아하고 잘하는 스포츠(크루/조정)를 그만두었습니다. 흥미롭게도 그녀는 척추가 더 중요하다고 판단하여 1년 더 조정 선수를 할 경우 받을 수 있는 대학 장학금(그만큼 실력이 좋았습니다)을 포기했습니다. 대신 요가를 선택했습니다. 제니는 부지런히 필라테스와 정기적인 마사지 예약을 잡았습니다. 심지어 대학에 진학하기 전에 자신의 몸에 대해 더 많이 배우기 위해 필라테스 강사 연수 모듈을 두 개나 수강했습니다! 그녀의 강사는 그녀가 인류학과 패션 디자인을 복수 전공하기 위해 대학에 진학하기 전까지 단 하나의 작은 만곡만 있었다고 말했습니다.

대학에 진학하자마자 제니는 새로운 필라테스 강사, 마사지사, 홈 트레이닝을 찾기 시작했습니다. 그녀는 필라테스 강사를 찾았고(제니는 새로 찾은 강사에게 척추측만증에 대한 교육을 위해 제 책 『척추측만증 분석』을 구입하게 했습니다), 척추측만증 치료를 계속했습니다.

이 모든 일은 제니가 19세가 되기 전에 일어났습니다. 정말 대단한 일이죠! 예, 그녀의 부모님이 이 모든 일에 자금을 지원했지만 대부분의 일을 시작하고 모든 것을 실현한 것은 제니였습니다. 그녀는 조사를 하고, 숙제 연습을 하고, 모든 약속을 예약하고 직접 운전해서 왔습니다.

다음으로 나오미라고 부를 젊은 여성은 수년 전 저의 첫 번째 측만증 고객이었습니다. 저는 그녀의 전체 이야기를 제 책 『아름다운 척추측만증』에 썼는데, 언젠가 읽어보시길 권해드립니다. 그 책에서 나오미의 이야기 중 일부를 발췌하여 여기에 옮겨놓았습니다.

나오미는 7세 때 17도의 척추측만증 진단을 받았습니다. 진단을 받은 직후 나오미의 부모님은 나오미를 매주 아이엥가 요가 수업에 데려가기 시작했을 뿐만 아니라 물리 치료도 시작했습니다. 그 시점에 나오미는 근막 마사지 치료사도 방문하기 시작했습니다. 1년 만에 곡선이 개선되어 12도까지 떨어졌습니다.

나오미가 9세가 되었을 때는 곡선이 23도까지 올라갔습니다. 나오미의 어머니는 나오미가 사춘기의 성장기 시작과 관련이 있다고 생각합니다. 그 무렵 나오미는 필라테스 레슨을 위해 정기적으로 저를 만나기 시작했습니다. 매주 한 번씩 필라테스 매트 그룹 수업과 한 번씩 필라테스 리포머 그룹 수업을 저와 함께 했습니다. 나오미는 약 3주에 한 번씩 저와 함께 교정 개인 필라테스 레슨도 받았습니다. 저와 함께 필라테스를 시작한 지 6개월 만에 나오미의 척추 곡선이 5도 감소하여 17도까지 내려갔습니다.

나오미의 부모는 일상적인 활동이 딸의 척추측만증에 부정적인 영향을 미칠 수 있다는 사실을 알고 모든 결정을 신중하게 내렸습니다. 5학년이 되자 나오미는 어떤 악기를 연주할지 선택해야 했습니다. 어느 날 필라테스 수업이 끝난 후, 모두 함께 앉아 나오미의 척추측만증에 가장 좋은 악기와 가장 나쁜 악기를 분석했습니다. 악기를 잡을 때의 생체역학을 모두 신중하게 고려한 끝에 우리는 클라리넷을 선택했습니다.

12세 때 나오미는 제 스튜디오에 들어와 흉곽의 근막이 틀어졌다고 말했어요. 그렇게 어린 아이가 그렇게 심오한 말을 하는 걸 들어본 적이 없었기 때문에 저는 크게 웃었습니다. 나오미는 공식적으로 자신의 견갑골을 소유하는 법을 배웠습니다. 그녀는 자신의 몸에서 어떤 느낌이 드는지 파악할 수 있었고, 누구에게 도움을 청해야 하는지 알았으며, 옳지 않다고 생각되는 것을 행동으로 옮길 수 있었습니다.

몇 년 후 나오미는 약 3개월 동안 부모님 없이 외국에 나가 있었습니다. 나오미는 제가 알려준 운동과 스트레칭 루틴으로 척추측만증을 스스로 관리해야 했습니다. 나오미는 그 기간 동안 척추측만증을 스스로 관리해야 했기 때문에 정서적으로 크게 성장하는 시기였습니다. 나오미는 몸이 뒤틀린 것 같을 때 도와줄 사람이 없었기 때문에 스스로 스트레칭 하는 방법을 찾아야 했습니다.

나오미는 현재 명문 대학을 졸업하고 일본어와 물리학을 복수 전공하고 있습니다. 대학 시절에는 드럼을 배우기 시작했고, 몸이 뒤틀린 느낌이 들면 몸을 튼튼하게 해주는 필라테스 매트를 펼쳐 스트레칭과 근력 강화 운동을 했습니다. 그녀는 13세 무렵부터 약 13도 정도의 상체와 하체 곡선을 유지하고 있습니다.

나오미의 부모님은 다양한 신체 기술들이 나오미의 허리에 도움이 될지 알아보기 위해 두 발로 뛰어들었고, 다행히도 효과가 있었습니다. 어느 날 나오미의 엄마와 저는 나오미가 몸을 위해 하고 있는 모든 것들에 대해 이야기를 나눴습니다. 나오미의 엄마는 이 모든 것들이 척추측만증 여부와 상관없이 아이의 전반적인 건강에 좋다고 말씀해 주셨어요. 저는 딸의 신체적, 정서적 건강을 위해 헌신하는 엄마의 견해에 감탄할 수밖에 없었습니다. 감탄하지 않을 수 없었습니다. 나오미의 전반적인 건강에 대한 부모님의 헌신은 나오미가 척추측만증을 극복할 수 있는 길을 열어주었습니다.

자녀가 자신의 척추측만증을 관리하고
평생 스스로를 돌볼 수 있도록 가르칠 수 있는 방법을
찾아보세요.

이 두 가지 이야기를 통해 척추측만증을 가진 아이들이 자신의 몸을 자신 있게 돌볼 수 있는 사람으로 성장할 수 있기를 바랍니다. 자녀가 자신의 척추측만증을 평생 스스로를 돌보는 방법을 가르칠 수 있도록 힘을 실어주세요.

지혜의 말씀

이 장은 여러분이 이제 막 시작하는 길을 이미 걸어온 사람들의 지혜로운 조언으로 마무리하려고 합니다. 저는 이 장을 작업 중이라는 사실을 소셜 미디어에 게시하고 최근에 자녀가 척추측만증 진단을 받은 부모에게 어떤 조언을 해줄 수 있는지 물었습니다. 사람들의 댓글을 보고 저는 깜짝 놀랐습니다. 저는 이 모든 사람들이 여러분과 같은 처지에 있는 부모들을 향한 사랑과 무거운 무게, 깊은 열망을 느끼며 울기 시작했어요. 여러분이 이 마라톤과 같은 과정을 겪는 동안 전 세계에서 큰 소리로 응원하는 사람들이 있다는 것을 알아주세요. 더 이상 고민할 필요 없이, 그들이 여러분에게 전하는 몇 가지 조언을 소개합니다.

- "무섭기는 하지만, 여러분의 아이에게는 평생 놀라운 신체 인식과 전반적인 체력을 기를 수 있는 기회와 추진력이라는 숨겨진 축복이 있습니다!"
- "부모님은 아무 문제가 없는 것처럼 행동하지 않으셨기 때문에 저도 그렇게 하지 않았어요. 저는 지금 63세인네도 여전히 운동하고, 말을 훈련시키고, 손자들을 쫓아다니고 있습니다. 모든 것은 관점에 달려 있습니다. 활동적인 자세를 유지하고 그것을 되찾기 위해 노력하세요!"
- "가능한 한 빨리 자녀의 운동 기능에 더 나은 패턴을 개발하도록 훈련할 수 있도록 도와줄 사람을 찾으세요."
- "저는 현재 65세이고 12세 때 진단을 받았습니다. 두 가지 이상의 의견을 제시하는 것이 좋습니다. 또한 어릴 때 코어 근력을 위한 물리치료를 받았다면 큰 도움이 되었을 거예요."
- "부모님이 운동, 특정 근육 강화, 매일 스트레칭의 중요성에 대해 더 많이 알려주셨으면 좋았을 텐데요. 15세에 수술을 받은 후 아무런 사후 관리나 조언도 받지 못한 채 방치된 것 같아요. 저는 만성 통증과 근육 불균형을 겪어왔는데, 적절한 방법들에 대해 더 잘 알았더라면 이 정도는 아니었을 것 같아요. 잘 훈련된 마사지 테라피스트를 찾았다면 큰 차이를 만들 수 있었을 거라고 생각합니다."
- "부모로서 저는 제 자신을 탓하지 말라는 말을 들었습니다. 제가 한 일이나 하지 않은

일(예: 치아 교정기, 너무 늦게 발견, 무거운 배낭 등)도 아니었고, 가족 중에 나쁜 유전자가 있는 것도 아니었으니까요. 죄책감을 극복하는 것은 결정을 내리고 생활 방식을 조정하는 긴 여정에서 힘을 시험하는 첫 번째 시험이었습니다."

- "자녀를 위해 방사선량이 가장 낮은 X-ray를 찾아보세요. EOS 디지털 X-ray는 좋은 옵션이며 멀리까지 가야 한다고 해도 그만한 가치가 있습니다. 두 가지를 비교해 보면 EOS X-ray 80장 = 흉부 X-ray 1장으로 유방암 발생 위험을 줄이는 데 큰 도움이 됩니다."
- "아이가 좋아하는 운동을 찾아서 전폭적으로 지원하세요. 제 척추측만증 고객들은 모두 필라테스를 좋아하고 통증이 없기 때문에 필라테스에 전념하고 있습니다. 하지만 부모가 좋아해야만 효과가 있고, 특히 아이들은 싫어하는 것을 고집하지 않아야 합니다."
- "제가 받았던, 그리고 제가 전하고 싶은 조언은 모든 척추측만증은 아이와 마찬가지로 독특하고 개별적이라는 것입니다. 의료진뿐만 아니라 자신이 강력한 전문 지식을 쌓아야 합니다. 척추측만증 치료 경험이 있는 물리치료사와 지식이 풍부하고 경험이 많은 운동 전문가를 찾아보세요. 필요하다면 두 번째, 세 번째 의견도 구하세요. 부모 지원 그룹에 가입하고 에린 마이어스의 이야기를 듣고, 읽고, 시청하세요. 자녀를 지원하기 위해서는 부모를 지원하는 팀이 필요하며, 부모와 한두 명의 전문가로 구성된 좋은 팀이 있으면 자녀를 위해 또는 자녀와 함께 올바른 결정을 내릴 수 있다는 확신을 가질 수 있습니다. 움직임이 핵심입니다. 스스로에게 친절하세요. 모든 것이 괜찮을 것입니다."

15 척추측만증의 감정

이 장의 목적은 여러분의 눈물, 고립감, 감정적 문제에 대해 말과 이해를 제공하는 것입니다. 제 자신의 감정적 문제를 다루고 거의 10여년 동안 전 세계의 척추측만증 고객들과 함께한 결과, 대부분의 척추측만증 환자들이 자신의 감정을 표현하지 못하고 있다는 사실을 깨달았습니다. 척추측만증의 신체적인 부분을 다루는 것은 가장 복잡한 신체 문제 중 하나라고 할 수 있지만, 저는 신체적인 부분은 척추측만증 문제의 49%에 불과하다고 생각합니다. 나머지 51%는 감정적인 부분입니다.

저는 척추측만의 신체적인 부분은
오직 49%라고 생각합니다.
나머지 51%는 감정적인 문제입니다.

이 장을 통해 의료계와 척추측만증 환자와 함께 일하는 모든 사람들의 공감이 더욱 깊어지기를 바랍니다. 척추측만증 환자와 함께 일할 때 훨씬 더 총체적이고 전인적인 접근 방식이 필요하다는 것을 그들이 깨닫기를 바랍니다. 그들의 행동과 말은 생각보다 훨씬 더 큰 영향을 미칩니다.

저는 소셜 미디어에서 한 척추측만증 환자로부터 다음과 같은 메시지를 받았습니다. "여러분의 여정과 비슷한 길을 걷는 사람들의 목소리를 공유하고, 무엇보다도 우리 척추측만증들이 공감하고 기억할 수 있는 공간을 만들어주셔서 감사하다는 말을 전하고 싶었습니다. 여러분은 확실히 이야기를 바꿔놓으셨습니다." 그녀는 제 마음이 어디에 있는지 간결하게 말해 주었습니다. 척추측만증의 여정은 단순히 구부러지고 뒤틀린 척추보다 훨씬 더 큰 의미를 지닙니다.

이 장에 사용된 내용 중 일부는 제가 수년 동안 받았던 치료 세션에서 나온 것이기 때문에 모든 출처를 밝힐 수는 없습니다. 그중 한 세션에서 다양한 감정을 설명하는 매우 유익한 공인되지 않은 하나의 논문을 받았는데, 이 장에 이러한 내용을 포함시켰습니다. 그 논문의 저자가 누군지 알 수 있다면 그 공로를 돌리고 싶습니다.

우리의 척추측만증과 관련된 여정에서 우리는 도움을 요청하고 받기 위해 우리가 꿈꾸는 팀과 이야기할 때 사용할 단어가 필요합니다. 이 장에서 제가 사용하는 단어 중 일부는 치료나 정신과 진료에서 사용되는 용어이기 때문에 낯설게 들릴 수 있습니다.

여러분 중 일부는 이 장이 어렵게 느껴질 수도 있습니다. 일기를 꺼내보세요. 가슴이나 배가 답답해지거나 눈물이 나거나 큰 감정이 마음속에서 꿈틀거리기 시작하면 어떤 생각이 떠오르는지 일기를 써보세요. 눈물을 흘리고, 화가 나서 필요하다면 소리를 지르고, 이러한 것들을 모두 적어보세요. 그렇다면 당신은 이와 같은 감정들을 해결할 수 있는 과정이 시작되고 그것들로부터 당신의 육체에서 부담을 덜어낼 수 있을 것입니다.

감정 치유의 여정을 시작할 때 저는 공유할 단어조차 없었습니다. 저는 그저 온도 변화('차갑다' 또는 '따뜻하다'), 기억, 회상, 색깔, 많은 눈물로 설명할 수 있는 이름 없는 감정이 있었을 뿐이었죠. 저는 아직 3장에서 말씀드린 것처럼 제 몸의 감정에 귀 기울이는 법을 배우지 못했습니다. 세상에, 제 안에 깊숙이 자리 잡고 있던 눈물이 쓰나미처럼 쏟아져 나왔습니다. 제 가장 깊은 곳에서부터 눈물이 쏟아져 나오면서 온몸이 떨렸습니다. 저는 차에 들어가서 문을 닫고 목이 터져라 소리를 지르며 눈물을 쏟아내곤 했습니다. 온 힘을 다해 롤러 블레이드를 타거나, 이어폰으로 예배 음악을 크게 틀고, 울면서 노래를 부르며 제 안에 갇혀 있던 것을 꺼내려고 애썼습니다. 어떻게든 감정을 표출해야 누군가가 제 감정을 이해하도록 도와줄 수 있다는 걸 알았습니다.

처음에는 말이 없었기 때문에 다양한 형태의 예술을 사용했습니다. 그림을 그리거나 색칠을 했습니다. 종이에 제 감정을 색과 모양으로 표현할 수 있게 되자 그다음에는 종이에 적힌 내용을 가공할 수 있었습니다. 저는 이것을 치료사들과 공유했고 그들은 제가 일을 처리하는 데 도움을 줄 수 있었습니다. 이 모든 이야기를 하는 이유는 여러분도 할 말이 없을 때 이 여정을 시작할 수 있는 방법이 매우 많다는 것을 알려드리기 위해서입니다. 시간이 필요하고, 수년간 무의식적으로 느끼지 않으려고 애썼던 것을 기꺼이 느끼려는 의지와 인내가 필요합니다. 더 나아질 수 있고 아름다운 자유를 찾을 수 있습니다. 제가 바로 그 증거입니다.

심호흡을 하세요. 넌 할 수 있어. 당신이 정말 자랑스러워요. 시작합시다.

연구 결과

척추측만증 환자는 낮은 자존감, 관계 문제, 사회적 위축, 우울증, 불안, 부정적인 자아상, 심지어 자살 생각과 행동까지 겪습니다.[470, 471, 472, 473, 474] 일부 척추측만증 환자는 자신이 피해자라고 느끼기 시작합니다. 무력감과 절망감을 느끼기 시작하여 우울증으로 이어질 수 있습니다. 우울증 수준이 높고 삶에 대한 불만이 높은 사람은 척추측만증을 앓고 있는 사람과 관련이 있습니다.[475]

대부분의 사람들은 외모에 대한 걱정 때문에 유합술을 받지만, 수술의 반대편에서는 신체의 가동성 부족으로 인해 현재 직면하고 있는 문제에 대해 불안해합니다. 특히 척추 아래쪽의 척추뼈가 하나만 유합되지 않은 유합증의 경우 더욱 그렇습니다.[476]

사람들이 감당할 수 없는 감정이 넘쳐나는 동안 척추 세계에서는 많은 의학적 조치가 취해집니다. 연구자들은 척추유합술을 받는 사람들이 수술 전에 심리 상담과 지원을 받아야 한다는 데 동의합니다.[477] 척추유합술을 받은 사람들과 함께한 모든 경험에서 외과의가 수술 전에 감정을 조절하기 위해 치료 세션에 가라고 말한 사람은 절대로 한 명도 없었습니다.

치료를 권장하는 척추 외과 의사를 만나기는 했습니다. 『'척추의 조정'과 '척추 수술'이 정말 필요한가요?』의 저자 데이비드 핸스콤David Hanscom 박사입니다. 그는 신체적 통증과 관련된 신체적 문제가 있다는 것을 영상으로 증명했음에도 불구하고 불안감을 안고 사는 사람에게 수술을 시행하면 수술 후 신체적 통증이 치유되지 않을 가능성이 높다는 것을 발견했습니다. 반면, 수술 전에 정서적 치료를 받은 환자의 경우 신체 통증이 대부분 사라져 수술을 취소하는 경우가 많았습니다.[478, 479]

핸스콤 박사는 복잡한 척추 수술을 할 때도 있었지만, 환자에게 그가 설명한 모든 정서적 치료를 먼저 완료하도록 요구했습니다. 이런 경우 그의 수술 결과는 거의 항상 통증 제거에 성공했습니다. 그가 들려주는 많은 척추 질환 이야기는 읽어볼 만한 가치가 있습니다. 그의 책은 쉽게 읽을 수 있고 그의 아이디어는 실행하기 쉽습니다. 수술을 고려하는 모든 분들께 강력히 추천합니다.

분노

척추측만이 있는 사람들의 우울증은 현실적이고 심각합니다. 저는 10년이 넘는 시간 동안 계속되는 우울증에 시달렸습니다. 우울증은 분노의 수동적인 장애입니다. 따라서 만약 우울증이 분노에서 비롯된 것이라면, 우리는 우리가 무엇에 대해 화가 났는지 알아낼 필요가 있습니다.

척추측만증을 앓고 있는 우리 모두는 척추측만증에 대해 생각할 때 분노를 느낀다고 확신합니다. 저도 그랬어요. 많은 고객들이 그렇게 느끼지만, 대부분의 고객들은 그것을 구분하고 자신이 느끼는 감정을 말로 표현하지 못합니다. 여러분의 분노를 표현할 수 있는 단어를 찾기 위해 저는 소셜 미디어를 통해 전 세계 척추측만증 커뮤니티에 연락하여 그들이 무엇에 대해 분노하는지 물어보았습니다. 그들의 의견 중 일부에 공감하는지 확인해 보세요.

- "저는 지금까지 최악의 조언을 받았고, 그것을 거의 받아들일 뻔했기 때문에 화가 났어요. 저는 척추측만증이 있어서 아이를 절대 가질 수 없다는 말을 들었고, 그 말이 사실이라고 생각해서 남자친구와 헤어질 뻔했습니다. 지금은 결혼해서 예쁜 두 아이가 있습니다. 저는 절대 자전거를 탈 수 없다는 말도 들었습니다. 저는 이틀 동안 150마일을 달렸고, 150 정도의 다발성 경화증이 치료됐습니다. 골프도 못 치고 식기세척기도 못 쓰고 진공청소기도 절대 사용할 수 없다는 말을 들었습니다. 저는 제 수명이 15년 더 짧아질 거라는 말도 들었습니다. 저는 성공률이나 실패율에 대한 실질적인 설명 없이 수술 외에는 다른 선택권이 주어지지 않았고, 단지 저에게는 수술이 불가피하다는 말만 들었습니다. 저는 40대에 장애인이 된다는 말을 들었습니다. 장애라는 꼬리표는 너무 무서웠습니다. 청소년기에 척추측만증이 진행 중일 때 아무도 부모님을 도와주지 않았다는 사실에 화가 납니다."
- "저는 척추측만증을 바로잡을 수 없다는 사실에 화가 났습니다. 이것은 스트레스를 더 발생시켰고, 정신적으로 더 많은 에너지를 필요로 하였습니다.
- "저는 마침내 목표 체중에 도달했을 때 제 척추 각도가 훨씬 더 나빠 보였기 때문에 화가 났습니다. 저는 억울하고 이런 모습을 더 이상 보이고 싶지 않았습니다."
- "저는 제 움직임과 기회를 제한하는 신체적 고통 때문에 화가 났습니다."
- "사람들이 '허리 통증이 있기엔 너무 어려!'라고 말할 때 화가 납니다." "네, 알아요. 상기시켜 주셔서 감사합니다."
- "저는 가동성이 부족해서 화가 납니다. 저는 척추유합술을 했고 신발 끈을 묶기 위해 구부리는 것과 같은 흔한 일상생활에 어려움을 겪을 때 많이 화가 납니다. 저는 그것이 어려운 일이라는 것에 좌절했고, 제가 어떻게 보일지에 대해 불안했으며, 이것은 쉽게 할 수 있는 일이라는 것에 화가 납니다."
- "제 아픈 어린 시절을 어떻게 해야 할지 몰라 화가 났지만 그냥 참았습니다."
- "저는 만성적인 통증으로 옷 쇼핑이나 간단한 집안일도 때때로 어렵게 느껴졌기 때문에 화가 났습니다. 저는 다른 사람처럼 느껴지는 이러한 문제 때문에 화가 나고 이해받지 못한다고 느껴져서 화가 났으며 이것을 속이려고 했습니다."
- "저는 척추유합술 때문에 제 아이들과 재밌는 놀이와 모험적인 일을 하지 못하는 것이

화가 납니다."

- "저는 의사들의 지식과 경험 부족에 대해 화가 납니다. 그들은 우리에게 수술을 받으라고 강요합니다. 저는 그들이 척추측만 환자들의 각각의 몸이 다르고 그에 맞게 다르고 특별하게 치료되어야 한다는 것을 알지 못하는 의사들의 무능력에 화가 납니다."
- "저는 척추유합술을 한 사람 중 춤을 좋아하는 사람으로서, 저의 제한된 가동성에 대해 가장 화가 났습니다. 청소를 하거나 물건을 옮기는 것과 같은 간단한 일에 제한이 있는 것에 화가 납니다. 그리고 수술 후에 무엇을 주의해야 하거나 어떤 조치를 취해야 하는지에 대한 정보가 거의 없다는 사실에 화가 났습니다!"
- "저는 척추측만을 고칠 수 없다는 것에 화가 났습니다. 저는 계속해서 피부에서 불편한 느낌을 받았습니다. 단 하루도 빠짐없이 척추측만에 대해 생각하지 않는 것이 한 시간도 지나지 않은 것처럼 느껴질 정도로 척추에 대해 생각하지 않는 날이 없습니다."
- "저는 어렸을 때 수술을 받고 퇴원한 후 아무런 의료적 도움을 받지 못해서 화가 났습니요! 저는 갈 곳이 없었습니다."
- "저는 어렸을 때 부모님과 의료진이 선택한 방법이 '기다리면서 지켜보자'였다는 사실에 화가 납니다. 당시에는 슈로스와 필라테스를 쉽게 이용할 수 없었을 테지만, 정기적인 구조적 통합 등 자가관리를 위한 다른 옵션에 대해 논의할 수 있었을 것입니다."
- "첫 번째 수술은 거의 도움이 되지 않았고 진행을 막지 못했으며 여전히 심한 척추측만증이 있었는데 두 번째 수술을 받은 것 같아서 화가 납니다. 제가 누구인지 알 기회를 얻지 못하고 어린 시절과 모든 기억을 잃어버린 것에 화가 납니다. 아무도 저를 이해할 수 없을 것 같아서 화가 납니다. 척추에만 영향을 미치는 것이 아니라는 말을 듣지 못해서 화가 납니다. 수술 과정에서 8개월 동안이나 잊혀진 것이 화가 납니다. 저는 통증 때문에 화가 납니다. 저는 선택의 여지가 없었다는 사실에 화가 납니다. 저는 선택의 여지가 없는 상황에서 강해지려고 하는 것이 칭찬으로 여겨지는 것이 화가 납니다. 그것은 저에게 많은 긍정적인 부분도 주었지만, 분노도 많이 느끼게 했습니다."
- "아무도 보지도 이해하지도 못하면서 일상에 큰 영향을 미치는 무언가를 안고 사는 것은 불공평하다고 느껴집니다."
- "저는 척추측만에 대해 자의식을 갖고 있는 제 자신에게 화가 납니다. 저는 손님들을 위해 앉거나 몸을 숙이거나 신발끈을 묶거나 무언가를 집을 때가 가장 눈에 띄기 때문에 항상 앉거나 기대는 자세를 조심합니다."
- "어른이 될 때까지 몰랐던 것에 화가 났습니다. 아무도 제 어깨가 불균형하다는 것을 모르는 느낌이었고, 저는 계속 허리가 아팠습니다. 어른이 되어 의사에게 갔을 때 마비가

될 수도 있고, 아이를 가질 수 없을 수도 있다는 사실이 아닌 말을 들었을 때 화가 났습니다."

- "저를 가장 화나게 했던 것은 다른 많은 의료 전문가와 피트니스 전문가들이 저에게 한계가 있으며, 체육관에서 제 목표를 안전하게 달성하기 위해서 한계를 뛰어넘을 수 없고 뛰어넘어서는 안 된다는 말을 했던 것입니다. 저는 그보다 더 강하고 할 수 있다는 것을 알지만 그들은 웃으며 그렇지 않다고 말했습니다."
- "저는 건강관리 조언자들이 세부 사항을 잘 알지 못하거나 공유하지 못하는 것에 화가 났습니다. 또한 남은 인생 동안 수술 받은 것의 지속적인 영향에 대해 공유하지 않은 것도 화가 납니다. 척추유합술 이후 뻣뻣해져서 춤추는 것을 좋아하는 제가 춤을 추지 못하는 것도 화가 납니다. 또한 저는 이제 다른 사람들처럼 운동을 할 수가 없으며, 대안을 찾아야 하는 것이 화가 납니다."
- "저는 의사들이 물리치료 이외의 신체적 치료나 가동성 훈련을 권유하지 않는 것처럼 보이는 것에 화가 납니다. 또한 X-ray에서 보이지 않는 어떤 변화 때문에 증가하는 통증 증가에 대한 우려를 의사들이 무시할 때도 화가 납니다."
- "만성 통증이 있는 제 삶을 설명하려고 하는 것만으로도 사람들이 저를 부담스럽게 여길 때 화가 납니다. 제가 좋아하던 일을 하려고 하는데 척추유합술로 인해 허리에 박힌 막대 때문에 더 이상 할 수 없게 되면 화가 납니다."
- "저는 실망스러운 의료 시스템에 화가 납니다. 제가 들은 유일한 치료법은 그저 지켜보고 기다리는 것과 보조기를 착용하는 것이었습니다."
- "척추유합술 후 어떤 재활 치료를 받아야 하는지, 심지어 이러한 재활 치료가 필요하다는 안내조차도 받지 못했던 것에 화가 납니다."
- "저와 저와 같은 많은 사람들이 기본적으로 어떻게 무시당했는지 생각할수록 끔찍합니다."
- "의료 전문가들의 통찰력이 거의 또는 전혀 없다는 사실이 저를 화나게 합니다. 제 척추만곡에 대해 잘 알고 있는 치료사를 찾을 때까지 여러 치료사를 겪어봐야 했습니다."
- "지속적인 만성 통증은 저를 화나게 합니다. 언제든지 제가 무엇인가를 할 수 있다는 것을 알게 되었고, 어깨를 으쓱하거나 등을 비트는 것과 같은 작은 동작을 자주 수행했습니다. 제 몸을 통제할 수 없다는 사실에 화가 납니다. 눈에 보이지 않는 진단(아주 뚜렷하지 않으면 훈련된 눈으로만 볼 수 있음)이라는 사실과 다른 사람들이 제 경험을 무시하는 것을 듣는 것도 화가 납니다."

- "저는 아무도 이 척추측만이 유전적인 영향이 높다고 말하지 않은 것과 이것을 딸에게 물려준 것에 화가 납니다."
- "저는 12세 때 진단을 받았는데, 부모님이 저를 돌봐주실 때였습니다. 여러 의료 전문가를 찾아갔지만 모두 수술을 권유했습니다. 하지만 부모님은 제가 수술을 받는 것을 원치 않으셨어요. 그 이유는 잘 모르겠지만 부모님은 보조기나 물리치료, 운동 등 다른 대안은 시도하지 않으셨어요. 대신 저는 통증이나 불편함을 유발할 수 있는 어떤 활동도 하지 않게 되었고, 이는 곧 신체 활동도 하지 않았다는 것을 의미했습니다. 심지어 학교 체육 시간에 의학적 핑계를 거짓으로 말하기도 했습니다. 저는 부모님이 그 당시에는 무엇을 해야 할지 알기에는 충분한 도움과 정보가 없었을 것이라는 것을 알고 있지만, 척추측만증이 형성되는 시기에 관리하지 못한 것이 아직도 화가 납니다. 29세가 되어서야 제 건강을 위해 의식적으로 노력하기 시작했는데, 그 동기를 부여하고 가능하다는 것을 보여준 누군가를 만난 덕분입니다. 지금은 제가 할 수 없다고 생각했던 일들을 할 수 있게 되어 감사하게 생각합니다. 하지만 여전히 새로운 활동을 시도하거나 너무 무리하면 몸의 균형이 깨질 때가 있습니다. 그럴 때 통증이 다시 찾아오면 화가 나고 좌절감을 느끼며 무력감을 느낍니다. 인내심이 필요한 긴 여정인데, 그 여정을 더 일찍 시작하지 못한 것이 화가 나고 속상합니다. 또한 부모님처럼 척추측만증을 앓고 있는 젊은이들이 정보, 돈, 도움, 기회 등의 부족으로 인해 제대로 관리하지 못하고 있다고 생각하면 화가 납니다."
- "저는 겨우 4세의 딸이 매일 보조기를 착용해야 한다는 사실에 화가 납니다."

그것은 정말 화가 많이 나는 일입니다. 저는 그 댓글들을 다시 읽는 것만으로도 제 심장이 뛰는 것을 느낄 수 있었습니다. 저는 여러분이 몇몇 댓글에서 자신이 옳다고 느꼈으면 좋습니다.

분노는 나쁜 감정이 아닙니다. 분노는 우리가 진실을 말할 수 있도록 돕고 희망을 품게 합니다. 칩 도드Chip Dodd가 『마음의 목소리』에서 말한 것처럼, '진정한 분노는 우리에게 무엇이 중요한지 알려주는 자상한 감정입니다.'[480] 분노를 통해, 우리의 정체성을 알 수 있고, 이는 중요한 일입니다.

많은 척추측만증에 관한 댓글들에서 그런 점을 볼 수 있을까요? 그들은 의료진, 부모, 피트니스 업계 종사자 등 누군가에게 자신의 존재를 인정받지 못했다는 사실에 화가 납니다. 저는 분노를 통해 제 욕구를 말하고, 사랑받고, 인정받을 자격이 있다는 것을 깨달았습니다. 제 분노는 제가 가치 있는 사람이라는 것을 보여주었습니다. 여러분도 보살핌을 받고, 경청하고, 다양한 의견을 구하고, 사랑받고, 경청하고, 싸울 수 있는 가치가 있습니다. 여러분은 그럴 가치가 있습니다.

분노는 다양한 방식으로 표출될 수 있습니다. 분노의 수동적 장애는 우울증과 좌절감입니다. 공격적인 장애는 자존심, 판단력, 분노입니다. 이러한 행동과 감정에 어떻게 빠지게 되나요? 이러한 감정을 경험할 때 머릿속에서 무슨 일이 일어나고 있을까요?

분노의 이점은 열정과 고통을 기꺼이 감수하려는 의지입니다. 분노는 제가 필요한 것을 요구해야 할 때를 알려줍니다. 저는 제가 느끼는 감정과 필요한 것을 사람들에게 말하지 않는 낡은 사고 패턴에 빠지는 것을 발견합니다. 제가 더 어렸을 때 이런 행동을 했을 때는 아무 조치도 취해지지 않았고 아무도 들어주지 않았기 때문에 이제 와서 무슨 소용인가 생각했습니다. 저는 점점 더 소극적이 되었고 우울증과 좌절감에 빠지게 되는데, 제가 겪어봤기 때문에 많은 분들도 그러실 거라고 생각합니다. 분노를 경험하고, 분노를 무엇이라고 부르고, 제 분노가 어떻게 영향을 미치고 있는지 확인하고, 저에게 필요한 욕구를 말할 수 있는 자격이 있음을 스스로에게 상기시키고, 심호흡을 하고, 제 자신을 돌볼 용기를 찾고, 다음 단계로 나아가야 합니다.

반복하고 반복할 가치가 있는 말이므로 다시 한 번 말씀드리겠습니다. 여러분은 자신의 필요와 욕구를 말할 자격이 있습니다. 여러분은 인정받을 자격이 있습니다. 여러분은 가치가 있습니다.

두려움

저는 10대에 선천성 척추측만증을 교정하기 위해 두 번의 천추 및 요추 척추유합술을 받은 안젤라라는 척추측만증 고객이 있습니다. 그녀는 30대에 세 번째 척추유합술을 받았는데, 수술에서 깨어났을 때 유합술 위의 자유 척추뼈가 옆으로 이동하여 전방전위증으로 상당히 심한 유합을 일으키고 있었습니다. 그 척추뼈는 여전히 원래 있어야 할 위치에서 45도 옆으로 기울어져 있었습니다. 외과의는 수술을 마쳤을 때는 그렇지 않았다고 주장했습니다. 안젤라는 결국 소송을 제기하지 않기로 결정했습니다. 승소할 수 있을지 알 수 없었고, 많은 에너지가 필요하며, 그것이 그녀의 등을 고칠 수 없을 것이기 때문이었습니다.

하지만 마지막 수술은 그녀에게 지옥 같은 몇 년을 보내게 했습니다. 안젤라는 지속적인 허리와 다리 신경통에 시달렸습니다. 그녀는 수면 부족으로 인해 눈은 계속 충혈되어 있었고, 허리 전체 길이를 연장해야 하는 또 다른 유합술을 받아야 하는 건 아닌지 두려워했습니다. 저를 찾아왔을 때 그녀는 40대였고 고등학생인 두 딸이 있었으며 또 다른 수술을 원하지 않았습니다. 안젤라는 1년간 회복하는 동안 진통제에 의존하며 딸들이 집에서 생활하는 지난 몇 년을 그리워했습니다.

안젤라는 슈로스 치료사부터 카이로프랙터, 트레이너에 이르기까지 전국에서 아는 모든 전문가들을 만나보았습니다. 모든 희망을 잃었다고 생각한 그녀는 지역에서 외과 의사를 찾았고 몇 달 뒤 수술 일정을 잡았습니다. 10년 전에 제가 가르쳤던 필라테스 강사였던 그녀의 친구가 우연히 수술을 받기 전에 저에게 레슨을 받으러 가라고 추천했습니다.

첫 수업에서 안젤라는 25분 동안 자신의 모든 수술과 통증에서 벗어날 수 있다고 주장했었던 그녀를 더 아프게 만든 의사와 전문가들에 대해 이야기했습니다. 이 모든 내용은 제가 가지고 있던 파일에 이미 입력되기 시작했습니다. 안젤라는 저와 함께 수업을 시작하지 않으려고 우물쭈물하고 있었을지도 모릅니다. 마침내 안젤라를 필라테스 리포머에 눕히고 움직이도록 했습니다. 우리가 첫 번째 운동을 시작한 지 30초 정도 지났을 때 안젤라의 얼굴을 보니 눈에서 눈물이 흐르고 있었습니다. 저는 침착하게 그녀에게 "기분이 어떠세요?"라고 물었습니다. 안젤라는 심호흡을 하며 온몸의 미세한 떨림을 진정시키더니 약 1분 후에 "두려움이 느껴져요"라고 대답했습니다.

고객이 두려움을 느끼는 것을 표현하고, 수업을 시작한 지 단 몇 분 만에 몸을 떨며 본능적으로 두려움을 표현한 것은 처음이었습니다. 하지만 그게 마지막은 아니었습니다.

그 후 얼마 지나지 않아, 저는 10대 초반에 중국에서 수술을 받은 20대 여성과 함께하게 되었습니다. 그녀의 의사는 그녀에게 오른팔을 절대 움직이면 안 된다고 말했고 통증이 심했지만 그 이유를 알지 못했습니다. 저는 X-ray를 살펴본 결과 팔을 움직이면 안 될 이유가 없다는 것을 알았고 그녀에게 그대로 전달했습니다. 저는 그녀에게 매우 작은 운동(작은 범위에서 무게 없이 팔을 움직이는 운동)을 시작하라고 말했습니다. 그녀는 극도의 공포에 질린 표정을 지었고 눈은 접시만 한 크기로 커졌으며 온몸이 잔뜩 긴장해 있었습니다. 저는 그녀에게 "기분이 어떠세요?"라고 물었습니다. 그녀는 "너무 무서워요"라고 대답했습니다.

그로부터 2주도 채 지나지 않아 저는 한 척추측만증 여성에게 첫 수업을 하고 있었습니다. 제가 첫 번째 동작을 가르치기도 전에 그녀는 돌처럼 굳어 있었고 이내 이렇게 말했습니다. "고백할 게 있어요. 솔직히 너무 긴장되고 두렵습니다"라고 말했습니다. 저는 그녀에게 몇 가지 호흡 운동을 가르치고 그녀가 긴장한 이유에 대해 들어주었습니다.

저는 사람들에게 척추측만증 운동을 바로 가르칠 수 없다는 것을 깨달았습니다. 저는 그들의 두려움을 먼저 다뤄야 했습니다. 왜냐하면 그 두려움들이 그들의 몸을 지배하고 있었기 때문입니다.

당신의 척추측만에 대한 두려움은 무엇인가요? 그 두려움을 당신의 일기에 적어보세요. 그리고 생각보다 그 과정이 길어질 것 같으면 그냥 흘려보내세요.

저는 소셜 미디어에서 사람들의 척추측만증에 관한 두려움들이 무엇인지 물어보았는데, 그중 몇 가지 답변은 다음과 같습니다.

- "오 세상에, 저는 너무 두렵습니다. 만약 제가 저의 척추측만증에 해를 끼치거나 만곡을 증가시키는 방법으로 운동을 한다면 어떻게 될까요? 다른 사람들이 알아채면 어떡하지? 결국 수술이 필요하다면 어쩌지?"

- “저는 제 자신을 다치게 하는 것이 정말 두렵습니다. 저는 항상 균형 감각이 떨어져 있기 때문에 넘어질까 두렵고, 옷(특히 바지)을 입었을 때 사람들이 이상하게 볼까 두렵습니다.”
- “저는 임신이 두렵고, 나이가 들면서 몸매가 휘어지는 것이 두렵고, 운동으로 인한 부상이 두렵습니다.”
- “저는 통증과 삶의 질을 개선하고 통증의 진행을 예방하기 위해 올바른 스트레칭과 운동을 하지 않는 것이 두렵습니다. 저는 이미 몇 가지 활동들을 포기했고, 제가 좋아하는 활동들을 더 이상 하지 못할까 두렵습니다. 운동은 제 약이기 때문에 부상을 입거나 스트레칭을 할 수 없을까 두렵습니다.”
- “11세 딸이 척추측만증 진단을 받았는데 이것이 미래에 어떤 영향을 미칠지 불안해하고 있습니다. 제가 읽은 많은 내용을 보면 걱정이 됩니다.”
- “저는 고통스럽고 육체적으로 약해지는 것이 두렵습니다.”
- “척추측만증이 저를 정의하게 하거나, 그것이 저를 억누르거나, 그것을 핑계로 삼는 것이 두렵습니다.”
- “저는 말년을 즐기지 못하고 움직일 수 없게 될까 봐 두렵습니다.”
- “매일 저를 괴롭히는 이 고통에서 벗어나지 못할까 봐 두렵습니다.”
- “저는 척추측만 공포증이 있습니다! 나이가 들수록 더 심해지면 어떡하죠? 제 아이들이 척추측만이 생기면 어떡하죠? 더 이상 움직임을 통해 관리할 수 없으면 어떡하죠? 제가 더 젊었을 때도 그랬지만 아직도 가끔씩 사람들이 저를 이상하게 생각하면 어쩌죠? 이 셔츠나 드레스가 저의 척추측만을 드러나게 하나요?”
- “척추측만증을 앓고 자라면서 13세부터 요가와 필라테스를 하면서 몸에 대한 인식을 갖게 된 것에 대체로 감사하지만, 제가 운동 연습에서 뒤처질 때 두려움을 느낄 수 있습니다. 몸 전체에 온갖 부정적인 영향이 나타나고 통증과 불편함이 점점 심해지면서 뼈가 나이가 들어감에 따라 회복하기 어려운 손상을 더 방치하고 있는 것은 아닌지 걱정됩니다. 게다가 등이 노출되는 드레스는 두려움의 대상입니다.”
- “저는 미지의 세계가 두렵습니다.”
- “저는 남은 인생 동안 필라테스를 계속하지 않으면 고통스러울까 두렵습니다.”
- “저는 더 나이가 들고 운동을 많이 할 수 없을 때, 더 고통스럽거나 심각한 제약이 생길까 걱정합니다.”

- "저는 노화가 두렵습니다."
- "저는 등 근육을 많이 단련하고 슈로스도 하고 있지만 근육 불균형으로 영구적인 통증과 근육 긴장이 생길까 두렵습니다. 저는 지금도 이 문제로 고군분투하고 있으며 특히 평균 이상의 강도로 운동을 할 때 긴장을 푸는 것이 꽤 어렵습니다."
- "저는 제 신체 형태에 대한 부정적인 판단으로 너무 오래 앉아 있을 때 가장 두렵습니다. 저는 전체 척추유합술을 받았고, 여전히 갈비뼈는 돌출되어 있습니다. 저는 사회의 미의 기준에 대한 압박감을 꽤 자주 느끼고, 그런 시선에 너무 사로잡혀 있을 때가 가장 기분이 나쁩니다."
- "저는 제 삶의 질과 원하는 것을 할 수 있는 능력에 대한 두려움이 있습니다."
- "저는 절대로 나아지지 않을 것 같다는 두려움에 사로잡혀 있습니다. 거의 4년이 지났고 저에게 남은 고통과 제약은 감당하기 힘들 정도입니다. 긍정적이고 희망을 잃지 않으려고 노력합니다."
- "저는 시한폭탄을 안고 있는 것 같고 언제까지 얼마나 더 악화될지 알 수 없습니다. 저와 제 삶의 일부를 빼앗아갈까 봐 정말 두렵습니다. 제가 원하는 것을 육체적으로 할 수 없고, 통증으로 인해 놓치는 것이 두렵고, 나이가 들어감에 따라 제 몸에 어떤 영향을 미칠지 두렵습니다."
- "저는 척추측만을 제 아이들에게 물려주는 것이 두렵습니다."
- "저는 이미 척추 수술을 받았지만 등에 있는 티타늄 막대 때문에 롤러코스터를 비롯한 놀이공원의 모든 것이 두렵습니다. 또한 임신하는 것도 두렵습니다. 허리에 어떤 영향을 미칠지, 특히 출산이 어떻게 될지 두렵습니다. 오해하지 마세요. 의사들이 수술 없이 살 수 있는 기간이 2년밖에 안 된다고 했기 때문에 수술로 인해 더 많은 시간을 살 수 있게 되어 감사하게 생각하고 있습니다."
- "저는 척추측만증 때문에 제가 원하던 엄마가 되지 못할까 봐 두려웠어요. 이미 두 번이나 유합된 척추에 더 이상 할 수 있는 일이 없었는데, 새로운 통증이 척추측만증과 어떤 식으로든 연관될까 봐 두렵습니다. 소화불량, 신경 저림, 근육 경련, 건망증, 우울증 등 모든 증상이 척추측만증과 관련이 있습니다. 신체적 만곡만 논의되고 그마저도 미용적인 것으로 간주됩니다. 제 미래가 두렵습니다."
- "나이가 들수록 더 심해질까 봐 두렵습니다. 죽을 때까지 척추측만증과 싸우고 싶지 않아요."

저는 지금 이 모든 댓글을 다시 보는 동안 목구멍과 가슴이 답답해지는 것을 느낄 수 있습니다. 두려움과 신체적 증상은 너무나 현실적입니다.

이러한 목록에서 여러분의 두려움이 보이시나요? 분노가 나쁜 감정이 아닌 것처럼 두려움도 나쁜 감정이 아닙니다. 두려움의 목적은 우리가 연습하고 준비하도록 돕는 것입니다.

소셜 미디어에 두려움을 공유할 만큼 용기를 낸 사람들 중 자신의 몸을 돌보는 방법을 몰랐던 사람이 얼마나 될까요? 대부분입니다. 그들은 준비되지 않았고 스스로를 돌볼 계획이 없었기 때문에 두려움을 느꼈습니다. 이들은 통증이나 앞으로 겪게 될 통증, 무너질 것 같은 몸 때문에 두려움을 느꼈지만, 대부분 두려움에 대처할 계획이 없었습니다. 그들은 두려움이 일어나지 않도록 계획을 세우는 방법을 전혀 몰랐습니다. 운동에 대한 지식이 풍부한 운동 전문가와 함께 운동 계획을 세우면 두려움을 극복하는 데 큰 도움이 됩니다.

불안과 그에 압도당하는 것은 두려움의 수동적인 장애입니다. 저는 약 20년 전에 공황 장애를 겪었고 입원까지 한 적이 있습니다. 저는 불안을 완전히 이해합니다. 이제 저는 두려움이 제가 싸우는 주요 감정이라는 것을 이해합니다(심리검사 6번!). 차이점은 이제 단어 그대로 두려움이라고 부를 수 있고, 그것이 불안으로 나타나기 전에 자신의 몸을 지배하고 있던 두려움을 적절하게 대처할 수 있다는 것입니다.

안젤라의 몸은 떨렸고, 젊은 중국 여성의 몸이 움츠러들었고, 새로운 척추측만증 고객의 몸은 돌 조각상처럼 움직일 수 없었다고 말씀드렸던 것을 기억하시나요? 그것은 두려움이 수동적인 장애 형태로 나타나는 두려움입니다.

제가 첫 번째 공황 장애로 병원에 실려 가기 전, 저는 발레 스튜디오 바닥에서 뱃속의 태아 자세로 몸을 떨며 말을 할 수 없는 상태로 발견되었습니다. 두려움이 몸을 완전히 장악했고 통제할 수 없었습니다.

분노와 통제는 두려움의 공격적인 장애입니다. 만약 과거로 당신이 돌아가서 사람들의 두려움 목록을 살펴보면 사람들이 통제력이 부족해서 두려움을 느꼈다는 것, 즉 두려움이 공격적으로 손상되었다는 것을 알 수 있습니다. 저는 자신의 몸을 위해 해야 할 올바른 일을 알고 있지만 모든 것을 극단적으로 과용하는 많은 고객을 보지만, 그들은 모든 상황을 통제하기 위해 매일 운동을 하고, 하루라도 운동을 하지 못하거나 조금이라도 통증이 느껴지면 분노를 느낍니다. 그들의 두려움의 양상은 다르지만 여전히 두려움을 경험하고 있습니다.

두려움의 장점 중 하나는 희망입니다. 희망과 위험을 함께 더하면 사람이나 사물에 대한 확신 또는 신뢰인 믿음이 생깁니다. 믿음과 지혜는 두려움의 진정한 혜택입니다. 이에 대한 실제 사례를 들기 위해 안젤라의 이야기를 마무리하겠습니다.

안젤라가 두려움을 느낀다고 말했을 때, 저는 침착하게 "당신이 신체적 고통을 느끼지 않는 한 계속 울고 두려움을 느껴도 괜찮습니다. 당신은 오랫동안 많은 고통을 겪어왔고 아직 저를 믿을 것이라고 기대하지 않습니다. 그건 시간이 걸리는 일이고 제가 신뢰를 얻어야 합니다. 제가 여러분을 고칠 수 있다고 약속하지는 않겠지만, 저는 척추측만증과 인체에 대해 잘 알고 있고 척추측만증으로 고통 받는 사람들을 돕겠다는 굳은 의지가 있습니다. 이 문제를 해결하도록 돕고 싶습니다. 여러분과 함께 이 여정을 걷게 되어 영광이지만, 제가 여러분을 도울 수 있기를 바란다면 위험을 감수해야 합니다." 그날 저는 그녀가 흘린 눈물로 스튜디오 바닥을 닦았고 우리는 추가적인 신경통 없이 첫 수업을 마칠 수 있었습니다.

그 후 몇 주 동안 개인 수업을 받는 동안(그중 한 번은 남편을 데리고 와서 제가 하는 동작이 아내에게 통증을 유발하지 않는지, 제가 가짜가 아닌지 확인하기 위해 남편을 리포머에서 2피트 떨어진 곳에 앉혀놓고 지켜보게 했습니다), 우리는 곧 딜레마에 직면했습니다. 그녀는 처음 시작할 때보다 더 이상 고통스럽지 않았고, 그녀의 근육과 신경통의 문제를 해결하기 시작했지만 그녀는 불과 몇 주 후에 수술이 예정되어 있었습니다.

저는 척추측만증을 앓고 있는 사람들이 여정의 어느 단계에 있든 수술에 대한 끊임없는 두려움을 가지고 있다는 사실을 알게 되었습니다. 그들은 수술을 받는 것을 두려워했고, 수술대에서 의사가 자신에게 무엇을 할까 두려워하며(수술 후 깨어나 살아남을 수 있을지, 즉 두려움의 근원은 죽음인 경우가 많았습니다), 그들의 삶이 수술 후 더 나아질지 걱정합니다. 이 엄청난 두려움의 무게는 감당하기 힘든 짐이며 정서적, 신체적 건강에 큰 피해를 줍니다.

수업 중에 깊은 대화를 나누던 중, 저는 그녀에게 수술 날짜를 미루고 우리가 할 수 있는 일을 찾아보자고 설득했습니다. 수술 날짜는 계속 미뤄졌고 결국 그녀는 수술을 취소했습니다. 3년이 넘은 일입니다.

언젠가는 그녀가 수술을 받아야 할까요? 저도 모르지만 그 날이 오늘이 아니라는 것은 확실합니다. 그녀는 아직도 전방전위증을 가지고 있을까요? 네, 하지만 신경통은 거의 없습니다. 그녀는 이제 집에 필라테스 기구를 가지고 있고 제 스튜디오에서 그룹 수업을 듣고 있습니다. 그녀는 밤에는 숙면을 취하고, 그녀의 미소는 방을 환하게 밝히며, 상상도 할 수 없었던 일들을 그녀의 몸으로 할 수 있게 되었습니다.

최근에 스튜디오에서 안젤라에게 또 수술할 거냐고 물어보는 사람이 있었는데, 안젤라는 "아니요! 수술 안 해요!"라고 대답했어요. 외과 의사들은 "척추측만증이 있는 사람들에게 더 이상 수술하지 말아야 합니다. 다른 방법으로 관리할 수 있고 수술은 답이 아니에요." 와우, 불과 몇 년 만에 정신적으로 얼마나 큰 변화를 겪었을까요?

놀랍게도 안젤라는 자신이 겪은 일을 다른 사람들이 겪지 않도록 돕고 싶어서 스파이럴 스파인의 필라테스 강사 교육 프로그램을 모두 이수하겠다고 했습니다. 그 말을 듣고 저는 거의 울음이 터져 나오려 했습니다. 안젤라는 두려움의 진정한 혜택인 희망을 경험했습니다. 그녀는 위험을 감수하고 더 나은 것을 확인했고, 그 결과 운동과 신체에 대한 믿음과 지혜를 얻게 되었습니다. 그녀는 그것을 완전히 새로운 차원으로 끌어올렸고 그 믿음과 지혜를 다른 사람들과 나누고 싶어 합니다.

수치심

수치심 연구자이자 인기 작가인 브레네 브라운Brené Brown은 수치심을 '우리가 결함이 있고, 인정받고 소속될 가치가 없다고 믿는 극심한 고통스러운 감정 또는 경험'이라고 정의합니다.[481]

브라운은 죄책감과 수치심의 차이를 다음과 같이 설명합니다. "죄책감은 제가 나쁜 짓을 한 것에 관한 죄책감입니다. 수치심은 제가 나쁘다는 것입니다."[482] 저는 수년 동안 척추측만증 커뮤니티와 함께 일하면서 '척추측만증 수치심, 부모 죄책감'이라는 말을 개선시켰습니다.

척추측만증을 가진 사람이 수치심을 느끼는 것입니다. 그들은 척추측만증이 있기 때문에 자신에게 뭔가 문제가 있다고 느끼는 사람들입니다. 죄책감을 느끼는 것은 부모입니다. 부모는 자녀가 척추측만증을 앓게 된 원인이 된 무언가를 잘못했거나, 조기에 발견하지 못했거나, 특정 치료, 보조기 또는 수술을 선택하거나 하지 않은 것에 죄책감을 느낍니다.

어린이나 청소년이 부모와 함께 첫 수업을 받기 위해 제 스튜디오에 오면 척추측만증에 대한 수치심과 부모의 죄책감이 너무도 분명하게 느껴집니다. 아이는 자신의 몸이 '잘못'되어서 새로운 치료를 받아야 한다는 사실에 당황하고 수치심을 느껴서 마음의 문을 닫습니다. 부모는 아이가 척추측만증을 앓고 있고 그 전에 치료를 받지 않은 것에 대해 죄책감을 느끼기 때문에 수업 내내 끊임없이 이야기하고 아이의 움직임을 교정하는 등 매우 공격적인 상태로 몰입합니다.

우리 문화는 수치심을 형성하고 척추가 완벽하게 곧지 않으면 부적절하다고 가르칩니다. 이는 우리가 완벽하게 가지런한 치아를 가져야 하고, 체중이 일정해야 하며, 얼굴 피부가 특정 방식으로 보여야 한다고 생각하게 만드는 사회적 압박과 같은 것입니다. 어릴 때는 그런 생각을 하지 않습니다. 우리 문화는 우리에게 무엇이 옳은지 가르치고, 우리가 '옳지 않다'고 생각하게 되면 수치심을 경험합니다. 브라운은 "수치심은 지각에 관한 것입니다. 수치심은 다른 사람의 눈을 통해 우리 자신을 보는 방식입니다."[483]

수치심은 척추측만증 세계에서 매우 만연한 감정이지만, 제 경험상 수치심이라고 부르거나 해결해야 할 문제로 이야기하는 경우는 거의 없습니다. 브라운은 수치심을 느낄 때 경험하는 몇 가지 신체적 증상으로 '입이 마르고, 시간이 느려지고, 시야가 좁아지고, 얼굴이 뜨거워지고, 심장이 뛰는 것'을 꼽았습니다. 고통스러운 느린 화면이 머릿속에서 반복해서 재생하는 것은 경고 신호라는 것을 알고 있습니다.[484] 수치심을 느끼는 대부분의 사람들은 이러한 감정의 신체적 징후를 억압하고 억누릅니다.

누구나 수치심을 경험하지만, 문화에 따라 척추측만증에 관한 수치심의 정도는 다릅니다. 몇 년 전 한국에서 측만증 워크숍을 진행해 달라는 요청을 받은 적이 있습니다. 저를 데리고 온 사람들이 워크숍 전날 밤 저와 남편을 데리고 근사한 한식 저녁 식사를 대접했습니다. 저녁 식사 중에 저는 호스트에게 워크숍에 척추측만증 환자가 몇 명이나 참석했는지 물었습니다. 그는 척추측만증을 앓고 있는 사람은 한 명도 찾을 수 없다고 말했습니다. 저는 즉시 분노와 두려움을 느꼈습니다. 척추측만증 환자들과 함께 일하기 위해 지구 반 바퀴를 돌아다녔는데, 이 거대한 워크숍에서 실제로 척추측만증 환자는 한 명도 없었으니까요.

저는 워크숍을 진행할 때 실습하는 방식으로 가르치기 때문에 그날 밤 남편과 저는 워크숍 전체를 바꿔야 했습니다. 몇 시간 동안 방대한 파워포인트를 만드는 데 시간을 보냈습니다. 이런 식으로 워크숍을 진행한 적이 없었기 때문에 두려웠습니다.

다음 날, 호스트가 저에게 척추측만을 앓는 사람이 아무도 없을 것이라고 말했지만, 저는 워크숍에서 척추측만 환자가 있는지 그리고 그들에게 척추측만을 분석하는 방법을 보여줄 수 있는지 물어보았습니다. 어색한 2분의 시간이 흐르고, 젊고 용감한 한국 여성 한 명이 방의 뒤쪽에서 손을 들었습니다 아니나 다를까, 그녀는 척추측만증이 있었습니다.

점심시간이 끝날 무렵, 5명의 사람들에게서 측만증을 앓고 있는 것을 알 수 있었습니다. 첫날이 끝나갈 무렵에는 저와 개인적으로 이야기를 나누고 싶어 하는 참석자들이 줄을 서서 자신도 척추측만증이 있다고 말했고 분석을 해달라고 요청했습니다. 다음 날 아침 스튜디오에는 척추측만증을 앓고 있는 참석자들이 와줘서 고맙다며 준비한 선물들이 쌓여 있었습니다.

놀랍게도 둘째 날이 끝날 무렵 워크숍에 참석한 척추측만증 환자가 약 20명이라는 사실을 알게 되었습니다. 한국 문화에 부끄러움이 얼마나 뿌리 깊게 박혀 있는지 몰랐었고 충격적이었습니다. 문화적 수치심이 그들 모두를 침묵하게 만들었습니다.

그들은 결혼을 하고 완벽한 아이들을 낳을 수 있을 만큼 명예롭고 완벽하기를 원합니다. 그들은 그들의 사회에 부담이 되는 것을 원하지 않습니다. 그것은 미국인들이 생각하는 것과 너무나 다른 방식이어서 저는 그들 모두가 가지고 있는 무거운 수치심에 머리를 싸매고 그들과 함께 일하는 방식을 조정해야 했습니다.

저는 한 사람 한 사람의 이야기를 들어주었고, 안아주고, 촉촉한 눈가를 닦아주는 데 많은 시간을 보냈습니다. 워크숍이 끝날 때 저는 모두를 위해 기도했고, 그분들은 제가 기도하는 모습을 녹화해서 소셜 미디어에 올렸습니다. 누군가가 자신의 수치심을 인정하고 극복할 수 있도록 도와준 것은 아마 처음이었을 것입니다. 저는 그 한국 여행에서 많은 것을 배웠습니다.

4개월 후 저는 척추측만증 워크숍을 진행하기 위해 코스타리카의 아름답고 조용한 서핑 마을로 향했습니다. 참석자들은 모두 자신의 척추측만증을 드러내는 것에 완전히 개방적이었고, 수업 시간에 비키니와 보드 반바지를 입고 편안하게 수업에 임해 모두가 자신의 척추측만증을 볼 수 있었습니다. 기꺼이 자신의 모든 것을 드러냈지만, 자신의 척추측만증에 대한 이야기를 할 때 눈에서 쉽게 눈물이 흐르는 것에서 알 수 있듯이 수치심도 느꼈습니다. 문화는 다르지만 전 세계 모든 사람들이 수치심을 경험합니다.

우리가 척추에 대한 수치심을 느낄 때, 자신이 부적절하다고 느끼고 척추가 완벽하지 않다는 이유로 사람들이 자신을 사랑하지 않을 것이라는 두려움 때문에 다른 사람들과의 관계를 단절합니다. 외로움에서 벗어나 안전한 사람에게 자신의 이야기를 털어놓을 용기를 찾으면 수치심은 사라집니다. 우리는 혼자가 아니라는 사실을 깨닫고 다른 사람들과 함께 이야기를 나누고 그들의 이야기를 들으면서 수치심을 극복할 수 있습니다.

수치심의 비밀은 척추측만증을 앓고 있는 사람이 혼자라고 느낄 때만 수치심이 당신을 압도한다는 것입니다. 주변에 척추측만증을 앓고 있으면서 멋진 삶을 살고 있는 사람들이 있다는 것을 깨닫는 순간 수치심은 사라집니다. 이것이 제가 스파이럴 스파인 필라테스 스튜디오를 오픈한 이유 중 하나입니다. 척추측만증 환자들은 같은 질환을 가진 다른 사람들과 함께 건강한 환경에서 생활해야 수치심이 사라집니다.

연구에 따르면 "사회적 관계가 강한 사람은 사회적 관계가 약한 사람보다 생존 가능성이 50% 더 높았다"고 합니다. 이 연구는 "사회적 관계가 사망 위험에 미치는 영향은 흡연이나 음주와 같이 잘 알려진 사망 위험 요인과 비슷하며, 신체 활동 부족이나 비만과 같은 다른 위험 요인의 영향을 능가한다"[485]고 밝혔습니다.

수치심은 사람들을 고립되게 만들며 흡연, 음주, 비만, 운동 부족보다 건강에 더 나쁠 수 있습니다. 자신을 이해하는 사람들과의 사회적 관계가 필요합니다. 수치심을 극복하고 사회적 관계에서 안전하다고 느끼는 것은 생각보다 여러분의 삶에 더 중요합니다.

브라운은 "수치심이 우리 삶에서 통제 불능 상태가 되려면 비밀, 침묵, 판단이라는 세 가지가 필요하다고 말합니다. 수치스러운 일이 발생했을 때 그것을 가둬두면 그 수치심은 점점 더 커집니다. 그것은 우리를 집어삼킵니다. 우리는 경험을 공유해야 합니다. 수치심은 사람들 사이에서 발생하고 사람들 사이에서 치유됩니다. 우리의 이야기를 들어줄 자격이 있는 사람을 찾을 수 있다면, 우리는 이야기를 해야 합니다. 수치심은 말할 때 힘을 잃습니다."[486]

수치심은 신이 우리를 어떻게 만드셨는지 받아들여야 한다는 것을 알려줍니다. 수치심의 장애는 뻔뻔함과 자기 경멸이며, 적극적 장애는 분노(비난), 자기 거부, 교만입니다.

사실 그 문제는 제가 해결해야 할 문제이고 그 문제로 인해 수치심이 촉발된 것인데도 다른 사람을 비난하는 비난 게임에 쉽게 빠질 수 있습니다. 이제 저는 그것을 더 잘 볼 수 있게 되었고, 그것이 일어나고 있을 때 알아차려서 멈출 수 있게 되었습니다.

어떤 것에 수치심을 느끼나요? 자신이 옳지 않다고 느끼게 하는 것, 즉 자신이 뭔가 잘못되었거나 나쁘다고 느끼게 하는 것은 무엇인가요? 이 과정의 첫 번째 단계는 수치심을 식별하고 그 존재를 인정하는 것입니다(그런데 저는 오랫동안 수치심을 느낀다는 사실을 완전히 부정하고 있었습니다). 우리 모두는 인정하든 안 하든 수치심을 경험합니다.

자신에 대한 인식

신체 불균형이라는 질환이 있는데, 이 질환은 자신의 신체 결함에 완전히 사로잡혀 있는 상태입니다. 이 질환을 앓고 있는 사람들은 자신의 신체에서 모든 종류의 결함을 발견하고 집착하게 됩니다. 자신의 신체에 대한 이러한 잘못된 인식은 강박적 특성을 가진 불안 장애입니다. 증상으로는 옷으로 인식된 결점을 숨기려고 하거나, 결점을 고치기 위해 성형수술을 받거나, 사회적 상황을 피하거나, 외모에 결함이 있어 기형적으로 보인다는 강한 확신이 있거나, 다른 사람들이 자신의 외모를 부정적인 방식으로 본다고 생각하는 것 등이 있습니다.[487]

익숙하게 들리시나요? 안녕하세요, 척추측만증을 앓고 계신 분들 한쪽 어깨가 더 높고, 갈비뼈가 뒤쪽으로 더 튀어나오고, 엉덩이가 옆으로 더 튀어나오는 등 모든 것이 눈에 띕니다. 이런 증상은 지어낸 것이 아니라 '내가 집착하는 것이 과장된 것은 아닌지' 스스로에게 물어봐야 합니다.

처음 척추측만증 수업을 받은 사람들이 얼마나 많은지 모를 정도로 자신의 척추측만증이 너무 끔찍하고 뒤틀려 있다고 말합니다. 거의 틀림없이 그들의 척추측만증은 매우 경미합니다. 제가 간신히 볼 수 있다면 사회에서 일반인들은 전혀 볼 수 없습니다. 제가 보는 것은 신체 불균형입니다.

때때로 사람들은 헐렁하거나 큰 옷을 입어 척추측만증을 숨기기도 합니다. 저는 심지어 척추측만증을 숨기는 방법에 대한 옷 추천이 포함된 척추측만증 관련 책을 읽기도 했습니다. 그 책을 읽었을 때 제 심장은 분노로 뛰었습니다. 수치심과 신체 불균형 문제에 휘발유를 끼얹는 것 같았기 때문입니다.

당신이 척추측만이 있다면, 우리 사회는 당신에게 기형을 가지고 있고, 문제가 있다고 말하는 것입니다. 최근 척추측만증 전문 의료센터가 성대하게 오픈한다는 보도자료를 본 적이 있습니다. 병원 이름은 '척추 변형 센터'와 매우 비슷했습니다. 그 내용을 읽었을 때 입이 떡 벌어졌습니다. 척추측만증을 앓고 있는 많은 사람들이 겪고 있는 신체 기형 문제를 그토록 모르고 있었다는 사실이 믿기지 않았습니다.

몇 년 전 데보Dove라는 회사에서 제작한 동영상을 보게 되었습니다. 이 회사는 법의학 스케치 아티스트에게 여성들이 자신을 묘사한 그림을 그린 다음 다른 사람들이 같은 여성을 묘사한 그림을 그리도록 요청했습니다.

법의학 스케치 아티스트는 자신이 스케치하는 여성의 얼굴을 볼 수 없었지만 그녀에게 자신을 묘사해 달라고 요청하고 그녀의 말을 바탕으로 그림을 그렸습니다. 나중에 원래 여성을 만난 지 얼마 되지 않은 다른 사람이 들어와서 스케치 아티스트에게 그녀를 묘사했습니다. 그는 여러 여성을 대상으로 이 작업을 수행했습니다. 결과는 놀라웠습니다.

여성들이 자신을 묘사하는 방식은 실제보다 훨씬 더 늙거나 슬프거나 못생겨 보이게 만들었습니다. 다른 사람들이 묘사한 여성들의 모습은 실제 모습에 훨씬 더 가까웠고, 훨씬 더 아름답고 활기차게 보였습니다.

여성들은 스케치한 자신의 모습을 나란히 볼 수 있게 되자 대부분 눈시울을 붉히며 자신이 얼마나 자기 비판적인지 깨닫기 시작했습니다. 이 경험은 자신에 대한 생각을 바꾸어놓았습니다. 또한 다른 사람들도 자신을 아름답게 본다는 것을 알게 되었습니다. 온라인에서 '도브 스케치'를 검색하여 이 동영상을 시청해 보시길 적극 추천합니다.

많은 척추측만증 환자들이 왜곡된 자기 인식으로 인해 연애와 결혼을 망설이게 됩니다. 저는 척추측만증을 앓고 있는 30세 여성으로부터 이런 이메일을 받았습니다. "제가 가진 가장 큰 문제는 제 머리에 있습니다. 척추측만증이 있는 상태에서 남자를 만나거나 데이트하는 것은 쉽지 않아요. 저는 제가 매력적이라고 느껴지지 않는 것을 인정합니다. 당신은 이런 문제가 있었나요? 만약 그렇다면, 어떻게 대처하셨나요?"

많은 사람들이 저에게 척추측만증 때문에 데이트하기가 부끄럽다고 말하곤 합니다. 심지어 배우자를 찾지 못한 이유를 척추측만증 탓으로 돌리는 분들과도 대화를 나눈 적이 있습니다. 저는 척추측만증과 관련된 데이트에 대한 몇 가지 이야기를 나누고 싶습니다.

어느 날 저는 남편에게 척추측만증 고객과 제가 함께 출연한 피트니스 잡지의 최근 화보 촬영 사진을 보여주었습니다. 사진 속에는 제 고객의 등 사진이 몇 장 있었습니다. 남편은 그 사진을 보고 "척추가 S자처럼 생긴 고객과 함께 일한다는 사실을 잊고 있었네요"라고 말했습니다.

저는 완전히 당황해서 "자기야, 내 등도 저렇게 생겼어"라고 대답했습니다.

제 남편은 "알고 있었는데, 그냥 깜박 했어"라고 말했습니다.

제 남편은 제가 거의 20년 동안 친밀하게 지내온 사람이고 한 침대에서 같이 자는 사람이에요. 제 직업은 척추측만증을 가진 사람들을 돕는 데 초점을 맞추고 있는데, 그는 그들과 제 등이 휘어져 있다는 사실을 잊어버렸어요. 세상에, 그는 지구상의 그 누구보다 제 몸을 잘 알고 있습니다!

남편이 제 척추측만증을 보지 못하기 때문에 저는 그냥 웃을 수밖에 없었습니다. 그는 저를 안쓰러워하고 제 기분을 나아지게 하려고 노력했기 때문에 제 척추측만증을 잊어버렸다고 말하지 않았습니다. 왜냐하면 그에게는 중요하지 않고 심각하게 보이지 않았기 때문입니다.

제 남편이 대단한 사람이라고 말하기 위해 이런 말을 하는 것은 아닙니다. 당신과 함께할 만한 가치가 있는 사람은 아무것도 신경 쓰지 않을 것이고, 그들은 그것을 보지 못하기 때문에 이런 말을 하는 것입니다. 정말이에요.

척추가 30~40도 정도 휘어진 제 고객 중 한 명은 정말 좋아하는 남자와 사귀기 시작한 지 몇 달이 지났을 때였어요. 그녀는 척추측만증이 있다는 사실을 그에게 말하는 것을 미루고 두려워하다가 어느 날 더 이상 비밀로 할 수 없게 되었습니다. 그녀는 남자친구 앞에서 말 그대로 식은땀을 흘리기 시작했고, 남자친구는 그녀가 괜찮은지 물었습니다. 그녀는 자신의 척추측만증에 대해 말하는 것에 대해 억눌려 있던 두려움 때문에 "나 척추측만증 있어요!"라고 터무니없이 말하게 되었습니다. 그는 웃음을 터뜨렸고, 어색하게도 그녀도 자신의 감정 폭발을 감추기 위해 웃기 시작했습니다. 그는 "상관없어요!"라고 말했고 그게 끝이었습니다. 그렇게 두 사람의 측만증에 관한 대화는 끝났지만 두 사람의 관계가 끝난 것은 아니었습니다. 그들은 1년 후 결혼했습니다.

20세 이상의 제 척추측만증 고객 대부분은 유합술을 경험했든 안 했든 간에 진지한 관계에 있거나 약혼했거나 결혼했습니다. 그들의 파트너 중 누구도 척추측만증이 있다고 해서 동정하지 않고 그저 사랑할 뿐입니다!

큰아들이 다섯 살이었을 때 저는 남편과 데이트를 하려고 예쁜 드레스를 차려입고 집 계단을 내려가고 있었어요. 아들이 "엄마, 이리 내려와요"라고 말했어요. 저는 무릎을 꿇고 아이 눈높이에 맞추었고, 아이는 제 얼굴을 손으로 잡고 이마에 뽀뽀하며 "엄마 아름다운 공주님 같아 보여요"라고 말했어요.

저는 그 순간을 영원히 간직하고 싶었습니다. 아이가 이마에 뽀뽀하며 아름다운 공주님 같다고 말하는 것을 듣는 것보다 인생에서 더 좋은 일은 없겠죠. 그 아이는 제가 척추측만증이 있다는 사실을 전혀 몰랐고, 설사 척추측만증이 무엇인지, 제가 척추측만증이 있다는 사실을 알았다고 해도 신경 쓰지 않았을 거예요. 그 아이에게는 정말 중요하지 않았고 여전히 저를 아름다운 공주라고 생각했을 것입니다.

몇 년 후, 당시 7세였던 작은아들이 제가 스튜디오에 재미있는 '근육질 바지'를 입고 있는 것을 알아차렸어요. (다리의 모든 근육이 드러나는 스판덱스 바지였어요.) 할로윈이었는데 아들이 "엄마, 오늘 척추측만증이 있는 사람 분장을 하세요?"라고 물었어요.

저는 아들이 처음 척추측만증이라는 단어를 말했기 때문에 저를 사람답지 않게 보는 줄 알고 수치심에 빠졌습니다. 그런데 아들은 제 이상한 표정을 보더니 바로 말했습니다. "엄마, 있잖아요. 엄마는 다리 근육이 얼마나 강한지 사람들에게 보여주고 있잖아요. 엄마는 척추측만증이 있는 사람들과 함께 일하시는데, 그 말은 그분들 모두 정말 강하다는 것을 의미해요"라고 말했어요.

아들은 척추측만증이라는 단어가 무슨 뜻인지 몰랐지만 집에서 자주 들어본 적이 있었습니다. 제가 척추측만증에 대처하는 방법과 제가 하는 일 때문에 아이는 척추측만증이 좋은 것이라고 생각했습니다. 울어야 할지 웃어야 할지 몰라 저는 아들의 얼굴에 뽀뽀를 하며 "그래, 맞아. 그래서 내가 오늘 근육 바지를 입은 거야, 척추측만증인 척하는 거야"라고 말했어요. 제가 척추측만증이 있다고 여러 번 말했음에도 불구하고 아들은 제가 다른 엄마들과 별반 다르지 않게 행동하는 것을 보고는 제 척추측만증을 잊어버렸습니다.

제 두 아들도 남편도 저에게 아무런 문제가 없다고 생각합니다. 말 그대로 제 몸의 모든 구석구석을 보지만 그들은 제 몸에서 다른 것을 보지 못합니다.

당신은 스스로 생각하는 것보다 더 아름답고 다른 모든 사람들이 당신의 진정한 아름다움을 볼 수 있습니다. 당신의 감정은 진짜이기 때문에 인정하세요. 왜냐하면 당신도 충분히 가치 있는 사람이니 그 감정을 느끼고 극복하세요.

말의 힘은 강력합니다

"치유의 전쟁터는 마음과 생각의 삶입니다."

- 케이 아더,[488] 『주여, 나의 상처를 치유하소서』

당신은 스스로 생각하는 그대로입니다. 모든 것은 마음에서 시작되고 마음에서 끝납니다. 척추측만증이 있더라도 기형이 있거나 장애가 있는 것은 아닙니다. 몸의 오른쪽과 왼쪽이 똑같아 보이지 않을 수 있지만 기형은 아닙니다. 가끔 통증이 있을 수 있지만 장애가 있는 것은 아닙니다.

저는 척추측만증을 앓고 있지만 기형도 아니고 장애도 아닙니다. 하지만 똑같은 곡선 패턴과 만곡 정도를 가진 사람이 스스로를 기형이나 장애인이라고 부를 수도 있습니다. 저를 믿으세요. 저는 이런 사람들과 매우 다채로운 대화를 나눴습니다. 우리의 신체가 완전히 똑같다면 무엇이 다를까요? 저는 기형이나 장애가 없는데 왜 그들은 기형이나 장애가 있다고 생각했을까요?

척추측만증을 가진 많은 사람들은 스스로를 피해자라고 생각합니다. 그들은 무의식적으로 자신의 척추측만증이 부모, 의사 또는 신과 같은 다른 사람의 손에 의해 발생했으며 그 여파, 즉 척추측만증이 남았다고 믿습니다. 그들은 희생자이며 그것에 의해 정의됩니다.

제가 이전에 언급했던 책 『신체 점수를 유지한다』의 저자 베셀 반 더 콜크 박사는 트라우마를 겪은 사람들과 함께 일해 온 노련한 심리학자입니다. 그는 현명하게도 "진단명은 평생 동안 사람들에게 붙어 다니며 자신을 정의하는 방식에 큰 영향을 미칠 가능성이 높습니다. 마치 평생 지하 감옥에 갇혀 살라는 선고를 받은 것처럼 조울증이나 경계성 장애, 외상 후 스트레스 장애(PTSD)를 '앓고 있다'고 말하는 환자들을 수없이 많이 만났습니다."[489]

"척추측만은 당신이 누구인지 정의하나요?" 척추측만증 진단으로 인해 자신을 스스로 감옥에 가둔 적이 있습니까? 제가 그러한 감정의 사슬에서 벗어나 어두운 구덩이에서 탈출하는 데 몇 년이 걸렸습니다. 한때 저는 피해자였습니다. 이제 저는 제 스스로 사슬을 끊어냈고, 더 이상 척추 질환이 저를 정의하지 않습니다.

의료계에서 유해한 단어가 사용되는 것은 저를 슬프게 합니다. 의사들이 쓴 「유해하다는 말, 치료하라는 말」이라는 제목의 논문이 이 주제에 대해 다루고 있습니다. 이 논문에서는 무서운 은유와 오해의 소지가 있는 전문 용어 및 기술 용어가 "희망을 버리고 증상을 악화시키며, 심지어 치료에도 악영향을 미칠 수 있습니다"[490]라고 말하고, "의사들은 규정 준수를 강화하거나 환자의 행동을 바꾸기 위한 수단으로 불안을 사용합니다"고 말합니다. 때때로 복잡한 의학 전문 용어를 사용하는데, 이는 환자가 그 말을 이해하지 못하고 잘못 해석하기 때문에 부정적인 영향을 미칩니다.

저는 척추측만증을 치료해 주기로 한 의사와 소통하던 시절로 기억을 되짚어 보셨으면 합니다. 척추측만증에 대한 우리의 초기 감정적 생각의 대부분은 그때로부터 비롯된 것이라고 생각합니다. 의사가 어떤 말을 했나요? 겁이 났나요? 여러분의 경험과 대화를 일기에 기록하여 마음속 깊은 곳에 저장되어 있는 것을 탐색해 볼 수 있습니다.

의학계에서 누군가 여러분이 기형이거나 장애가 있다고 말했다면, 그 말이 틀렸다고 말씀드리고 싶습니다. 여러분은 기형이 아닙니다. 당신은 장애가 없습니다. 당신은 아름답습니다. 당신은 가치 있는 사람입니다.

감성 드림팀

저는 여러분이 이 여정을 혼자 겪지 않기를 바랍니다. 앞으로 몇 달 동안 여러분과 함께 이 여정을 걸어갈 척추측만증 감성 드림팀을 찾기 위해 노력하시기 바랍니다. 5장에서 시작한 드림팀을 확장하고 있습니다.

여러분이 믿고 털어놓을 수 있는 현명한 치료사를 찾으세요. 어디서부터 시작해야 할지 모르겠다면 친구에게 물어보거나 자주 가는 교회에 가서 숙련된 치료사가 있는지 알아보세요. 지식이 풍부한 치료사가 여러분의 여정에 도움을 줄 수 있을 것입니다. 저는 수년 동안 두 명의 신뢰할 수 있는 치료사를 만났습니다. 또한 대부분의 척추측만증 고객들도 가끔씩 만나는 치료사가 있습니다.

신뢰할 수 있는 사람들로 구성된 소셜 네트워크를 찾아 함께 움직이세요. 베셀 반 데르 콜크는 『신체 점수를 유지한다The Body Keeps Score』에서 상담 치료만으로는 사람들의 삶에 획기적인 변화를 가져올 수 없었던 사례를 몇 번이고 이야기합니다. 그는 수십 년에 걸친 연구를 통해 사람들이 트라우마를 치유하려면 신체가 트라우마를 기억하기 때문에 몸을 현명하게 움직여야 한다는 사실을 발견했습니다. 신체는 계속 점수를 매기기 때문에 육체와 정신을 분리할 수 없습니다. 저는 이 책을 읽는 동안 저의 모든 척추측만 회원에 대해 생각하는 것을 멈출 수가 없었습니다.

앞서 말했듯이 제 고객 대부분이 소속된 소셜 네트워크는 필라테스 스튜디오입니다. 제 직원과 고객, 그리고 저는 개인 수업, 그룹 수업, 워크숍에서 사람들의 척추측만증 소셜 네트워크입니다. 신뢰할 수 있는 소셜 네트워크를 갖기 위해 치료사 모임이나 지원 그룹의 일원이 될 필요는 없습니다.

반 데르 콜크는 "두려움 대신 호기심을 가지고 몸에 접근하기 시작하면 모든 것이 바뀐다"고 말합니다.[491] 저는 제 고객들의 몸에서 이러한 변화를 몇 번이나 보았습니다. 고객과 제가 "이 척추를 고쳐야 한다, 그렇지 않으면 수술해야 한다"는 사고방식에서 벗어나 몸이 어떻게 움직이는지, 어떻게 하면 적은 노력으로 더 효율적으로 움직일 수 있는지, 어떻게 작동하는지 배우고 싶다는 사고방식으로 전환하면 몸이 변화하기 시작합니다.

근처에 있는 필라테스나 요가 스튜디오를 찾아보세요. 댄스 수업이나 다른 종류의 그룹 운동 수업을 시도해 보고 수업이 끝나면 친구를 사귈 수도 있습니다. 이웃에 정기적으로 함께 걷는 친구가 있는 이웃을 알고 있을 수도 있습니다. 소셜 네트워크를 구축하는 방법은 매우 다양하지만 용기를 내서 시도해 보아야 합니다.

반 더 콜크는 "사람들은 자신의 행동을 통제하고 변화시키는 방법을 배울 수 있지만, 새로운 해결책을 실험할 수 있을 만큼 안전하다고 느낄 때에만 가능합니다."[492] 다양한 스튜디오, 수업, 운동 친구를 사귀기 위해 시도할 때 스스로에게 안전하다고 느끼는지 자문해 보시기 바랍니다. 이는 여정에서 스스로에게 물어봐야 할 매우 중요한 질문이 될 것입니다.

반 더 콜크는 마침내 치료에 돌파구를 마련한 그의 한 환자에 대한 이야기를 들려줍니다. 그녀는 "저는 명백한 것으로 입증된 두 가지 선택을 했습니다. (치료사를 바꾸고) 필라테스 수업에 참여했습니다. 저는 더 강한 신체적 중심(코어)과 제 삶에서 멀게 느껴졌던 수용과 사회적 지지를 기꺼이 제공하는 여성 커뮤니티를 발견했습니다."[493] 함께 운동할 수 있는 소셜 네트워크를 찾는 것은 여러 면에서 치료가 될 수 있습니다.

현지에서 신뢰할 수 있고 안전하다고 느낄 수 있는 사람을 찾을 수 없다면 스파이럴 스파인의 직원 중 한 명과 온라인 수업을 시도해 볼 수 있습니다. 전 세계에는 자신이 사는 마을에서 좋은 소셜 네트워크를 찾지 못하는 사람들이 많습니다.

저는 사우디아라비아에 사는 10대 소녀를 정기적으로 만나 운동을 지도하고 정서적으로 어떻게 지내는지 확인합니다. 또한 가장 가까운 마을이 한 시간 이상 떨어진 아이오와에 사는 한 여성도 정기적으로 만나고 있습니다. 매주 함께 운동하고 이야기를 나누는데, 저는 그녀의 척추측만증 감성 드림팀의 일원이 된 것을 영광으로 생각합니다.

마지막으로 일기를 가까이 두세요. 매일 글을 쓰거나 그림을 그리세요. 제 안에 있는 것을 끄집어내고 감정을 표현하세요. 이 모든 감정을 이겨내야만 반대편으로 나아갈 수 있습니다. 하지만 그럴 만한 가치가 있으니 감정을 느끼고 종이에 적기 시작하세요.

16 날개를 펴고 날기

몇 년 전 심리 치료 중 저는 인생에서 결코 완전히 해결되거나 없어지지 않을 특별한 문제를 이야기하고 있었고, 제가 어떻게 해야 하는지 물었습니다. 정신과 의사는 이렇게 말했습니다. "당신은 강대한 떡갈나무입니다. 당신은 꿋꿋이 서 있습니다."라고 말입니다.

저는 세션이 끝난 후 오랫동안 그 말을 곰곰이 생각했습니다. 저는 떡갈나무의 인과관계를 찾아보고, 성경에서 떡갈나무를 언급한 모든 내용을 참조하며 더 심오한 은유의 의미에 관한 지침을 온라인에서 더 많이 검색했습니다. 그러던 중 저를 울린 시를 발견했습니다. '강대한 떡갈나무'가 무엇을 의미하는지 알아냈기 때문입니다. 저는 그 시를 당신과 공유하고자 합니다.

"떡갈나무"
- 조니 레이 라이더 주니어Johnny Ray Ryder Jr.

강한 바람이 밤낮으로 불었다
그 바람은 떡갈나무의 잎을 가로채갔다
그러고 나서 가지를 부러뜨리고 껍질을 당겼다
떡갈나무가 지치고 완전히 발가벗을 때까지

그러나 여전히 떡갈나무는 자기의 자리를 지켰다
다른 나무들이 여기저기 쓰러지는 동안
지친 바람은 포기하고 말했다
어떻게 아직도 서 있을 수 있지, 떡갈나무야?

떡갈나무가 말했다, 난 알아
넌 내 가지를 둘로 부러뜨릴 수 있고

나뭇잎을 모두 가져가버릴 수 있고
내 팔다리를 흔들고, 날 흔들 수 있지

하지만 나에겐 땅속에 뻗은 뿌리가 있어
내가 태어난 이후부터 점점 더 강해지고 있어
넌 절대 내 뿌리에 손대지 못할 거야, 보다시피
그 뿌리는 나의 가장 깊은 부분이야

오늘까지만 해도 나는 확신이 없었어
내가 얼마나 견딜 수 있을지 말이야
하지만 지금은 알게 됐어, 네 덕분에
나는 내가 알던 것보다 더 강해[494]

당신 역시 강대한 떡갈나무입니다. 모든 척추측만증 고아들이 그렇습니다.

우리 모두 그렇게 많이 견뎌왔습니다. 팔다리가 부러지고 잎사귀가 모두 벗겨졌으며, 쓰러질 정도로 위험하게 영원히 흔들리고 있는 것처럼 느낄지도 모릅니다. 당신이 꿋꿋이 서고, 당신의 뿌리가 땅속 더 깊이 파고들며, 간절히 원하는 힘을 얻을 수 있도록 제가 도와주겠습니다. 당신은 할 수 있습니다. 저는 당신이 할 수 있다는 것을 알고 있습니다.

모든 사람의 여정은 다릅니다

당신의 여정은 친구나 다른 가족의 여정과 다르게 보일 것입니다. 괜찮습니다. 당신 앞에는 고유의 길이 있으므로 그 모험을 최대한 활용하시기 바랍니다. 여정의 끝이 어떤 모습일지 알 수 없을 테지만 괜찮습니다. 다음에 무엇을 해야 할지 모를 때 차선책을 취해야 합니다. 이것이 여정에서 앞으로 나아갈 방법입니다.

밖이 어두울 때는 길의 끝이 보이지 않겠지만, 당신에게 손전등이 있다면 그 빛은 당신 앞에 있는 다음 단계를 또렷하게 비출 수 있을 것입니다. 당신 앞에 있는 다음 단계에 계속 집중해야 합니다.

당신 앞에 있는 가장 좋은 다음 단계는 무엇인가요? 그 단계를 밟을 시간입니다. 무서울 수 있지만 그만한 가치가 있습니다.

당신의 승리를 축하합니다

몇 년 동안 만성 통증에 시달렸는데, 차선책을 취한 후 통증 없이 며칠을 연이어 보냈다면, 그 사실을 축하합니다! 다음 후속 X-ray에서 검사 진행 없이 만곡을 안정시켰다면, 그 사실을 축하합니다! 몇 년 만에 처음으로 5일 동안 연이어 당신의 몸을 관리했다면, 그 사실을 축하합니다! 당신의 승리가 작든 크든 상관없습니다. 축하할 만한 가치가 있습니다.

몇 분 동안 음악을 틀고 댄스파티를 합니다. 자신을 위해 마사지를 받아보는 것도 권합니다. 매우 놀랄 만큼 음미할 맛난 디저트를 한 시간 동안 만들어, 고급 도자기 그릇 위에 올리고 자리에 앉아 음식을 맛있게 즐겨보시기 바랍니다. (제가 이런 식으로 축하한다는 것을 알겠나요?)

당신의 승리를 저와 스파이럴 스파인의 나머지 직원들과 공유하길 바랍니다. 우리는 당신의 의견을 듣고 당신과 당신의 승리를 축하하고 싶습니다!

당신은 혼자가 아니라는 걸 기억하세요

비록 우리는 모두 희귀한 종처럼 느껴지지만, 전 세계엔 척추측만증을 앓고 있는 수백만 명의 사람들이 있습니다. 당신만이 이렇게 사는 것이 아님을 자신에게 상기시키기 바랍니다.

아무리 작더라도 당신의 승리를 척추측만증 세계의 다른 사람들과 공유하고, 그 한 가닥의 희망은 겁이 나더라도 첫발을 내딛는 데 필요한 영감일 것입니다.

척추측만증을 가진 다른 사람들을 도움으로써 우리는 모두 척추측만증의 세계가 더욱 좋은 곳이 되도록 도울 수 있습니다. 우리는 모두 우리를 보고, 우리를 사랑하고, 우리가 아름답고 훌륭하다는 것을 상기시켜 주기를 원합니다.

매일 당신의 몸을 관리하세요

치유 음식과 운동으로 몸에 영양을 공급해야 합니다. 사람들이 치유의 손길을 당신의 몸에 대고 마사지하거나 당신을 껴안도록 합니다. 인간의 손길은 매우 치유적입니다.

감정을 느끼십시오

감정의 롤러코스터는 현실이며 척추측만증을 가진 모든 사람은 인정하든 아니든 그러한 기복을 느끼고 있습니다. 당신이 느끼는 것을 사실대로 말해야 합니다. 척추측만증이 당신을 정의하지는 않지만, 영향을 미쳐 당신을 형성할 것입니다. 분노가 터져 나올 때는 눈물이 흐르도록 놔두어야 합니다. 외로움을 느낄 때, 신뢰할 수 있는 척추측만증 커뮤니티에 연락해 보길 바랍니다. 아직 당신의 척추측만증 커뮤니티를 만들지 않았다면, 스파이럴 스파인에 전화하시기 바랍니다. 우리는 항상 당신의 이야기를 들을 준비가 되어 있습니다.

척추측만증이 당신을 정의하지는 않지만,
그 영향으로 당신을 형성할 것입니다.

마지막으로, 라인홀트 니부어의 평온을 비는 기도는 척추측만증 커뮤니티를 위해 제가 가장 좋아하는 기도입니다. 이 기도가 당신을 씻어내고 자주 마음에 떠오르기를 기도합니다.

> 주여, 바꿀 수 없는 것을 평온하게 받아들이는 은혜와 바꿔야 할 것을 바꿀 수 있는 용기, 그리고 이 둘을 분별하는 지혜를 주소서.[495]

용기를 내어 이 책을 읽은 당신이 정말 자랑스럽습니다. 당신은 첫발을 내디뎠습니다! 어떻게 축하하고 싶은가요?! 당신은 더 이상 희귀한 것이 아니라 전 세계 거대한 척추측만증 가족의 일원입니다. 지금 바로 당신을 안아줄 수 있도록 저의 포옹을 보내고 싶습니다. 당신이 알게 될 것보다 당신은 더욱더 훌륭하고 더욱더 아름답다는 저의 말을 믿기를 바랍니다. 당신의 길에서 앞으로의 한 걸음 한 걸음을 항상 모두 응원합니다.

사랑을 담아,
에린 마이어

척추측만증 자료

스파이럴 스파인은 당신의 척추측만증을 추적하고 관리하는 데 도움을 줄 많은 자료를 만들었다. 그 자료는 Spiralspine.com의 척추측만증 자료 페이지에서 찾을 수 있습니다. 해당 페이지에는 스파이럴 스파인의 직원이 척추측만증 고객과 작업할 때 사용하는 유용한 지원 목록도 있습니다.

당신의 상황에 가장 도움이 될 자료 목록에 관해 다음 문장 중 당신과 가장 관련이 있는 항목을 선택하십시오. 각 자료의 간략한 설명은 이 장의 끝에 포함되어 있습니다.

저는 척추측만증이 있거나 척추측만증을 가진 아이가 있습니다.

스파이럴 스파인의 척추척도계 앱
스파이럴 스파인의 척추척도계 추적 차트
『아름다운 척추측만성 등The Beautiful Scoliotic Back』
『나의 척추측만증 일기My Scoli Journal』
영상: 시작점 시리즈
영상: 심각한 코어 척추측만증
영상: 척추측만증 시리즈
스파이럴 스파인 직원과의 대면 또는 온라인 개인 수업
척추측만증 스튜디오 내 워크숍

척추측만증 척추유합술을 받았습니다.

스파이럴 스파인의 척추척도계 앱
스파이럴 스파인의 척추척도계 추적 차트
『아름다운 척추측만성 등The Beautiful Scoliotic Back』

『나의 척추측만증 일기My Scoli Journal』
영상: 시작점 시리즈
스파이럴 스파인 직원과의 대면 또는 온라인 개인 수업
척추측만증 스튜디오 내 워크숍

저는 척추측만증을 가진 고객의 치료사입니다.

스파이럴 스파인의 척추척도계 앱
스파이럴 스파인의 척추척도계 추적 차트
『척추측만증 분석하기: 척추측만증에 대한 필라테스 강사 지침』
영상: Starting Point 시리즈
영상: 척추측만증 풀기: 마야
영상: 척추측만증 분석하기
영상: 처음 척추측만증 수업
영상: 척추측만증을 가진 아이들
영상: 척추측만증 척추유합술
영상: 척추측만증 & 유합 안무법
영상: 척추측만증 다리 길이
척추측만증 집중 스튜디오 내 워크숍

자료 설명

스파이럴 스파인의 척추척도계

척추 회전을 측정하는 사용하기 쉬운 모바일 앱으로 어떤 동작, 치료법, 운동이 만곡을 성공적으로 감소시키는지 모니터링할 수 있게 해준다. 아이폰과 안드로이드에서 사용할 수 있습니다.

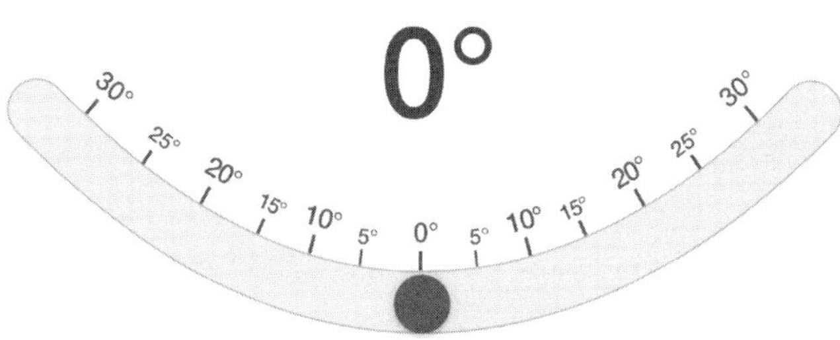

spiral spine

스파이럴 스파인의 척추척도계 추적 차트

스파이럴 스파인에서 동작 세션 및 도수 치료 전후에 척추척도계 측정값을 기록하는 데 사용한 척추척도계 추적 차트의 무료 PDF 파일입니다.

Scoliometer Tracking Chart

spiral spine

www.SpiralSpine.com

Name: ______________________________

Date	Beginning of Session	End of Session	Notes

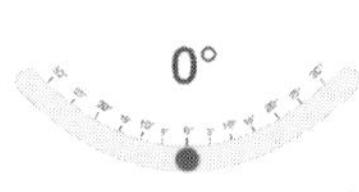

Download the app *Scoliometer by Spiral Spine* and track scoliosis from the convenience of your phone.
Access the *Scoliometer Tracking Chart* for free on the Shop page at www.SpiralSpine.com.

『척추측만증 분석』: 필라테스 지도자를 위한 척추측만증 지도서

이 책은 척추측만증이 있는 고객을 지도하는 방법을 배우는 데 도움이 될 것입니다. 수년간 척추측만증 고객과 함께 해왔든 아니면 이제 막 첫 고객을 만났든, '척추측만증 분석하기'는 척추측만증 고객을 능숙하게 다루고, 그들의 척추 만곡을 개선하며, 통증을 느끼지 않게 하는 방법을 아는 존경받는 필라테스 강사가 되는 데 필요한 기술을 개발하도록 도와줄 것입니다.

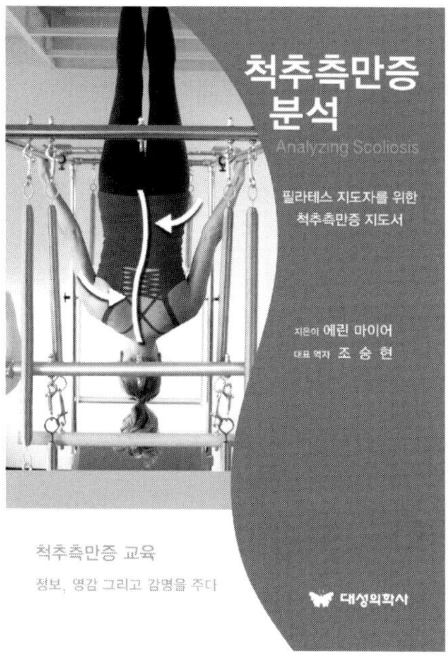

참고 문헌

1 Choudhry, M. N., Ahmad, Z., & Verma, R. (2016). Adolescent idiopathic scoliosis. *The Open Orthopaedics Journal,* 10(1), 143-54. https://doi.org/10.2174/1874325001610010143

2 Konieczny, M. R., Senyurt, H., & Krauspe, R. (2013). Epidemiology of adolescent idiopathic scoliosis. *Journal of Children's Orthopaedics,* 7(1), 3-9. https://doi.org/10.1007/s11832-012-0457-4

3 Carter, O. D., & Haynes, S. G. (1987). Prevalence rates for scoliosis in US adults: Results from the First National Health and Nutrition Examination Survey. *International Journal of Epidemiology,* 16(4), 537-544. https://doi.org/10.1093/ije/16.4.537

4 Robin, G. C., Span, Y., Steinberg, R., Makin, M., & Menczel, J. (1982). Scoliosis in the elderly. *Spine,* 7(4), 355-359. https://doi.org/10.1097/00007632-198207000-00005

5 Pérennou, D., Marcelli, C., Hérisson, C., & Simon, L. (1994). Adult lumbar scoliosis. Epidemiologic aspects in a low-back pain population. *Spine,* 19(Supplement), 123-128. https://doi.org/10.1097/00007632-199401001-00001

6 Du, Q., Zhou, X., Negrini, S., Chen, N., Yang, X., Liang, J., & Sun, K. (2016). Scoliosis epidemiology is not similar all over the world: A study from a scoliosis school screening on Chongming Island (China). *BMC Musculoskeletal Disorders,* 17(1). https://doi.org/10.1186/s12891-016-1140-6

7 Hoffman, D. A., Lonstein, J. E., Morin, M. M., Visscher, W., Harris, B. S., & Boice, J. D. (1989). Breast cancer in women with scoliosis exposed to multiple diagnostic x rays. *JNCI Journal of the National Cancer Institute,* 81(17), 1307-1312. https://doi.org/10.1093/jnci/81.17.1307

8 Ronckers, C. M., Land, C. E., Miller, J. S., Stovall, M., Lonstein, J. E., & Doody, M. M. (2010). Cancer mortality among women frequently exposed to radiographic examinations for spinal disorders. *Radiation Research,* 174(1), 83-90. https://doi.org/10.1667/rr2022.1

9 Morin Doody, M., Lonstein, J. E., Stovall, M., Hacker, D. G., Luckyanov, N., & Land, C. E. (2000). Breast cancer mortality after diagnostic radiography. *Spine,* 25(16), 2052-2063. https://doi.org/10.1097/00007632-200008150-00009

10 Morin Doody, M., Lonstein, J. E., Stovall, M., Hacker, D. G., Luckyanov, N., & Land, C. E. (2000). Breast cancer mortality after diagnostic radiography. *Spine,* 25(16), 2052-2063. https://doi.org/10.1097/00007632-200008150-00009

11 Yoshinaga, S. (2012). Epidemiological findings on health effects of medical radiation exposures. *Nihon Rinsho,* 70(3), 410-414. https://www.ncbi.nlm.nih.gov/pubmed/22514917

12 Paolucci, T., Attanasi, C., Cecchini, W., Marazzi, A., Capobianco, S., & Santilli, V. (2018). Chronic low back pain and postural rehabilitation exercise: A literature review. *Journal of Pain Research, Volume 12,* 95-107. https://doi.org/10.2147/jpr.s171729

13 Anwer, S., Alghadir, A., Abu Shaphe, M., & Anwar, D. (2015). Effects of exercise on spinal deformities and quality of life in patients with adolescent idiopathic scoliosis. *BioMed Research International, 2015,* 1-15. https://doi.org/10.1155/2015/123848

14 LeBauer, A., Brtalik, R., & Stowe, K. (2008). The effect of myofascial release (MFR) on an adult with idiopathic scoliosis. *Journal of Bodywork and Movement Therapies,* 12(4), 356-363. https://doi.org/10.1016/j.jbmt.2008.03.008

15 Hawes, M. C. (2009). The use of exercises in the treatment of scoliosis: An evidence-based critical review of the literature. *Pediatric Rehabilitation,* 6(3-4), 171-182. https://doi.org/10.1080/0963828032000159202

16 Mooney, V., & Brigham, A. (2002). The role of measured resistance exercises in adolescent scoliosis. *The Spine Journal,* 2(2), 15. https://doi.org/10.1016/s1529-9430(01)00231-5

17 Schreiber, S., Parent, E. C., Moez, E. K., Hedden, D. M., Hill, D., Moreau, M. J., Lou, E., Watkins, E. M., & Southon, S. C. (2015). The effect of Schroth exercises added to the standard of care on the quality of life and muscle endurance in adolescents with idiopathic scoliosis—an assessor and statistician blinded Randomized Controlled Trial: "OSORT 2015 award winner." *Scoliosis,* 10(1). https://doi.org/10.1186/s13013-015-0048-5

18 van der Kolk, Bessel. (2015). *The body keeps the score: Brain, mind, and body in the healing of trauma.* Penguin Books, 94.

19 Menard, M. B. (2019). A multimodal approach to scoliosis. *Massage Therapy Journal,* 38-39.

20 (2018). *The Mayo Clinic, Faith, Hope and Science.* Retrieved January 23, 2022, from https://www.imdb.com/title/tt8946352/

21 Negrini, S., Antonini, G., Carabalona, R., & Minozzi, S. (2003). Physical exercises as a treatment for adolescent idiopathic scoliosis. A systematic review. *Pediatric Rehabilitation,* 6(3-4), 227-235. https://doi.org/10.1080/13638490310001636781

22 Green, B. N., Johnson, C., & Moreau, W. (2009). Is physical activity contraindicated for individuals with scoliosis? A systematic literature review. *Journal of Chiropractic Medicine,* 8(1), 25-37. https://doi.org/10.1016/j.jcm.2008.11.001

23 Green, B. N., Johnson, C., & Moreau, W. (2009). Is physical activity contraindicated for individuals with scoliosis? A systematic literature review. *Journal of Chiropractic Medicine,* 8(1), 25-37. https://doi.org/10.1016/j.jcm.2008.11.001

24 Shen, J., Lin, Y., Luo, J., & Xiao, Y. (2016). Cardiopulmonary exercise testing in patients with idiopathic scoliosis. *Journal of Bone and Joint Surgery,* 98(19), 1614-1622. https://doi.org/10.2106/jbjs.15.01403

25 Negrini, S., Antonini, G., Carabalona, R., & Minozzi, S. (2003). Physical exercises as a treatment for adolescent idiopathic scoliosis. A systematic review. *Pediatric Rehabilitation,* 6(3-4), 227-235. https://doi.org/10.1080/13638490310001636781

26 Negrini, S., Antonini, G., Carabalona, R., & Minozzi, S. (2003). Physical exercises as a treatment for adolescent idiopathic scoliosis. A systematic review. *Pediatric Rehabilitation,* 6(3-4), 227-235. https://doi.org/10.1080/1363849031000163678I

27 Negrini, S., Antonini, G., Carabalona, R., & Minozzi, S. (2003). Physical exercises as a treatment for adolescent idiopathic scoliosis. A systematic review. *Pediatric Rehabilitation,* 6(3-4), 227-235. https://doi.org/10.1080/1363849031000163678I

28 Weizmann Institute of Science. (2020, September 3). How the "ixth Sense" Shapes the Skeleton [web log]. Retrieved January 23, 2022, from https://wiswander.weizmann.ac.il/life-sciences/how-%E2%80%9Csixthsense%E2%80%9D-shapes-skeleton

29 Morrison, D. G., Chan, A., Hill, D., Parent, E. C., & Lou, E. H. (2014). Correlation between Cobb angle, spinous process angle (SPA) and apical vertebrae rotation (AVR) on posteroanterior radiographs in adolescent idiopathic scoliosis (AIS). *European Spine Journal,* 24(2), 306-312. https://doi.org/10.1007/s00586-014-3684-1

30 Valentino, B., Maccauro, L., Mango, G., Melito, F., & Fabozzo, A. (1985). Electromyography for the investigation and early diagnosis of scoliosis. *Anatomia Clinica,* 7(1), 55-59. https://doi.org/10.1007/bf01654630

31 McIntire, K. L., Asher, M. A., Burton, D. C., & Liu, W. (2007). Trunk rotational strength asymmetry in adolescents with idiopathic scoliosis: An observational study. *Scoliosis,* 2(1). https://doi.org/10.1186/1748-7161-2-9

32 Mooney, V., Gulick, J., & Pozos, R. (2000). A preliminary report on the effect of measured strength training in adolescent idiopathic scoliosis. *Journal of Spinal Disorders,* 13(2), 102-107. https://doi.org/10.1097/00002517-200004000-00002

33 Morningstar, M. W. (2011). Outcomes for adult scoliosis patients receiving chiropractic rehabilitation: A 24-month retrospective analysis. *Journal of chiropractic medicine,* 10(3), 179-184. https://doi.org/10.1016/j.jcm.2011.01.006

34 34. Blecher, R., Krief, S., Galili, T., Biton, I. E., Stern, T., Assaraf, E., Levanon, D., Appel, E., Anekstein, Y., Agar, G., Groner, Y., & Zelzer, E. (2017). The proprioceptive system masterminds spinal alignment: Insight into the mechanism of scoliosis. *Developmental Cell,* 42(4). https://doi.org/10.1016/j.devcel.2017.07.022

35 Blecher, R., Krief, S., Galili, T., Assaraf, E., Stern, T., Anekstein, Y., Agar, G., & Zelzer, E. (2017). The proprioceptive system regulates morphologic restoration of fractured bones. *Cell Reports,* 20(8), 1775-1783. https://doi.org/10.1016/j.celrep.2017.07.073

36 Nault, M.-L., Allard, P., Hinse, S., Le Blanc, R., Caron, O., Labelle, H., & Sadeghi, H. (2002). Relations between standing stability and body posture parameters in adolescent idiopathic scoliosis. *Spine,* 27(17), 1911-1917. https://doi.org/10.1097/00007632-200209010-00018

37 Tsiligiannis, T., & Grivas, T. (2012). Pulmonary function in children with idiopathic scoliosis. *Scoliosis,* 7(1). https://doi.org/10.1186/1748-7161-7-7

38 Yaszay, B., Jankowski, P. P., Bastrom, T. P., Lonner, B., Betz, R., Shah, S., Asghar, J., Miyanji, F., Samdani, A., & Newton, P. O. (2019). Progressive decline in pulmonary function 5 years post-operatively in patients who underwent anterior instrumentation for surgical correction of adolescent idiopathic scoliosis. *European Spine Journal,* 28(6), 1322-1330. https://doi.org/10.1007/s00586-019-05923-4

39 McIntire, K. L., Asher, M. A., Burton, D. C., & Liu, W. (2007). Trunk rotational strength asymmetry in adolescents with idiopathic scoliosis: An observational study. *Scoliosis,* 2(1). https://doi.org/10.1186/1748-7161-2-9

40 Mooney, V., & Brigham, A. (2002). The role of measured resistance exercises in adolescent scoliosis. *The Spine Journal,* 2(2), 15. https://doi.org/10.1016/s1529-9430(01)00231-5

41 Mooney, V., & Brigham, A. (2002). The role of measured resistance exercises in adolescent scoliosis. *The Spine Journal,* 2(2), 15. https://doi.org/10.1016/s1529-9430(01)00231-5

42 *What are the ehlers-danlos syndromes?* The Ehlers Danlos Society (n.d.). Retrieved February 17, 2022, from https://www.ehlers-danlos.com/what-iseds/

43 Beuerlein, M. J., Raso, V. J., Hill, D. L., Moreau, M. J., & Mahood, J. K. (2003). Changes in alignment of the scoliotic spine in response to lateral bending. *Spine,* 28(7), 693-698. https://doi.org/10.1097/01.brs.0000051921.29087.c1

44 Hawes, M. C. (2009). The use of exercises in the treatment of scoliosis: An evidence-based critical review of the literature. *Pediatric Rehabilitation,* 6(3-4), 171-82. https://doi.org/10.1080/0963828032000159202

45 Yagci, G., & Yakut, Y. (2019). Core stabilization exercises versus scoliosisspecific exercises in moderate idiopathic scoliosis treatment. *Prosthetics & Orthotics International,* 43(3), 301-308. https://doi.org/10.1177/0309364618820144

46 Gür, G., Ayhan, C., & Yakut, Y. (2017). The effectiveness of core stabilization exercise in adolescent idiopathic scoliosis. *Prosthetics & Orthotics International,* 41(3), 303-310. https://doi.org/10.1177/0309364616664151

47 Kim, K., Ahn, S., & Jeon, K. (2020). Asymmetry improvement on core training for adolescent idiopathic scoliosis. *Iranian Journal of Public Health.* https://doi.org/10.18502/ijph.v49i11.4742

48 Kim, K., Ahn, S., & Jeon, K. (2020). Asymmetry improvement on core training for adolescent idiopathic scoliosis. *Iranian Journal of Public Health.* https://doi.org/10.18502/ijph.v49i11.4742

49 St. John, Nora. *Mat 1 Pilates Instructor Training Manual.* Balanced Body, Inc., 2007.

50 Pasha, S. (2019). 3D deformation patterns of s shaped elastic rods as a pathogenesis model for spinal deformity in adolescent idiopathic scoliosis. *Scientific Reports,* 9(1). https://doi.org/10.1038/s41598-019-53068-7

51 van Loon, P. J., Kühbauch, B. A., & Thunnissen, F. B. (2008). Forced lordosis on the thoracolumbar junction can correct coronal plane deformity in adolescents with double major curve pattern idiopathic scoliosis. *Spine,* 33(7), 797-801. https://doi.org/10.1097/brs.0b013e3181694ff5

52 Glassman, S., Bridwell, K., Berven, S., Horton, W., & Schwab, F. (2004). P90. the impact of positive sagittal balance in adult spinal deformity. *The Spine Journal,* 4(5). https://doi.org/10.1016/j.spinee.2004.05.231

53 Beuerlein, M. J., Raso, V. J., Hill, D. L., Moreau, M. J., & Mahood, J. K. (2003). Changes in alignment of the scoliotic spine in response to lateral bending. *Spine,* 28(7), 693-698. https://doi.org/10.1097/01.brs.0000051921.29087.c1

54 Hawes, M. C. (2009). The use of exercises in the treatment of scoliosis: An evidence-based critical review of the literature. *Pediatric Rehabilitation,* 6(3-4), 171-182. https://doi.

org/10.1080/0963828032000159202

55 Maruyama, T., Takeshita, K., & Kitagawa, T. (2008). Side-shift exercise and hitch exercise. *Studies in health technology and informatics,* 135, 246-249.

56 Lao, L.-F., Shen, J.-X., Chen, Z.-G., Wang, Y.-P., Wen, X.-S., & Qiu, G.-X. (2010). Uncoupled neuro-osseous growth in adolescent idiopathic scoliosis? A preliminary study of 90 adolescents with whole-spine three-dimensional magnetic resonance imaging. *European Spine Journal,* 20(7), 1081-1086. https://doi.org/10.1007/s00586-010-1471-1

57 Mooney, V., Gulick, J., & Pozos, R. (2000). A preliminary report on the effect of measured strength training in adolescent idiopathic scoliosis. *Journal of Spinal Disorders,* 13(2), 102-107. https://doi.org/10.1097/00002517-200004000-00002

58 Swany, L., Larson, A. N., Shah, S. A., Grabala, P., Milbrandt, T., & Yaszemski, M. J. (2020). Outcomes of pregnancy in operative vs. nonoperative adolescent idiopathic scoliosis patients at mean 30-year follow-up. *Spine Deformity,* 8(6), 1169-1174. https://doi.org/10.1007/s43390-020-00158-6

59 Wang, H., Tetteroo, D., Arts, J. J., Markopoulos, P., & Ito, K. (2020). Quality of life of adolescent idiopathic scoliosis patients under brace treatment: A brief communication of literature review. *Quality of Life Research,* 30(3), 703-711. https://doi.org/10.1007/s11136-020-02671-7

60 Misterska, E., Głowacki, J., Okręt, A., Laurentowska, M., & Głowacki, M. (2017). Back and neck pain and function in females with adolescent idiopathic scoliosis: A follow-up at least 23 years after conservative treatment with a Milwaukee brace. *PLOS ONE,* 12(12). https://doi.org/10.1371/journal.pone.0189358

61 Gutman, G., Benoit, M., Joncas, J., Beauséjour, M., Barchi, S., Labelle, H., Parent, S., & Mac-Thiong, J.-M. (2016). The effectiveness of the spinecor brace for the conservative treatment of adolescent idiopathic scoliosis. comparison with the Boston Brace. *The Spine Journal,* 16(5), 626-631. https://doi.org/10.1016/j.spinee.2016.01.020

62 Weiss, H. R., Lehnert-Schroth, C., & Moramarco, M. (2015). *Schroth therapy: Advancements in conservative scoliosis treatment.* Lap Lambert Academic Publishing.

63 Kim, K., Ahn, S., & Jeon, K. (2020). Asymmetry improvement on core training for adolescent idiopathic scoliosis. *Iranian Journal of Public Health,* 49(11), 2219-2221. https://doi.org/10.18502/ijph.v49i11.4742

64 Mooney, V., Gulick, J., & Pozos, R. (2000). A preliminary report on the effect of measured strength training in adolescent idiopathic scoliosis. *Journal of Spinal Disorders,* 13(2), 102-107. https://doi.org/10.1097/00002517-200004000-00002

65 Zheng, Y., Dang, Y., Yang, Y., Li, H., Zhang, L., Lou, E. H., He, C., & Wong, M. (2018). Whether orthotic management and exercise are equally effective to the patients with adolescent idiopathic scoliosis in mainland China? *Spine,* 43(9), 494-503. https://doi.org/10.1097/brs.0000000000002412

66 Noonan, K. J., Dolan, L. A., Jacobson, W. C., & Weinstein, S. L. (1997). Longterm psychosocial characteristics of patients treated for idiopathic scoliosis. *Journal of pediatric orthopedics,* 17(6), 712-717.

67 Hawes, M. C. (2009). The use of exercises in the treatment of scoliosis: An evidence-

based critical review of the literature. *Pediatric Rehabilitation,* 6(3-4), 171-182. https://doi.org/10.1080/0963828032000159202

68 Hawes, M. C. (2009). The use of exercises in the treatment of scoliosis: An evidence-based critical review of the literature. *Pediatric Rehabilitation,* 6(3-4), 171-182. https://doi.org/10.1080/0963828032000159202

69 Hawes, M. C. (2009). The use of exercises in the treatment of scoliosis: An evidence-based critical review of the literature. *Pediatric Rehabilitation,* 6(3-4), 171-182. https://doi.org/10.1080/0963828032000159202

70 Mac-Thiong, J. M., Remondino, R., Joncas, J., Parent, S., & Labelle, H. (2019). Long-term follow-up after surgical treatment of adolescent idiopathic scoliosis using high-density pedicle screw constructs: Is 5-year routine visit required? *European Spine Journal,* 28(6), 1296-1300. https://doi.org/10.1007/s00586-019-05887-5

71 Yao, Z., Li, H., Zhang, X., Li, C., & Qi, X. (2018). Incidence and risk factors for instrumentation-related complications after scoliosis surgery in pediatric patients with NF-1. *Spine,* 43(24), 1719-1724. https://doi.org/10.1097/brs.0000000000002720

72 Hoernschemeyer, D. G., Boeyer, M. E., Robertson, M. E., Loftis, C. M., Worley, J. R., Tweedy, N. M., Gupta, S. U., Duren, D. L., Holzhauser, C. M., & Ramachandran, V. M. (2020). Anterior vertebral body tethering for adolescent scoliosis with growth remaining. *Journal of Bone and Joint Surgery,* 102(13), 1169-1176. https://doi.org/10.2106/jbjs.19.00980

73 Erwin, J., Carlson, B. B., Bunch, J., Jackson, R. S., & Burton, D. C. (2019). Untreated adolescent idiopathic scoliosis in adulthood: How often do these patients require surgery? *The Spine Journal,* 19(9). https://doi.org/10.1016/j.spinee.2019.05.037

74 *Untreated AIS patients report low scores for pain, self-image and function.* Spinal News International. (2020, February 12). Retrieved February 14, 2022, from https://spinalnewsinternational.com/untreated-ais-patientsreport-low-scores-for-pain-self-image-and-function/

75 Kelly, M. P., Lurie, J. D., Yanik, E. L., Shaffrey, C. I., Baldus, C. R., Boachie- Adjei, O., Buchowski, J. M., Carreon, L. Y., Crawford, C. H., 3rd, Edwards, C., 2nd, Errico, T. J., Glassman, S. D., Gupta, M. C., Lenke, L. G., Lewis, S. J., Kim, H. J., Koski, T., Parent, S., Schwab, F. J., Smith, J. S., . . . Bridwell, K. H. (2019). Operative versus nonoperative treatment for adult symptomatic lumbar scoliosis. *The Journal of Bone and Joint Surgery. American volume,* 101(4), 338-352. https://doi.org/10.2106/JBJS.18.00483

76 Malcolm, E. (2020, August 26). *Things to consider before scoliosis surgery for EDS.* Ehlers-Danlos News. Retrieved February 14, 2022, from https://ehlersdanlosnews.com/2020/08/26/things-to-consider-beforescoliosis-surgery-for-eds/

77 Dunaway Young, S., Montes, J., Salazar, R., Glanzman, A. M., Pasternak, A., Mirek, E., Martens, W., Finkel, R. S., Darras, B. T., & De Vivo, D. C. (2020). Scoliosis surgery significantly impacts motor abilities in higher-functioning individuals with spinal muscular ATROPHY1. *Journal of Neuromuscular Diseases,* 7(2), 183-192. https://doi.org/10.3233/jnd-190462

78 Adams, J. (2018, November 3). *Kelly Orgeron, Ed's wife: 5 fast facts you need to know.* Heavy.com. Retrieved February 14, 2022, from https://heavy.com/sports/2018/11/ed-orgeron-wife-kelly-orgeron/

79 Bennett, M. (2021, May 19). *Paralyzed teenager surprised with new master bedroom.* WWAYTV3.

Retrieved February 14, 2022, from https://www.wwaytv3.com/paralyzed-teenager-surprised-with-new-masterbedroom/

80 Australian Broadcasting Corporation. (2019). *Defying the odds after being airlifted for emergency surgery.* Heywire. Retrieved February 16, 2022, from https://www.abc.net.au/heywire/heywire-winner-chloe-bethunesale/11685664.

81 Isama, A. (2019). *Nnedi Okorafor's highly-anticipated memoir, "roken places & outer spaces,"is here.* OkayAfrica. Retrieved February 16, 2022, from https://www.okayafrica.com/nnedi-okorafor-memoir-broken-placesouter-spaces-is-here/

82 Hein, A. (2018, July 3). *Patient paralyzed in botched scoliosis surgery gets $135m.* Fox News. Retrieved February 16, 2022, from https://www.foxnews.com/health/patient-paralyzed-in-botched-scoliosissurgery-gets-135m

83 von Heideken, J., Iversen, M. D., & Gerdhem, P. (2017). Rapidly increasing incidence in scoliosis surgery over 14 years in a nationwide sample. *European Spine Journal,* 27(2), 286-292. https://doi.org/10.1007/s00586-017-5346-6

84 Sugawara, R., Takeshita, K., Inomata, Y., Arai, Y., Takaso, M., Takahashi, J., Hosoe, H., & Itou, M. (2019). The Japanese scoliosis society morbidity and mortality survey in 2014: The complication trends of spinal deformity surgery from 2012 to 2014. *Spine Surgery and Related Research,* 3(3), 214-221. https://doi.org/10.22603/ssrr.2018-0067

85 Nakayama, K., Kotani, T., Sakuma, T., Kishida, S., Muramatsu, Y., Sasaki, Y., Ueno, K., Iijima, Y., Akazawa, T., Yamazaki, M., & Minami, S. (2019). Rapid progression of scoliosis requiring re-instrumentation after implant removal due to infection following posterior spinal fusion and instrumentation. *Spine Surgery and Related Research,* 3(1), 102-105. https://doi.org/10.22603/ssrr.2018-0039

86 Hanscom, D. (2019). Do you really need spine surgery?: Take control with a spine surgeon's advice. Vertus Press.

87 Yohe, N., Ciminero, M., Solomito, M., & Lee, M. C. (2020). Impact of pediatric subspecialty training on perioperative complications in adolescent idiopathic scoliosis surgery. *Orthopedics,* 43(5). https://doi.org/10.3928/01477447-20200721-11

88 Vokes, J., Menga, E., & Mesfin, A. (2021). A 43-year follow-up of unilateral Harrington rod instrumentation and limited fusion for adolescent idiopathic scoliosis. *Cureus,* 13(4). https://doi.org/10.7759/cureus.14299

89 Chalmers, V. (2019, January 7). *Robot which can perform more accurately than humanely possible could revolutionise spinal surgery.* Daily Mail Online. Retrieved February 16, 2022, from https://www.dailymail.co.uk/health/article-6565763/Robot-performaccurately-humanely-possible-revolutionise-spinal-surgery.html

90 Antonacci, M. D. (n.d.). *10 helpful facts about anterior scoliosis correction ASC.* Institute for Spine & Scoliosis. Retrieved February 19, 2022, from https://spineandscoliosis.com/anterior-scoliosis-correction-asc/

91 Mount Sinai. (n.d.). *Non-fusion corrective scoliosis surgery.* Scoliosis and Spine Associates. Retrieved February 16, 2022, from https://www.scoliosisassociates.com/treatments/non-fusion-correctivesurgery/

92 Hoernschemeyer, D. G., Boeyer, M. E., Robertson, M. E., Loftis, C. M., Worley, J. R., Tweedy, N. M., Gupta, S. U., Duren, D. L., Holzhauser, C. M., & Ramachandran, V. M. (2020). Anterior vertebral body tethering for adolescent scoliosis with growth remaining. *Journal of Bone and Joint Surgery,* 102(13), 1169-1176. https://doi.org/10.2106/jbjs.19.00980

93 *FDA approves first of its kind device to treat pediatric patients with progressive idiopathic scoliosis.* (2019, August 16). U.S. Food & Drug Administration. Retrieved February 18, 2022, from https://www.fda.gov/news-events/press-announcements/fda-approves-firstits-kind-device-treat-pediatric-patients-progressive-idiopathic-scoliosis.

94 *1 FDA executive summary prepared for the spring 2021, meeting of the FDA' pediatric advisory committee H190005 The Tether™-vertebral body tethering system.* (2021) U.S. Food & Drug Administration. Retrieved February 18, 2022, from https://www.fda.gov/media/147902/download#:~:text=The%20Tether%E2%84%A2%20%E2%80%93%20Vertebral%20Body%20Tethering%20System%20received%20Humanitarian%20Use,and%20Drug%20Administration%20(H190005)

95 Hofheinz, E. (2021, August 30). *New patent/breakthrough status for Auctus' vertebral tethering.* Orthopedics This Week. Retrieved February 17, 2022, from https://ryortho.com/breaking/new-patent-breakthrough-status-forauctus-vertebral-tethering/

96 Wang, Y., Hai, Y., Liu, Y., Guan, L., & Liu, T. (2019). Risk factors for postoperative pulmonary complications in the treatment of nondegenerative scoliosis by posterior instrumentation and fusion. *European Spine Journal,* 28(6), 1356-1362. https://doi.org/10.1007/s00586-019-05968-5

97 Louer, C., Yaszay, B., Cross, M., Bartley, C., Bastrom, T., Shah, S., Lonner, B., Cahill, P., Samdani, A., Upasani, V., & Newton, P. (2019). Ten-year outcomes of selective fusions for adolescent idiopathic scoliosis. The *Journal of Bone and Joint Surgery,* 101(9), 761-770. https://doi.org/10.2106/JBJS.18.01013

98 Yaszay, B., Jankowski, P. P., Bastrom, T. P., Lonner, B., Betz, R., Shah, S., Asghar, J., Miyanji, F., Samdani, A., & Newton, P. O. (2019). Progressive decline in pulmonary function 5 years post-operatively in patients who underwent anterior instrumentation for surgical correction of adolescent idiopathic scoliosis. *European Spine Journal,* 28(6), 1322-1330. https://doi.org/10.1007/s00586-019-05923-4

99 Stadhouder, A., Holewijn, R. M., Haanstra, T. M., van Royen, B. J., Kruyt, M. C., & de Kleuver, M. (2021). High Failure Rates of a Unilateral Posterior Peri-Apical Distraction Device (ApiFix) for Fusionless Treatment of Adolescent Idiopathic Scoliosis. *The Journal of bone and joint surgery. American volume,* 103(19), 1834-1843. https://doi.org/10.2106/JBJS.20.02176

100 Rong, T., Shen, J., Kwan, K., Zhang, J., Wang, Y., Li, S., Li, Z., Chen, C., Lin, Y., & Tan, H. (2019). Vertebral growth around distal instrumented vertebra in patients with early-onset scoliosis who underwent traditional dual growing rod treatment. *Spine,* 44(12), 855-865. https://doi.org/10.1097/brs.0000000000002957

101 Chaffin, E. T. (2021, August 12). *Magec system implants for scoliosis may still cause issues, even after previous recall.* Pittsburgh Injury Law News. Retrieved February 17, 2022, from https://pittsburgh.legalexaminer.com/legal/magec-system-implants-forscoliosis-may-still-cause-issues-even-after-previous-recall/

102 Behm, C. (2021, July 6). *Why 4 spine and orthopedic products were recalled in the last 18 months.*

Becker's Spine Review. Retrieved February 17, 2022, from https://www.beckersspine.com/spinal-tech/item/52145-why-3-spineand-orthopedic-products-were-recalled-in-the-last-18-months.html

103 Park, A. (2021, July 19). *Nuvasive pares down family of scoliosis implants amid FDA safety warning.* Fierce Biotech. Retrieved February 17, 2022, from https://www.fiercebiotech.com/medtech/nuvasive-pares-down-magecfamily-scoliosis-implants-amid-fda-safety-warning

104 Condon, A. (2021, July 15). *Nuvasive lifts hold on scoliosis rods recalled in 2020.* Becker's Spine Review. Retrieved February 17, 2022, from https://www.beckersspine.com/spinal-tech/item/52226-nuvasive-lifts-holdon-scoliosis-rods-recalled-in-2020.html

105 Taylor, N. P., & Zipp, R. (2021, July 16). *Nuvasive's scoliosis system gets reinstated CE mark, new instructions for use.* MedTech Dive. Retrieved February 17, 2022, from https://www.medtechdive.com/news/nuvasivemagec-devices-ce-mark-safety-update-fda/603448/

106 Llamas, M. (n.d.). *Nuvasive Magec lawsuits: Rod failure leads to complications, infection.* Drugwatch.com. Retrieved February 17, 2022, from https://www.drugwatch.com/nuvasive-magec/lawsuits/

107 Gravitas Market Insights. (2021). *Future of scoliosis treatment market | Remain lucrative during 2021-2028.* The Japan Herald. Retrieved February 19, 2022, from https://thejapanherald.com/news/427/future-of-scoliosistreatment-market-remain-lucrative-during-2021-2028-by-boston-orthoticsprosthetics-chaneco-charleston-bending-brace/

108 Admin. (2022, February 16). *Scoliosis treatment market to display lucrative growth trends over 2021-2026.* Hunter Womens Chronicle. Retrieved February 26, 2022, from https://womenschronicle.com.au/2022/02/16/scoliosis-treatment-market-3/

109 Admin. (2022, February 15). *Pediatric scoliosis treatment market potential & growth trends highlighted until 2027.* Hunter Woman' Chronicle. Retrieved February 27, 2022, from https://womenschronicle.com.au/2022/02/15/pediatric-scoliosis-treatmentmarket-2/

110 MK. (2022, February 11). *Scoliosis braces market expected to reach at USD 12.04 billion by 2029: Size, revenue, growth rate, restraints, forecast analysis by 2028.* Hunter Woman' Chronicle. Retrieved February 27, 2022, from https://thetalkingdemocrat.com/uncategorized/89096/scoliosis-bracesmarket-expected-to-reach-at-usd-12-04-billon-by-2029-size-revenue-growthrate-restraints-forecast-analysis-by-2028/

111 CBS Interactive. (n.d.). *Men expose billion-dollar back surgery scam involving doctor kickbacks and fake hardware.* CBS News. Retrieved February 26, 2022, from https://www.cbsnews.com/news/whistleblowersexpose-billion-dollar-back-surgery-scam/

112 California DOJ. (2021, June 11). *Attorney General Bonta announces $2 million national settlement against Medicrea to resolve alleged kickback scheme.* State of California Department of Justice Office of the Attorney General. Retrieved February 17, 2022, from https://oag.ca.gov/news/pressreleases/attorney-general-bonta-announces-2-million-national-settlementagainst-medicrea.

113 Grzincic, B. (2019, January 25). *Fed circuit affirms $20 mln patent verdict against Medtronic for scoliosis device.* Reuters. Retrieved February 17, 2022, from https://www.reuters.com/article/medtronic-patent/fed-circuitaffirms-20-mln-patent-verdict-against-medtronic-for-scoliosis-deviceidUSL1N1ZP0D6

114 Elsamadicy, A. A., Freedman, I. G., Koo, A. B., David, W. B., Havlik, J., Kundishora, A. J., Hong, C. S., Sciubba, D. M., Kahle, K. T., & DiLuna, M. (2021). Impact of Preoperative anemia

on outcomes after posterior spinal fusion for adolescent idiopathic scoliosis. *World neurosurgery,* 146, e214-e224. https://doi.org/10.1016/j.wneu.2020.10.074

115 National Scoliosis Foundation. (n.d.). *Information and support.* National Scoliosis Foundation. Retrieved January 25, 2022, from http://www.scoliosis.org/info.php

116 Latalski, M., Danielewicz-Bromberek, A., Fatyga, M., Latalska, M., Kröber, M., & Zwolak, P. (2017). Current insights into the aAetiology of adolescent idiopathic scoliosis. *Archives of Orthopaedic and Trauma Surgery,* 137(10), 1327-1333. https://doi.org/10.1007/s00402-017-2756-1

117 Borysiak, K., Janusz, P., Andrusiewicz, M., Chmielewska, M., Kozinoga, M., Kotwicki, T., & Kotwicka, M. (2020). CHD7 gene polymorphisms in female patients with idiopathic scoliosis. *BMC Musculoskeletal Disorders,* 21(1). https://doi.org/10.1186/s12891-019-3031-0

118 Otomo, N., Lu, H. F., Koido, M., Kou, I., Takeda, K., Momozawa, Y., Kubo, M., Kamatani, Y., Ogura, Y., Takahashi, Y., Nakajima, M., Minami, S., Uno, K., Kawakami, N., Ito, M., Sato, T., Watanabe, K., Kaito, T., Yanagida, H., . . . Terao, C. (2021). Polygenic risk score of adolescent idiopathic scoliosis for potential clinical use. *Journal of Bone and Mineral Research,* 36(8), 1481-1491. https://doi.org/10.1002/jbmr.4324

119 Watanabe, K., Michikawa, T., Yonezawa, I., Takaso, M., Minami, S., Soshi, S., Tsuji, T., Okada, E., Abe, K., Takahashi, M., Asakura, K., Nishiwaki, Y., & Matsumoto, M. (2017). Physical activities and lifestyle factors related to adolescent idiopathic scoliosis. *Journal of Bone and Joint Surgery,* 99(4), 284-294. https://doi.org/10.2106/jbjs.16.00459

120 Saccucci, M., Tettamanti, L., Mummolo, S., Polimeni, A., Festa, F., Salini, V., & Tecco, S. (2011). Scoliosis and dental occlusion: A review of the literature. Scoliosis, 6(1). Ben-Bassat, Y., Yitschaky, M., Kaplan, L., & Brin, I. (2006). Occlusal patterns in patients with idiopathic scoliosis. *American Journal of Orthodontics and Dentofacial Orthopedics,* 130(5), 629-633. https://doi.org/10.1016/j.ajodo.2005.01.032

121 Laskowska, M., Olczak-Kowalczyk, D., Zadurska, M., Czubak, J., Czubak- Wrzosek, M., Walerzak, M., & Tyrakowski, M. (2019). Evaluation of a relationship between malocclusion and idiopathic scoliosis in children and adolescents. *Journal of Children's Orthopaedics,* 13(6), 600-606. https://doi.org/10.1302/1863-2548.13.190100

122 Tobias, J. H., Fairbank, J., Harding, I., Taylor, H. J., & Clark, E. M. (2018). Association between physical activity and scoliosis: A prospective cohort study. *International Journal of Epidemiology,* 48(4), 1152-1160. https://doi.org/10.1093/ije/dyy268

123 Lao, L.-F., Shen, J.-X., Chen, Z.-G., Wang, Y.-P., Wen, X.-S., & Qiu, G.-X. (2010). Uncoupled neuro-osseous growth in adolescent idiopathic scoliosis? A preliminary study of 90 adolescents with whole-spine three-dimensional magnetic resonance imaging. *European Spine Journal,* 20(7), 1081-1086. https://doi.org/10.1007/s00586-010-1471-1

124 Hawes, M. C. (2009). The use of exercises in the treatment of scoliosis: An evidence-based critical review of the literature. *Pediatric Rehabilitation,* 6(3-4), 171-182. https://doi.org/10.1080/0963828032000159202

125 Azegami, Hideyuki, et al. (n.d.) Etiology of idiopathic scoliosis: Computational study. *Clinical Orthopaedics and Related Research,* 357, 229-236. journals/lww.com/clinorthop/Abstract/1998/12000/Etiology_of_Idiopathic_Scoliosis_Computational.29.aspx

126 Konieczny, M. R., Senyurt, H., & Krauspe, R. (2013). Epidemiology of adolescent idiopathic scoliosis. *Journal of Children's Orthopaedics,* 7(1), 3-9. ttps://doi.org/10.1007/s11832-012-0457-4

127 Xu, W., Zhang, X., Zhu, Y., Zhu, X., Li, Z., Li, D., Jia, J., Chen, L., Wang, S., Bai, Y., & Li, M. (2020). An analysis of clinical risk factors for adolescent scoliosis caused by spinal cord abnormalities in China: Proposal for a selective whole-spine MRI examination scheme. *BMC Musculoskeletal Disorders,* 21(1). https://doi.org/10.1186/s12891-020-3182-z

128 Beuerlein, M. J., Raso, V. J., Hill, D. L., Moreau, M. J., & Mahood, J. K. (2003). Changes in alignment of the scoliotic spine in response to lateral bending. *Spine,* 28(7), 693-698. https://doi.org/10.1097/01.brs.0000051921.29087.c1

129 Pan, X.-X., Huang, C.-A., Lin, J.-L., Zhang, Z.-J., Shi, Y.-F., Chen, B.-D., Zhang, H.-W., Dai, Z.-Y., Yu, X.-P., & Wang, X.-Y. (2020). Prevalence of the thoracic scoliosis in children and adolescent candidates for strabismus surgery: Results from a 1935-patient cross-sectional study in China. *European Spine Journal,* 29(4), 786-793. https://doi.org/10.1007/s00586-020-06341-7

130 Bosley, T. M., Salih, M. A. M., Jen, J. C., Lin, D. D. M., Oystreck, D., Abu- Amero, K. K., MacDonald, D. B., al Zayed, Z., al Dhalaan, H., Kansu, T., Stigsby, B., & Baloh, R. W. (2005). Neurologic features of horizontal gaze palsy and progressive scoliosis with mutations in ROBO3. *Neurology,* 64(7), 1196-1203. https://doi.org/10.1212/01.wnl.0000156349.01765.2b

131 Jen, J. C., Chan, W.-M., Bosley, T. M., Wan, J., Carr, J. R., Rüb Udo, Shattuck, D., Salamon, G., Kudo, L. C., Ou, J., Lin, D. D., Salih, M. A., Kansu Tülay, al Dhalaan, H., al Zayed, Z., MacDonald, D. B., Stigsby, B., Plaitakis, A., Dretakis, E. K., . . . Engle, E. C. (2004). Mutations in a human robo gene disrupt hindbrain axon pathway crossing and morphogenesis. *Science,* 304(5676), 1509-1513. https://doi.org/10.1126/science.1096437

132 Azegami, H., Murachi, S., Kitoh, J., Ishida, Y., Kawakami, N., & Makino, M. (1998). Etiology of idiopathic scoliosis. *Clinical Orthopaedics and Related Research,* 357, 229-236. https://doi.org/10.1097/00003086-199812000-00029

133 Myers, Thomas. (2010). *Anatomy trains: Myofascial meridians for manual and movement therapists.* Elsevier.

134 Latalski, M., Danielewicz-Bromberek, A., Fatyga, M., Latalska, M., Kröber, M., & Zwolak, P. (2017). Current insights into the aetiology of adolescent idiopathic scoliosis. *Archives of Orthopaedic and Trauma Surgery,* 137(10), 1327-1333. https://doi.org/10.1007/s00402-017-2756-1

135 Burwell, R. G., Aujla, R. K., Grevitt, M. P., Dangerfield, P. H., Moulton, A., Randell, T. L., & Anderson, S. I. (2009). Pathogenesis of adolescent idiopathic scoliosis in girls - a double neuro-osseous theory involving disharmony between two nervous systems, somatic and autonomic expressed in the spine and trunk: Possible dependency on sympathetic nervous system and hormones with implications for medical therapy. *Scoliosis,* 4(1). https://doi.org/10.1186/1748-7161-4-24

136 Peng, Y., Wang, S.-R., Qiu, G.-X., Zhang, J.-G., & Zhuang, Q.-Y. (2020). Research progress on the etiology and pathogenesis of adolescent idiopathic scoliosis. *Chinese Medical Journal,* 133(4), 483-493. https://doi.org/10.1097/cm9.0000000000000652

137 Zheng, S., Zhou, H., Gao, B., Li, Y., Liao, Z., Zhou, T., Lian, C., Wu, Z., Su, D., Wang, T., Su, P., & Xu, C. (2018). Estrogen promotes the onset and development of idiopathic scoliosis via

disproportionate endochondral ossification of the anterior and posterior column in a bipedal rat model. *Experimental & Molecular Medicine,* 50(11), 1-11. https://doi.org/10.1038/s12276-018-0161-7

138 Lynch, B. (2018). *Dirty genes: A breakthrough program to treat the root cause of illness and optimize your health.* HarperOne, 3.

139 Ogura, Y., Kou, I., Miura, S., Takahashi, A., Xu, L., Takeda, K., Takahashi, Y., Kono, K., Kawakami, N., Uno, K., Ito, M., Minami, S., Yonezawa, I., Yanagida, H., Taneichi, H., Zhu, Z., Tsuji, T., Suzuki, T., Sudo, H., . . . Ikegawa, S. (2015). A functional SNP in BNC2 is associated with adolescent idiopathic scoliosis. *The American Journal of Human Genetics,* 97(2), 337-342. https://doi.org/10.1016/j.ajhg.2015.06.012

140 Giampietro, P. F. (2015). SNPping away at the genetic basis of adolescent idiopathic scoliosis. *Annals of Translational Medicine,* 3(1). https://doi.org/10.3978/j.issn.2305-5839.2015.02.34

141 Stitzel, C., Morningstar, M., Dovorany, B., & Siddiqui, A. (n.d.). *Testing and nutrient therapy is essential to treating scoliosis in kids.* ScoliSMART. Retrieved January 31, 2022, from https://www.treatingscoliosis.com/testingnutrient-therapies-kids/#dna-testing

142 Stitzel, C., Morningstar, M., Dovorany, B., & Siddiqui, A. (n.d.). *Testing and nutrient therapy is essential to treating scoliosis in kids.* ScoliSMART. Retrieved January 31, 2022, from https://www.treatingscoliosis.com/testingnutrient-therapies-kids/#dna-testing

143 Liang, Z. T., Guo, C. F., Li, J., & Zhang, H. Q. (2021). The role of endocrine hormones in the pathogenesis of adolescent idiopathic scoliosis. *The FASEB Journal,* 35(9). https://doi.org/10.1096/fj.202100759r

144 Grivas, T. B., Vasiliadis, E., Mouzakis, V., Mihas, C., & Koufopoulos, G. (2006). Association between adolescent idiopathic scoliosis prevalence and age at menarche in different geographic latitudes. *Scoliosis,* 1(1). https://doi.org/10.1186/1748-7161-1-9

145 American Academy of Orthopaedic Surgeons. (n.d.). *Idiopathic scoliosis in children and adolescents - orthoinfo - aaos.* OrthoInfo. Retrieved January 31, 2022, from https://orthoinfo.aaos.org/en/diseases--conditions/idiopathicscoliosis-in-children-and-adolescents/

146 Dimeglio, A., & Canavese, F. (2013). Progression or not progression? How to deal with adolescent idiopathic scoliosis during puberty. *Journal of Children's Orthopaedics,* 7(1), 43-49. https://doi.org/10.1007/s11832-012-0463-6

147 Kulis, A., Goździalska, A., Drąg, J., Jaśkiewicz, J., Knapik-Czajka, M., Lipik, E., & Zarzycki, D. (2015). Participation of sex hormones in multifactorial pathogenesis of adolescent idiopathic scoliosis. *International Orthopaedics,* 39(6), 1227-1236. https://doi.org/10.1007/s00264-015-2742-6

148 Mao, S.-hu, Jiang, J., Sun, X., Zhao, Q., Qian, B.-ping, Liu, Z., Shu, H., & Qiu, Y. (2010). Timing of menarche in Chinese girls with and without adolescent idiopathic scoliosis: Current results and review of the literature. *European Spine Journal,* 20(2), 260-265. https://doi.org/10.1007/s00586-010-1649-6

149 Drake, V. (2012, July). *Micronutrient requirements of adolescents ages 14 to 18 years.* Adolescents. Retrieved January 31, 2022, from https://lpi.oregonstate.edu/book/export/html/561

150 Green, S., & Shallal, K. (2020). Nutrition through the lifecycle -puberty - adolescence. In A.

Gessinger (Ed.), *Nutrition Essentials.* Maricopa Community Colleges. Retrieved January 31, 2022, from https://open.maricopa.edu/nutritionessentials/chapter/nutrition-throughthe-lifecycle-adolescence/

151 DiMeglio, G. (2000). Nutrition in adolescence. *Pediatrics in Review,* 21(1), 32-33. https://doi.org/10.1542/pir.21.1.32

152 Soliman, A., Sanctis, V. D., & Elalaily, R. (2014). Nutrition and pubertal development. *Indian Journal of Endocrinology and Metabolism,* 18(7), 39. https://doi.org/10.4103/2230-8210.145073

153 DiMeglio, G. (2000). Nutrition in adolescence. *Pediatrics in Review,* 21(1), 32-33. https://doi.org/10.1542/pir.21.1.32

154 DiMeglio, G. (2000). Nutrition in adolescence. *Pediatrics in Review,* 21(1), 32-33. https://doi.org/10.1542/pir.21.1.32

155 Soliman, A., Sanctis, V. D., & Elalaily, R. (2014). Nutrition and pubertal development. *Indian Journal of Endocrinology and Metabolism,* 18(7), 39. https://doi.org/10.4103/2230-8210.145073

156 U.S. Department of Health and Human Services. (n.d.). *Endocrine disruptors.* National Institute of Environmental Health Sciences. Retrieved January 31, 2022, from https://www.niehs.nih.gov/health/topics/agents/endocrine/index.cfm

157 Tuli, M. (2021, February 27). *Hormonal imbalances in teenage girls: Things to know.* The Indian Express. Retrieved January 31, 2022, from https://indianexpress.com/article/parenting/health-fitness/hormonalimbalances-in-teenage-girls-things-to-know-7206231/

158 Huizen, J. (n.d.). *Hormonal imbalance: Symptoms, causes, and treatment.* Medical News Today. Retrieved January 31, 2022, from https://www.medicalnewstoday.com/articles/321486

159 *Hormones as you age.* Rush University Medical Center. (n.d.). Retrieved February 10, 2022, from https://www.rush.edu/news/hormones-you-age

160 Kulis, A., Goździalska, A., Drąg, J., Jaśkiewicz, J., Knapik-Czajka, M., Lipik, E., & Zarzycki, D. (2015). Participation of sex hormones in multifactorial pathogenesis of adolescent idiopathic scoliosis. *International Orthopaedics,* 39(6), 1227-1236. https://doi.org/10.1007/s00264-015-2742-6

161 The Nemours Foundation. (n.d.). Blood test: *Estradiol (for parents) - nemours kidshealth.* KidsHealth. Retrieved January 31, 2022, from https://kidshealth.org/en/parents/blood-test-estradiol.html

162 The Nemours Foundation. (n.d.). *Blood test: Estradiol (for parents) - Nemours kids health.* KidsHealth. Retrieved January 31, 2022, from https://kidshealth.org/en/parents/blood-test-estradiol.html

163 Leboeuf, D., Letellier, K., Alos, N., Edery, P., & Moldovan, F. (2009). Do estrogens impact adolescent idiopathic scoliosis? *Trends in Endocrinology & Metabolism,* 20(4), 147-152. https://doi.org/10.1016/j.tem.2008.12.004

164 Kulis, A., Goździalska, A., Drąg, J., Jaśkiewicz, J., Knapik-Czajka, M., Lipik, E., & Zarzycki, D. (2015). Participation of sex hormones in multifactorial pathogenesis of adolescent idiopathic scoliosis. *International Orthopaedics,* 39(6), 1227-1236. https://doi.org/10.1007/s00264-015-2742-6

165 Moldovan, F., Letellier, K., Azeddine, F. B., Lacroix, G., Wang, D. S., Turgeon, I., Grimard, G.,

Labelle, H., & Moreau, A. (2018, February 21). *The role of estrogens and estrogen receptors in the pathogenesis of adolescent idiopathic scoliosis (AIS).* Orthopaedic Proceedings. Retrieved January 31, 2022, from https://online.boneandjoint.org.uk/doi/abs/10.1302/0301-620X.90BSUPP_III.0900431a

166 U.S. Department of Health and Human Services. (n.d.). *Melatonin: What you need to know.* National Center for Complementary and Integrative Health. Retrieved January 31, 2022, from https://www.nccih.nih.gov/health/melatonin-what-you-need-to-know

167 Girardo, M., Bettini, N., Dema, E., & Cervellati, S. (2011). The role of melatonin in the pathogenesis of adolescent idiopathic scoliosis (AIS). *European Spine Journal,* 20(S1), 68-74. https://doi.org/10.1007/s00586-011-1750-5

168 Grivas, T. B., & Savvidou, O. D. (2007). Melatonin the "ight of night"in human biology and adolescent idiopathic scoliosis. *Scoliosis,* 2(1). https://doi.org/10.1186/1748-7161-2-6

169 Machida, M., Dubousset, J., Yamada, T., & Kimura, J. (2009). Serum melatonin levels in adolescent idiopathic scoliosis prediction and prevention for curve progression - a prospective study. *Journal of Pineal Research,* 46(3), 344-348. https://doi.org/10.1111/j.1600-079x.2009.00669.x

170 Grivas, T. B., & Savvidou, O. D. (2007). Melatonin the "ight of night" in human biology and adolescent idiopathic scoliosis. *Scoliosis,* 2(1). https://doi.org/10.1186/1748-7161-2-6

171 Moreau, A., Wang, D. S., Forget, S., Azeddine, B., Angeloni, D., Fraschini, F., Labelle, H., Poitras, B., Rivard, C.-H., & Grimard, G. (2004). Melatonin signaling dysfunction in adolescent idiopathic scoliosis. *Spine,* 29(16), 1772-1781. https://doi.org/10.1097/01.brs.0000134567.52303.1a

172 Grivas, T. B., & Savvidou, O. D. (2007). Melatonin the "ight of night" in human biology and adolescent idiopathic scoliosis. *Scoliosis,* 2(1). https://doi.org/10.1186/1748-7161-2-6

173 Negriff, S., & Dorn, L. D. (2009). Morningness/eveningness and menstrual symptoms in adolescent females. *Journal of Psychosomatic Research,* 67(2), 169-172. https://doi.org/10.1016/j.jpsychores.2009.01.011

174 Baltaci, A.K., Mogulkoc, R., & Baltaci, S.B. (2019). Review: The role of zinc in the endocrine system. *Pakistan Journal of Pharmaceutical Sciences,* 32(1), 231-239.

175 Baltaci, A.K., Mogulkoc, R., & Baltaci, S.B. (2019). Review: The role of zinc in the endocrine system. *Pakistan Journal of Pharmaceutical Sciences,* 32(1), 231-239.

176 Favier, A. E. (1992). The role of zinc in reproduction. *Biological Trace Element Research,* 32(1-3), 363-382. https://doi.org/10.1007/bf02784623

177 Anne, M. (n.d.). *Zinc & puberty.* LIVESTRONG.COM. Retrieved January 31, 2022, from https://www.livestrong.com/article/500735-zinc-puberty/

178 Prasad, A. S. (1985). Clinical, endocrinological and biochemical effects of zinc deficiency. *Clinics in Endocrinology and Metabolism,* 14(3), 567-589. https://doi.org/10.1016/s0300-595x(85)80007-4

179 Nasiadek, M., Stragierowicz, J., Klimczak, M., & Kilanowicz, A. (2020). The role of zinc in selected female reproductive system disorders. *Nutrients,* 12(8), 2464. https://doi.org/10.3390/nu12082464

180 Bailey, J. (n.d.). *How to take copper with zinc.* LIVESTRONG.COM. Retrieved January 31, 2022, from https://www.livestrong.com/article/511087-how-to-take-copper-with-zinc/

181 *Copper and zinc balance.* Alaska Functional Medicine + Spa. (2017, July 27). Retrieved January 31, 2022, from https://akfunctionalmed.com/blog/copper-and-zinc-balance

182 Stuck, R. (n.d.). *Gut Health and nutrient absorption.* Ixcela. Retrieved February 9, 2022, from https://ixcela.com/resources/gut-health-andnutrient-absorption.html

183 Stuck, R. (n.d.). *Gut Health and nutrient absorption.* Ixcela. Retrieved February 9, 2022, from https://ixcela.com/resources/gut-health-andnutrient-absorption.html

184 Morowitz, M. J., Carlisle, E. M., & Alverdy, J. C. (2011). Contributions of intestinal bacteria to nutrition and metabolism in the critically ill. *Surgical Clinics of North America,* 91(4), 771-785. https://doi.org/10.1016/j.suc.2011.05.001

185 Stuck, R. (n.d.). *Gut health and nutrient absorption.* Ixcela. Retrieved February 9, 2022, from https://ixcela.com/resources/gut-health-andnutrient-absorption.html

186 Shen, N., Chen, N., Zhou, X., Zhao, B., Huang, R., Liang, J., Yang, X., Chen, M., Song, Y., & Du, Q. (2019). Alterations of the gut microbiome and plasma proteome in Chinese patients with adolescent idiopathic scoliosis. *Bone,* 120, 364-370. https://doi.org/10.1016/j.bone.2018.11.017

187 Murray, T. S., & Cassese, T. (2016). Bacteriology of the head and neck regions. *Head, Neck, and Orofacial Infections,* 27-37. https://doi.org/10.1016/b978-0-323-28945-0.00002-8

188 Rabus, R., Venceslau, S. S., Wöhlbrand, L., Voordouw, G., Wall, J. D., & Pereira, I. A. C. (2015). A post-genomic view of the ecophysiology, catabolism and biotechnological relevance of sulphate-reducing prokaryotes. *Advances in Microbial Physiology,* 55-321. https://doi.org/10.1016/bs.ampbs.2015.05.002

189 Larsen, J. M. (2017). The immune response to prevotella bacteria in chronic inflammatory disease. *Immunology,* 151(4), 363-374. https://doi.org/10.1111/imm.12760

190 Baker, J. M., Al-Nakkash, L., & Herbst-Kralovetz, M. M. (2017). Estrogen- gut microbiome axis: Physiological and clinical implications. *Maturitas,* 103, 45-53. https://doi.org/10.1016/j.maturitas.2017.06.025

191 He, S., Li, H., Yu, Z., Zhang, F., Liang, S., Liu, H., Chen, H., & Lü, M. H. (2021). The gut microbiome and sex hormone-related diseases. *Frontiers in Microbiology,* 12. https://doi.org/10.3389/fmicb.2021.711137

192 Flores, R., Shi, J., Fuhrman, B., Xu, X., Veenstra, T. D., Gail, M. H., Gajer, P., Ravel, J., & Goedert, J. J. (2012). Fecal microbial determinants of fecal and systemic estrogens and estrogen metabolites: A cross-sectional study. *Journal of Translational Medicine,* 10(1). https://doi.org/10.1186/1479-5876-10-253

193 Vandergriendt, C. (n.d.). *What's the difference between dopamine and serotonin?* Healthline. Retrieved February 9, 2022, from https://www.healthline.com/health/dopamine-vs-serotonin

194 Brummert, D. (2021, April 26). *Gut health: Why it matters.* Orlando Health. Retrieved February 9, 2022, from https://www.orlandohealth.com/contenthub/gut-health-why-it-matters

195 Northrup, C. (n.d.). *How to improve your gut microbiome in a day.* Christiane Northrup, M.D. Retrieved February 10, 2022, from https://www.drnorthrup.com/how-to-improve-your-gut-microbiome-in-aday/

196 Calderón-Ospina, C. A., & Nava-Mesa, M. O. (2019). B vitamins in the nervous system: Current knowledge of the biochemical modes of action and synergies of thiamine, pyridoxine, and cobalamin. *CNS Neuroscience & Therapeutics,* 26(1), 5-13. https://doi.org/10.1111/cns.13207

197 *What is methylation?: MTHFR.* Revolution Health & Wellness. (n.d.). Retrieved February 1, 2022, from https://www.revolutionhealth.org/what-ismethylation-and-why-should-you-care/

198 Kresser, C. (2017, June 21). *Treating methylation: Are we oversupplementing?* Kresser Institute. Retrieved February 2, 2022, from https://kresserinstitute.com/treating-methylation-supplementing/

199 Moll, S., & Varga, E. A. (2015). Homocysteine and MTHFR mutations. *Circulation,* 132(1). https://doi.org/10.1161/circulationaha.114.013311

200 Morningstar, M. W., Strauchman, M. N., J. Stitzel, C., Dovorany, B., & Siddiqui, A. (2017). Methylenetetrahydrofolate reductase (MTHFR) gene mutations in patients with IDIOPATHIC SCOLIOSIS: A clinical chart review. *Open Journal of Genetics,* 07(01), 62-67. https://doi.org/10.4236/ojgen.2017.71006

201 Moll, S., & Varga, E. A. (2015). Homocysteine and MTHFR mutations. *Circulation,* 132(1). https://doi.org/10.1161/circulationaha.114.013311

202 Filippova, A. N., Baindurashvili, A. G., Sogoyan, M. V., Khalchitsky, S. E., Kokushin, D. N., & Khardikov, M. A. (2018). Association of spine deformation progression in children with idiopathic scoliosis and folate cycle gene polymorphism. *Pediatric Traumatology, Orthopaedics and Reconstructive Surgery,* 6(2), 5-11. https://doi.org/10.17816/ptors625-11

203 Munoz, T., Patel, J., Badilla-Porras, R., Kronick, J., & Mercimek- Mahmutoglu, S. (2015). Severe scoliosis in a patient with severe methylenetetrahydrofolate reductase deficiency. *Brain and Development,* 37(1), 168-170. https://doi.org/10.1016/j.braindev.2014.03.003

204 *Physical signs of methylation problems.* Beyond MTHFR. (2013, September 9). Retrieved February 1, 2022, from https://www.beyondmthfr.com/physical-signs-of-methylation-problems/

205 Levy, J. (2018, July 27). *MTHFR mutation symptoms, diagnoses & natural remedies.* Dr. Axe. Retrieved February 1, 2022, from https://draxe.com/health/mthfr-mutation/

206 Al-Batayneh, K. M., Zoubi, M. S., Shehab, M., Al-Trad, B., Bodoor, K., Khateeb, W. A., Aljabali, A. A., Hamad, M. A., & Eaton, G. (2018). Association between mthfr 677C>T polymorphism and vitamin B12 deficiency: A case-control study. *Journal of Medical Biochemistry,* 37(2), 141-147. https://doi.org/10.1515/jomb-2017-0051

207 Li, H.-Z., Wang, W., Liu, Y.-L., & He, X.-F. (2015). Association between the methylenetetrahydrofolate reductase c.677c>T polymorphism and bone mineral density: An updated meta-analysis. *Molecular Genetics and Genomics,* 291(1), 169-180. https://doi.org/10.1007/s00438-015-1101-z

208 Harvard School of Public Health. (n.d.). *Folate (folic acid) -vitamin B9.* The Nutrition Source. Retrieved February 1, 2022, from https://www.hsph.harvard.edu/nutritionsource/folic-acid/

209 Debé, J. (2017, October 19). *L-5-MTHF: New supplement that could save your life.* Dr. Joseph Debé| Board Certified Nutritionist. Retrieved February 1, 2022, from https://www.drdebe.com/articles/l-5-mthf-newsupplement-that-could-save-your-life

210 Mayer, G. (1996). Effects of vitamin B12 on performance and circadian rhythm in normal

subjects. *Neuropsychopharmacology,* 15(5), 456-464. https://doi.org/10.1016/s0893-133x(96)00055-3

211 Ruggeri, C. (2020, September 5). *Vitamin B12 benefits that you're probably missing.* Dr. Axe. Retrieved February 1, 2022, from https://draxe.com/nutrition/vitamin-b12-benefits/

212 Kresser, C. (2011, May 6). *A silent epidemic with serious consequences— What you need to know about B12 deficiency.* Chris Kresser. Retrieved February 1, 2022, from https://chriskresser.com/b12-deficiency-a-silentepidemic-with-serious-consequences/

213 *Importance of vitamin B12 and MTHFR.* MTHFR Gene Support. (2020, March 9). Retrieved February 1, 2022, from https://mthfrgenesupport.com/2018/12/importance-of-vitamin-b12-andmthfr/

214 Pressman, P. (n.d.). *Vitamin deficiencies that can damage the spine.* Verywell Health. Retrieved February 1, 2022, from https://www.verywellhealth.com/vitamin-deficiencies-and-the-spinal-cord-2488882

215 Breus, M. (2019, February 12). *5 vitamin deficiencies that can affect your sleep.* The Sleep Doctor. Retrieved February 1, 2022, from https://thesleepdoctor.com/2019/02/12/5-vitamin-deficiencies-that-canaffect-your-sleep/?cn-reloaded=1

216 Kresser, C. (2011, May 6). *A silent epidemic with serious consequences— What you need to know about B12 deficiency.* Chris Kresser. Retrieved February 1, 2022, from https://chriskresser.com/b12-deficiency-a-silentepidemic-with-serious-consequences/

217 Kresser, C. (2011, May 6). *A silent epidemic with serious consequences— What you need to know about B12 deficiency.* Chris Kresser. Retrieved February 1, 2022, from https://chriskresser.com/b12-deficiency-a-silentepidemic-with-serious-consequences/

218 Melina, V., Craig, W., & Levin, S. (2016). Position of the Academy of Nutrition and Dietetics: Vegetarian diets. *Journal of the Academy of Nutrition and Dietetics,* 116(12), 1970-1980. https://doi.org/10.1016/j.jand.2016.09.025

219 U.S. Department of Health and Human Services. (n.d.). *Vitamin B12.* NIH Office of Dietary Supplements. Retrieved February 2, 2022, from https://ods.od.nih.gov/factsheets/VitaminB12-HealthProfessional/#h3

220 Cagle, S., & Song, S. (2019). Does long-term use of proton pump inhibitors cause B12 deficiency? *Evidence-Based Practice,* 22(5), 23-24. https://doi.org/10.1097/ebp.0000000000000229

221 Sternberg, J. R., Prendergast, A. E., Brosse, L., Cantaut-Belarif, Y., Thouvenin, O., Orts-Del'mmagine, A., Castillo, L., Djenoune, L., Kurisu, S., McDearmid, J. R., Bardet, P.-L., Boccara, C., Okamoto, H., Delmas, P., & Wyart, C. (2018). PKD2L1 is required for mechanoception in cerebrospinal fluid-contacting neurons and maintenance of spine curvature. *Nature Communications,* 9(1). https://doi.org/10.1038/s41467-018-06225-x

222 Van Gennip, J. L., Boswell, C. W., & Ciruna, B. (2018). Neuroinflammatory signals drive spinal curve formation in zebrafish models of idiopathic scoliosis. *Science Advances,* 4(12). https://doi.org/10.1126/sciadv.aav1781

223 Van Gennip, J. L., Boswell, C. W., & Ciruna, B. (2018). Neuroinflammatory signals drive spinal curve formation in zebrafish models of idiopathic scoliosis. *Science Advances,* 4(12). https://doi.

org/10.1126/sciadv.aav1781

224 WebMD. (n.d.). *Health benefits of NAC.* Nourish by WebMD. Retrieved February 2, 2022, from https://www.webmd.com/diet/health-benefits-nac#1

225 Kiecolt-Glaser, J. K., Belury, M. A., Andridge, R., Malarkey, W. B., & Glaser, R. (2011). Omega-3 supplementation lowers inflammation and anxiety in medical students: A randomized controlled trial. *Brain, Behavior, and Immunity,* 25(8), 1725-1734. https://doi.org/10.1016/j.bbi.2011.07.229

226 Kruger, M. C., & Horrobin, D. F. (1997). Calcium metabolism, osteoporosis and essential fatty acids: A review. *Progress in Lipid Research,* 36(2-3), 131-151. https://doi.org/10.1016/s0163-7827(97)00007-6

227 Ciubotaru, I., Lee, Y.-S., & Wander, R. C. (2003). Dietary fish oil decreases C-reactive protein, interleukin-6, and triacylglycerol to HDL-cholesterol ratio in postmenopausal women on HRT. *The Journal of Nutritional Biochemistry,* 14(9), 513-521. https://doi.org/10.1016/s0955-2863(03)00101-3

228 Grosso, G., Galvano, F., Marventano, S., Malaguarnera, M., Bucolo, C., Drago, F., & Caraci, F. (2014). Omega-3 fatty acids and depression: Scientific evidence and biological mechanisms. *Oxidative Medicine and Cellular Longevity,* 2014, 1-16. https://doi.org/10.1155/2014/313570

229 University of California - Los Angeles. (2008, July 11). Scientists learn how food affects the brain: Omega 3 especially important. *ScienceDaily.* Retrieved February 2, 2022 from www.sciencedaily.com/releases/2008/07/080709161922.htm

230 Chang, C. Y., Ke, D. S., & Chen, J. Y. (2009). Essential fatty acids and the human brain. *Acta neurologica Taiwanica,* 18(4), 231-241.

231 U.S. Department of Health and Human Services. (n.d.). *Vitamin B12.* NIH Office of Dietary Supplements. Retrieved February 2, 2022, from https://ods.od.nih.gov/factsheets/VitaminB12-HealthProfessional/#h3

232 Balioglu, M. B., Aydin, C., Kargin, D., Albayrak, A., Atici, Y., Tas, S. K., & Kaygusuz, M. A. (2017). Vitamin-D measurement in patients with adolescent idiopathic scoliosis. *Journal of Pediatric Orthopaedics B,* 26(1), 48-52. https://doi.org/10.1097/bpb.0000000000000320

233 Ng, S.-Y., Bettany-Saltikov, J., Cheung, I. Y., & Chan, K. K. (2018). The role of vitamin D in the pathogenesis of adolescent idiopathic scoliosis. Asian *Spine Journal,* 12(6), 1127-1145. https://doi.org/10.31616/asj.2018.12.6.1127

234 Zhang, J., Wang, Y., Cheng, C., Lam, T.-ping, Ng, B. K. W., Cheng, J. C. Y., & Lee, W. Y. W. (2018). Vitamin D enhanced cellular responses of AIS patients derived primary osteoblasts and osteocytes to mechanical stimulation. *Scoliosis and Spinal Disorders,* 13(1).

235 Yip, B. H., Yu, F. W., Wang, Z., Hung, V. W., Lam, T. P., Ng, B. K., Zhu, F., & Cheng, J. C. (2016). Prognostic value of bone mineral density on curve progression: A longitudinal cohort study of 513 girls with adolescent idiopathic scoliosis. *Scientific Reports,* 6(1). https://doi.org/10.1038/srep39220

236 Abstracts of the International Research Society on Spinal Deformities (IRSSD) meeting 2018: Utrecht, the Netherlands. 14-16 June 2018. (2018). *Scoliosis and Spinal Disorders,* 13(Suppl 1), 8. https://doi.org/10.1186/s13013-018-0154-2

237 Pourabbas Tahvildari, B., Erfani, M.-A., Nouraei, H., & Sadeghian, M. (2014). Evaluation of bone mineral status in adolescent idiopathic scoliosis. *Clinics in Orthopedic Surgery,* 6(2), 180. https://doi.org/10.4055/cios.2014.6.2.180

238 Cheng, J. C., Tang, S. P., Guo, X., Chan, C. W., & Qin, L. (2001). Osteopenia in adolescent idiopathic scoliosis: a histomorphometric study. *Spine,* 26(3). https://doi.org/10.1097/00007632-200102010-00002

239 Cheng, J. C., & Guo, X. (1997). Osteopenia in adolescent idiopathic scoliosis. A primary problem or secondary to the spinal deformity? *Spine,* 22(15), 1716-1721. https://doi.org/10.1097/00007632-199708010-00006

240 Hampton, M., Evans, O., Armstrong, S., Naylor, B., Breakwell, L., Cole, A., & Rex Michael, A. L. (2016). Prevalence and significance of vitamin D deficiency in patients with adolescent idiopathic scoliosis requiring corrective surgery. *The Spine Journal,* 16(4). https://doi.org/10.1016/j.spinee.2015.12.062

241 Hung, V. W. Y., Qin, L., Cheung, C. S. K., Lam, T. P., Ng, B. K. W., Tse, Y. K., Guo, X., Lee, K. M., & Cheng, J. C. Y. (2005). Osteopenia: A new prognostic factor of curve progression in adolescent idiopathic scoliosis. *The Journal of Bone & Joint Surgery,* 87(12), 2709-2716. https://doi.org/10.2106/jbjs.d.02782

242 Harvard Health Publishing. (2021, September 16). *Osteopenia: When you have weak bones, but not osteoporosis.* Harvard Medical School. Retrieved February 2, 2022, from https://www.health.harvard.edu/womenshealth/osteopenia-when-you-have-weak-bones-but-not-osteoporosis

243 Cheng, J. C. Y., Guo, X., & Sher, A. H. L. (1999) Persistent osteopenia in adolescent idiopathic scoliosis. *Spine,* 24(12), 1218-1222.

244 Healey, J. H., & Lane, J. M. (1985). Structural scoliosis in osteoporotic women. *Clinical Orthopaedics and Related Research,* 195, 216-223.

245 *Are you taking vitamin K2 with your vitamin D?* Murray Avenue Apothecary. (2016, February 4). Retrieved February 2, 2022, from https://maapgh.com/blog/2016/02/are-you-taking-vitamin-k2-with-yourvitamin-d/

246 Vukovic, D. (2021, August 18). *Vitamin K2: The most important yet underrated vitamin for your heart and bones.* PlenteousVeg. Retrieved February 2, 2022, from https://plenteousveg.com/vitamin-k2/

247 U.S. Department of Health and Human Services. (n.d.). *Iron.* NIH Office of Dietary Supplements. Retrieved February 2, 2022, from https://ods.od.nih.gov/factsheets/Iron-Consumer/

248 UCSF Health. (n.d.). *Hemoglobin and functions of iron.* UCSF Health. Retrieved February 2, 2022, from https://www.ucsfhealth.org/education/hemoglobin-and-functions-of-iron

249 Toxqui, L., & Vaquero, M. (2015). Chronic iron deficiency as an emerging risk factor for osteoporosis: A hypothesis. *Nutrients,* 7(4), 2324-2344. https://doi.org/10.3390/nu7042324

250 Pradita, D. K., Dieny, F. F., Kurniawati, D. M., Tsani, A. F. A., Widyastuti, N., Fitranti, D. Y., & Rahadiyanti, A. (2020). The relationship between iron deficiency and bone mineral density in young female athletes. *Food Research,* 4(S3), 99-108. https://doi.org/10.26656/fr.2017.4(s3).s24

251 *Minerals for bone health.* American Bone Health. (2016, September 28). Retrieved February 2,

2022, from https://americanbonehealth.org/nutrition/minerals-for-bone-health/

252 Toxqui, L., & Vaquero, M. (2015). Chronic iron deficiency as an emerging risk factor for osteoporosis: A hypothesis. *Nutrients,* 7(4), 2324-2344. https://doi.org/10.3390/nu7042324

253 McArthur, J. O., Petocz, P., Caterson, I. D., & Samman, S. (2012). A randomized controlled trial in young women of the effects of consuming pork meat or iron supplements on nutritional status and feeling of wellbeing. *Journal of the American College of Nutrition,* 31(3), 175-184. https://doi.org/10.1080/07315724.2012.10720025

254 The importance of iron in your diet. (2021, October 20). [web log]. Retrieved February 2, 2022, from https://www.kelsey-seybold.com/your-healthresources/blog/the-importance-of-iron-in-your-diet

255 UCSF Health. (n.d.). *Hemoglobin and functions of Iron.* UCSF Health. Retrieved February 2, 2022, from https://www.ucsfhealth.org/education/hemoglobin-and-functions-of-iron

256 UCSF. (n.d.). *Fanconi anemia.* Benioff Childrens Hospitals. Retrieved February 2, 2022, from https://www.ucsfbenioffchildrens.org/conditions/fanconi-anemia

257 U.S. Department of Health and Human Services. (n.d.). *Iron.* NIH Office of Dietary Supplements. Retrieved February 2, 2022, from https://ods.od.nih.gov/factsheets/Iron-Consumer/

258 Mayo Clinic Staff. (n.d.). *Iron deficiency anemia.* Mayo Clinic. Retrieved February 2, 2022, from https://www.mayoclinic.org/diseasesconditions/iron-deficiency-anemia/symptoms-causes/syc-20355034

259 The importance of iron in your diet. (2021, October 20). [web log]. Retrieved February 2, 2022, from https://www.kelsey-seybold.com/yourhealth-resources/blog/the-importance-of-iron-in-your-diet

260 Faheem, A. (2020, April 13). *Effect of ultra-short-term treatment of patients with iron deficiency or anemia undergoing adolescent scoliosis correction - full text view.* ClinicalTrials.gov. Retrieved February 10, 2022, from https://clinicaltrials.gov/ct2/show/NCT04343170

261 Marcin, A. (n.d.). *Pagophagia: Causes, treatment, and more.* Healthline. Retrieved February 10, 2022, from https://www.healthline.com/health/pagophagia

262 Khan, Y., & Tisman, G. (2010). Pica in iron deficiency: A case series. *Journal of Medical Case Reports,* 4(1). https://doi.org/10.1186/1752-1947-4-86

263 Mitchell, F. (2012). High body iron stores lead to bone loss. *Nature Reviews Endocrinology,* 8(9), 506-506. https://doi.org/10.1038/nrendo.2012.127

264 Mitchell, F. (2012). High body iron stores lead to bone loss. *Nature Reviews Endocrinology,* 8(9), 506-506. https://doi.org/10.1038/nrendo.2012.127

265 Huang, X., Xu, Y., & Partridge, N. C. (2013). Dancing with sex hormones, could iron contribute to the gender difference in osteoporosis? *Bone,* 55(2), 458-460. https://doi.org/10.1016/j.bone.2013.03.008

266 Jian, J., Pelle, E., & Huang, X. (2009). Iron and menopause: Does increased iron affect the health of postmenopausal women? *Antioxidants & Redox Signaling,* 11(12), 2939-2943. https://doi.org/10.1089/ars.2009.2576

267 Vescini, F., Chiodini, I., Palermo, A., Cesareo, R., De Geronimo, V., Scillitani, A., Gennari, L., & Falchetti, A. (2021). Selenium: A trace element for a healthy skeleton - A narrative review. *Endocrine, Metabolic & Immune Disorders Drug Targets,* 21(4), 577-585. https://doi.org/10.2174/1871530320666200628030913

268 Levy, J. (2019, August 22). *The mineral that lowers heart disease risk.* Dr. Axe. Retrieved February 10, 2022, from https://draxe.com/nutrition/selenium-benefits/

269 Dastych, M., & Cienciala, J. (2002). Idiopathic scoliosis and concentrations of zinc, copper, and selenium in blood plasma. *Biological Trace Element Research,* 89(2), 105-110. https://doi.org/10.1385/BTER:89:2:105

270 Dastych, M., Cienciala, J., & Krbec, M. (2008). Changes of selenium, copper, and zinc content in hair and serum of patients with idiopathic scoliosis. *Journal of Orthopaedic Research: Official Publication of the Orthopaedic Research Society,* 26(9), 1279-1282. https://doi.org/10.1002/jor.20629

271 Rayman M. P. (2012). Selenium and human health. *Lancet (London, England),* 379(9822), 1256-1268. https://doi.org/10.1016/S0140-6736(11)61452-9

272 Bhandari, T. (2018, October 9). *Scoliosis linked to essential mineral.* Washington University School of Medicine in St. Louis. Retrieved February 10, 2022, from https://medicine.wustl.edu/news/scoliosis-linked-to-essentialmineral/

273 Bhandari, T. (2018, October 9). *Scoliosis linked to essential mineral.* Washington University School of Medicine in St. Louis. Retrieved February 10, 2022, from https://medicine.wustl.edu/news/scoliosis-linked-to-essentialmineral/

274 Yazdi, P. (n.d.). *Manganese deficiency symptoms & causes + food sources.* SelfDecode Labs. Retrieved February 10, 2022, from https://labs.selfdecode.com/blog/manganese-deficiency/

275 Yazdi, P. (n.d.). *Manganese deficiency symptoms & causes + food sources.* SelfDecode Labs. Retrieved February 10, 2022, from https://labs.selfdecode.com/blog/manganese-deficiency/

276 Nakata, T., Creasey, E. A., Kadoki, M., Lin, H., Selig, M. K., Yao, J., Lefkovith, A., Daly, M. J., Graham, D. B., & Xavier, R. J. (2020). A missense variant in slc39a8 confers risk for crohn' disease by disrupting manganese homeostasis and intestinal barrier integrity. *Proceedings of the National Academy of Sciences,* 117(46), 28930-28938. https://doi.org/10.1073/pnas.2014742117

277 *Manganese.* Mount Sinai Health System. (n.d.). Retrieved February 10, 2022, from https://www.mountsinai.org/healthlibrary/supplement/manganese

278 Bhandari, T. (2018, October 9). *Scoliosis linked to essential mineral.* Washington University School of Medicine in St. Louis. Retrieved February 10, 2022, from https://medicine.wustl.edu/news/scoliosis-linked-to-essentialmineral/

279 Yazdi, P. (n.d.). *Manganese deficiency symptoms & causes + food sources.* SelfDecode Labs. Retrieved February 10, 2022, from https://labs.selfdecode.com/blog/manganese-deficiency/

280 Parmalee, N. L., & Aschner, M. (2016). Manganese and aging. *Neurotoxicology,* 56, 262-268. https://doi.org/10.1016/j.neuro.2016.06.006

281 Yazdi, P. (n.d.). *Manganese deficiency symptoms & causes + food sources.* SelfDecode Labs. Retrieved February 10, 2022, from https://labs.selfdecode.com/blog/manganese-deficiency/

282 Haller, G., McCall, K., Jenkitkasemwong, S., Sadler, B., Antunes, L., Nikolov, M., Whittle,

J., Upshaw, Z., Shin, J., Baschal, E., Cruchaga, C., Harms, M., Raggio, C., Morcuende, J. A., Giampietro, P., Miller, N. H., Wise, C., Gray, R. S., Solnica-Krezel, L., Knutson, M., . . . Gurnett, C. A. (2018). A missense variant in SLC39A8 is associated with severe idiopathic scoliosis. *Nature Communications,* 9(1), 4171. https://doi.org/10.1038/s41467-018-06705-0

283 Haller, G., McCall, K., Jenkitkasemwong, S., Sadler, B., Antunes, L., Nikolov, M., Whittle, J., Upshaw, Z., Shin, J., Baschal, E., Cruchaga, C., Harms, M., Raggio, C., Morcuende, J. A., Giampietro, P., Miller, N. H., Wise, C., Gray, R. S., Solnica-Krezel, L., Knutson, M., . . . Gurnett, C. A. (2018). A missense variant in SLC39A8 is associated with severe idiopathic scoliosis. *Nature Communications,* 9(1), 4171. https://doi.org/10.1038/s41467-018-06705-0

284 *NutrEval® FMV: A comprehensive test for identifying functional nutritional deficiencies and insufficiencies.* Genova Diagnostics. (n.d.). Retrieved February 10, 2022, from https://www.gdx.net/product/nutreval-fmvnutritional-test-blood-urine

285 SeekingHealth. (n.d.). *Strategic genetic testing.* StrateGene®. Retrieved February 10, 2022, from https://strategene.me/

286 *Scoliosis DNA test kit.* ScoliSMART. (n.d.). Retrieved February 11, 2022, from https://shop.treatingscoliosis.com/scoliosis-dna-test-kit/

287 *Saliva testing.* ZRT Laboratory. (n.d.). Retrieved January 31, 2022, from https://www.zrtlab.com/sample-types/saliva/

288 *Hormone levels.* Mount Sinai Health System. (n.d.). Retrieved January 31, 2022, from https://www.mountsinai.org/health-library/tests/hormone-levels

289 *Saliva testing vs. blood testing for hormone levels.* Coyle Institute. (n.d.). Retrieved January 31, 2022, from https://coyleinstitute.com/saliva-testingvs-blood-testing-for-hormone-levels/

290 *At home women's hormone level test.* Everlywell. (n.d.). Retrieved February 11, 2022, from https://www.everlywell.com/products/womens-health-test/

291 The Nemours Foundation. (n.d.). *Blood test: Estradiol (for parents) - nemours kidshealth. KidsHealth.* Retrieved January 31, 2022, from https://kidshealth.org/en/parents/blood-test-estradiol.html

292 *Mayo Clinic laboratories: Estradial, serum.* Mayo Clinic Laboratories | Pediatric Catalog. (n.d.). Retrieved February 1, 2022, from https://pediatric.testcatalog.org/show/EEST

293 *Estradiol test.* UCSF Health. (n.d.). Retrieved February 1, 2022, from https://www.ucsfhealth.org/medical-tests/estradiol-blood-test

294 *One day hormone check.* Genova Diagnostics. (n.d.). Retrieved February 1, 2022, from http://drdnadiagnostics.com/wp-content/uploads/2015/10/One-Day-Hormone-Check-Sample-Report.pdf

295 Terzieva, D., Mateva, N., & Vladimirova-Kitova, L. (2009). Melatonin reference limits at 3:00 AM and 8:00 AM in healthy adults. *Clinical Laboratory,* 55, 359-361.

296 *Comprehensive melatonin profile.* Genova Diagnostics. (n.d.). Retrieved February 1, 2022, from https://www.gdx.net/product/comprehensivemelatonin-test-saliva

297 *Sleep test.* Thorne. (n.d.). Retrieved February 1, 2022, from https://www.thorne.com/products/dp/sleep-test

298 *Melatonin.* BÜHLMANN Laboratories AG. (n.d.). Retrieved February 1, 2022, from https://www.buhlmannlabs.ch/productssolutions/chronobiology/melatonin/

299 *Zinc.* Health Testing Centers. (n.d.). Retrieved February 1, 2022, from https://www.healthtestingcenters.com/test/zinc/

300 Metagenics - PhytoMulti®without iron . . . Amazon.com. Accessed February 28, 2022. https://www.amazon.com/Metagenics-Phytomulti-Without-Tablets-Count/dp/B00BKNSV2A.

301 Zinc test™ Standard Process. Accessed February 26, 2022. https://www.standardprocess.com/products/zinc-test.

302 *Gut zoomer.* Vibrant Wellness. (n.d.). Retrieved February 11, 2022, from https://www.vibrant-wellness.com/tests/gut-zoomer/

303 *Gut health test.* Thorne. (n.d.). Retrieved February 11, 2022, from https://www.thorne.com/products/dp/gut-healthkit?gclid=EAIaIQobChMIgvXJoJHn9QIVGHeGCh3hYQnnEAAYBCAAEgJIyPD_BwE

304 *Floréstool sample test kit.* Sun Genomics. (n.d.). Retrieved February 11, 2022, from https://flore.com/products/flore-stool-sample-test-kit

305 *Vitamin B12.* Testing.com. (n.d.). Retrieved February 2, 2022, from https://www.testing.com/tests/vitamin-b12/

306 University of Rochester Medical Center. (n.d.). *Homocysteine.* Health Encyclopedia. Retrieved February 2, 2022, from https://www.urmc.rochester.edu/encyclopedia/content.aspx?ContentTypeID=167&ContentID=homocysteine

307 Kresser, C. (n.d.). *Why B12 deficiency is significantly underdiagnosed.* Chris Kresser. Retrieved February 2, 2022, from https://chriskresser.com/whyb12-deficiency-is-significantly-underdiagnosed/

308 *Homocysteine.* Cleveland Clinic. (n.d.). Retrieved February 2, 2022, from https://my.clevelandclinic.org/health/articles/21527-homocysteine

309 Kresser, C. (n.d.). *Why B12 deficiency is significantly underdiagnosed.* Chris Kresser. Retrieved February 2, 2022, from https://chriskresser.com/whyb12-deficiency-is-significantly-underdiagnosed/

310 Lynch, B. (2018). *Dirty genes: A breakthrough program to treat the root cause of illness and optimize your health.* HarperOne.

311 Lynch, B. (2018). *Dirty genes: A breakthrough program to treat the root cause of illness and optimize your health.* HarperOne.

312 Snyder, K. (n.d.). The inside scoop on B12 & why you need it! [web log]. Retrieved February 2, 2022, from https://mysolluna.com/2018/02/28/theinside-scoop-on-b12-why-you-need-it/.

313 Sun, A. L., Ni, Y. H., Li, X. B., Zhuang, X. H., Liu, Y. T., Liu, X. H., & Chen, S. H. (2014). Urinary methylmalonic acid as an indicator of early vitamin B12 deficiency and its role in polyneuropathy in type 2 diabetes. *Journal of Diabetes Research,* 2014, 921616. https://doi.org/10.1155/2014/921616

314 Kresser, C. (n.d.). *Why B12 deficiency is significantly underdiagnosed.* Chris Kresser. Retrieved February 2, 2022, from https://chriskresser.com/whyb12-deficiency-is-significantly-

underdiagnosed/

315 Novkovic, B. (n.d.). *Methylmalonic acid (MMA) test: Normal & high levels.* SelfDecode Labs. Retrieved February 11, 2022, from https://labs.selfdecode.com/blog/methylmalonic-acid/

316 Nardin, R. A., Amick, A. N., & Raynor, E. M. (2007). Vitamin B(12) and methylmalonic acid levels in patients presenting with polyneuropathy. *Muscle & Nerve,* 36(4), 532-35. https://doi.org/10.1002/mus.20845

317 Kresser, C. (n.d.). *Why B12 deficiency is significantly underdiagnosed.* Chris Kresser. Retrieved February 2, 2022, from https://chriskresser.com/whyb12-deficiency-is-significantly-underdiagnosed/

318 *Methylmalonic acid.* Quest Diagnostics: Test Directory. (n.d.). Retrieved February 11, 2022, from https://testdirectory.questdiagnostics.com/test/testdetail/34879/methylmalonic-acid?cc=MASTER

319 *Methylmalonic acid, serum or plasma.* Labcorp. (n.d.). Retrieved February 11, 2022, from https://www.labcorp.com/tests/706961/methylmalonic-acidserum-or-plasma

320 *Methylmalonic acid, urine.* Labcorp. (n.d.). Retrieved February 11, 2022, from https://www.labcorp.com/tests/716365/methylmalonic-acid-urine

321 *Urinary methylmalonic acid (MMA) urine test.* Life Extension. (n.d.). Retrieved February 2, 2022, from https://www.lifeextension.com/labtesting/itemlc716365/urinary-methylmalonic-acid-mma-blood-test

322 Sobczyńska-Malefora, A., & Harrington, D. J. (2018). Laboratory assessment of Folate (vitamin B9) status. *Journal of Clinical Pathology,* 71(11), 949-956. https://doi.org/10.1136/jclinpath-2018-205048

323 Ghadban, R., Almourani, R., Mahmood, E., & Anastasopoulou, C. (n.d.). *Folate (folic acid).* Medscape. Retrieved February 2, 2022, from https://emedicine.medscape.com/article/2085523-overview?ecd=ppc_google_rlsa-traf_mscp_emed-hdle-cohort_md_us

324 Ghadban, R., Almourani, R., Mahmood, E., & Anastasopoulou, C. (n.d.). *Folate (folic acid).* Medscape. Retrieved February 2, 2022, from https://emedicine.medscape.com/article/2085523-overview?ecd=ppc_google_rlsa-traf_mscp_emed-hdle-cohort_md_us

325 OmegaQuant. (2018, July 9). *What is the omega-3 index?* OmegaQuant. Retrieved February 11, 2022, from https://omegaquant.com/what-is-theomega-3-index/

326 Walker, R. E., Jackson, K. H., Tintle, N. L., Shearer, G. C., Bernasconi, A., Masson, S., Latini, R., Heydari, B., Kwong, R. Y., Flock, M., Kris-Etherton, P. M., Hedengran, A., Carney, R. M., Skulas-Ray, A., Gidding, S. S., Dewell, A., Gardner, C. D., Grenon, S. M., Sarter, B., . . . Harris, W. S. (2019). Predicting the effects of supplemental EPA and DHA on the omega-3 index. *The American Journal of Clinical Nutrition,* 110(4), 1034-1040. https://doi.org/10.1093/ajcn/nqz161

327 *OmegaCheck.* Quest Diagnostics: Test Directory. (n.d.). Retrieved February 11, 2022, from https://testdirectory.questdiagnostics.com/test/testguides/TS_OmegaCheck/omegacheck

328 *Omega-3 index complete.* OmegaQuant. (n.d.). Retrieved February 11, 2022, from https://omegaquant.com/omega-3-index-complete/

329 *Dexa scan (DXA): Bone density test, what is it & how it's done.* Cleveland Clinic. (n.d.). Retrieved February 11, 2022, from https://my.clevelandclinic.org/health/diagnostics/10683-dexa-dxa-

scanbone-density-test

330 Bergeson Becco, L. (2017, November 27). *Vitamin D: What you need to know.* Experience Life. Retrieved February 5, 2022, from https://experiencelife.lifetime.life/article/vitamin-d-what-you-need-toknow/

331 *Vitamin D deficiency blood test.* True Health Labs. (n.d.). Retrieved February 11, 2022, from https://truehealthlabs.com/product/vitamin-d-test/

332 UCLA Health. (n.d.). *Normal calcium levels.* UCLA Endocrine Center. Retrieved February 5, 2022, from https://www.uclahealth.org/endocrinecenter/normal-calcium-levels

333 *Comprehensive nutritional panel.* True Health Labs. (n.d.). Retrieved February 11, 2022, from https://truehealthlabs.com/product/comprehensive-nutritional-panelmicronutrient-panel/

334 Mayo Foundation for Medical Education and Research. (n.d.). *Iron deficiency anemia.* Mayo Clinic. Retrieved February 5, 2022, from https://www.mayoclinic.org/diseases-conditions/iron-deficiencyanemia/diagnosis-treatment/drc-20355040

335 Mayo Foundation for Medical Education and Research. (n.d.). *Iron deficiency anemia.* Mayo Clinic. Retrieved February 5, 2022, from https://www.mayoclinic.org/diseases-conditions/iron-deficiencyanemia/diagnosis-treatment/drc-20355040

336 Mayo Foundation for Medical Education and Research. (n.d.). *Iron deficiency anemia.* Mayo Clinic. Retrieved February 5, 2022, from https://www.mayoclinic.org/diseases-conditions/iron-deficiencyanemia/diagnosis-treatment/drc-20355040

337 Mayo Foundation for Medical Education and Research. (n.d.). *Iron deficiency anemia.* Mayo Clinic. Retrieved February 5, 2022, from https://www.mayoclinic.org/diseases-conditions/iron-deficiencyanemia/diagnosis-treatment/drc-20355040

338 *Selenium, serum.* Mayo Clinic Laboratories. (n.d.). Retrieved February 5, 2022, from https://www.mayocliniclabs.com/test-catalog/overview/9765

339 CDC. (n.d.). (rep.). *National report on biochemical indicators of diet and nutrition in the U.S. population 1999-2002.* Retrieved February 5, 2022, from https://www.cdc.gov/nutritionreport/pdf/nr_ch4b.pdf.

340 *Selenium blood test.* Walk-in-Lab (n.d.). Retrieved February 28, 2022, from https://www.walkinlab.com/products/view/selenium-serum-or-plasma-test

341 *Trace minerals.* Labcorp (n.d.) Retrieved February 28, 2022 from https://www.labcorp.com/help/patient-test-info/trace-minerals

342 Choi, Y., Park, J. K., Park, N. H., Shin, J. W., Yoo, C. I., Lee, C. R., Lee, H., Kim, H. K., Kim, S. R., Jung, T., Park, J., Yoon, C. S., & Kim, Y. (2005). Whole blood and red blood cell manganese reflected signal intensities of t1-weighted magnetic resonance images better than plasma manganese in liver cirrhotics. *Journal of Occupational Health,* 47(1), 68-73. https://doi.org/10.1539/joh.47.68

343 *SLC39A8 single gene test.* Blueprint Genetics. (n.d.). Retrieved February 11, 2022, from https://blueprintgenetics.com/tests/single-gene-tests/slc39a8-single-gene-test-2/

344 Yazdi, P. (n.d.). *Manganese deficiency symptoms & causes + food sources.* SelfDecode Labs. Retrieved February 5, 2022, from https://labs.selfdecode.com/blog/manganese-deficiency/

345 Martinez-Finley, E. J., Gavin, C. E., Aschner, M., & Gunter, T. E. (2013). Manganese neurotoxicity and the role of reactive oxygen species. *Free Radical Biology and Medicine,* 62, 65-75. https://doi.org/10.1016/j.freeradbiomed.2013.01.032

346 Afonso, R. F., Kozasa, E. H., Rodrigues, D., Leite, J. R., Tufik, S., & Hachul, H. (2016). Yoga increased serum estrogen levels in postmenopausal women— case report. *Menopause,* 23(5), 584-586. https://doi.org/10.1097/gme.0000000000000593

347 Kiran, G., Gumusalan, Y., Ekerbicer, H. C., Kiran, H., Coskun, A., & Arikan, D. C. (2013). A randomized pilot study of acupuncture treatment for primary dysmenorrhea. *European Journal of Obstetrics & Gynecology and Reproductive Biology,* 169(2), 292-295. https://doi.org/10.1016/j.ejogrb.2013.02.016

348 Axe, J. (2021, March 30). *6 steps to balance hormones naturally.* Dr. Axe. Retrieved February 1, 2022, from https://draxe.com/health/10-waysbalance-hormones-naturally/

349 Axe, J. (2021, March 30). *6 steps to balance hormones naturally.* Dr. Axe. Retrieved February 1, 2022, from https://draxe.com/health/10-waysbalance-hormones-naturally/

350 Lynch, B. (2018). *Dirty genes: A breakthrough program to treat the root cause of illness and optimize your health.* HarperOne, 292.

351 Axe, J. (2021, March 30). *6 steps to balance hormones naturally.* Dr. Axe. Retrieved February 1, 2022, from https://draxe.com/health/10-waysbalance-hormones-naturally/

352 Axe, J. (2021, March 30). *6 steps to balance hormones naturally.* Dr. Axe. Retrieved February 1, 2022, from https://draxe.com/health/10-waysbalance-hormones-naturally/

353 Campbell, B. (n.d.). *How to improve estrogen imbalance naturally.* Dr. Becky Campbell. Retrieved February 11, 2022, from https://drbeckycampbell.com/how-to-improve-estrogen-imbalancenaturally/

354 Axe, J. (2021, March 30). *6 steps to balance hormones naturally.* Dr. Axe. Retrieved February 1, 2022, from https://draxe.com/health/10-waysbalance-hormones-naturally/

355 Razzak, Z. A., Khan, A. A., & Farooqui, S. I. (2019). Effect of aerobic and anaerobic exercise on estrogen level, fat mass, and muscle mass among postmenopausal osteoporotic females. *International Journal of Health Sciences,* 13(4), 10-16.

356 Campbell, B. (n.d.). *How to improve estrogen imbalance naturally.* Dr. Becky Campbell. Retrieved February 1, 2022, from https://drbeckycampbell.com/how-to-improve-estrogen-imbalancenaturally/

357 Axe, J. (2021, March 30). *6 steps to balance hormones naturally.* Dr. Axe. Retrieved February 1, 2022, from https://draxe.com/health/10-waysbalance-hormones-naturally/

358 Sturgeon, S. R., Heersink, J. L., Volpe, S. L., Bertone-Johnson, E. R., Puleo, E., Stanczyk, F. Z., Sabelawski, S., Wähälä, K., Kurzer, M. S., & Bigelow, C. (2008). Effect of dietary flaxseed on serum levels of estrogens and androgens in postmenopausal women. *Nutrition and Cancer,* 60(5), 612-618. https://doi.org/10.1080/01635580801971864

359 Rodriguez, H. (2021, May 12). *Maca, wonder herb for fertility.* Natural Fertility Info.com. Retrieved February 1, 2022, from https://naturalfertility-info.com/maca

360 Campbell, B. (n.d.). *How to improve estrogen imbalance naturally.* Dr. Becky Campbell. Retrieved February 1, 2022, from https://drbeckycampbell.com/how-to-improve-estrogen-

imbalancenaturally/

361 Axe, J. (2021, March 30). *6 steps to balance hormones naturally.* Dr. Axe. Retrieved February 1, 2022, from https://draxe.com/health/10-waysbalance-hormones-naturally/

362 Axe, J. (2021, March 30). *6 steps to balance hormones naturally.* Dr. Axe. Retrieved February 1, 2022, from https://draxe.com/health/10-waysbalance-hormones-naturally/

363 Goodson, A. (2018, July 30). *Red raspberry leaf tea: Pregnancy, benefits and side effects.* Healthline. Retrieved February 1, 2022, from https://www.healthline.com/nutrition/red-raspberry-leaf-tea#benefits

364 Axe, J. (2021, March 30). *6 steps to balance hormones naturally.* Dr. Axe. Retrieved February 1, 2022, from https://draxe.com/health/10-waysbalance-hormones-naturally/

365 Campbell, B. (n.d.). *How to improve estrogen imbalance naturally.* Dr. Becky Campbell. Retrieved February 1, 2022, from https://drbeckycampbell.com/how-to-improve-estrogen-imbalancenaturally/

366 Clark, S. (2018, October). *A non-hormone approach to menopause management.* Life Extension. Retrieved February 1, 2022, from https://www.lifeextension.com/magazine/2018/10/menopause-reliefwithout-hormones

367 Campbell, B. (n.d.). *How to improve estrogen imbalance naturally.* Dr. Becky Campbell. Retrieved February 1, 2022, from https://drbeckycampbell.com/how-to-improve-estrogen-imbalancenaturally/

368 Axe, J. (2021, March 30). *6 steps to balance hormones naturally.* Dr. Axe. Retrieved February 1, 2022, from https://draxe.com/health/10-waysbalance-hormones-naturally/

369 Axe, J. (2021, March 30). *6 steps to balance hormones naturally.* Dr. Axe. Retrieved February 1, 2022, from https://draxe.com/health/10-waysbalance-hormones-naturally/

370 Petre, A. (2019, August 9). *Which benefits of chasteberry are backed by science?* Healthline. Retrieved February 1, 2022, from https://www.healthline.com/nutrition/vitex

371 Eftekhari, M. H., Rostami, Z. H., Emami, M. J., & Tabatabaee, H. R. (2014). Effects of "itex agnus castus"extract and magnesium supplementation, alone and in combination, on osteogenic and angiogenic factors and fracture healing in women with long bone fracture. *Journal of Research in Medical Sciences: The Official Journal of Isfahan University of Medical Sciences,* 19(1), 1-7.

372 Afonso, R. F., Kozasa, E. H., Rodrigues, D., Leite, J. R., Tufik, S., & Hachul, H. (2016). Yoga increased serum estrogen levels in postmenopausal women: A case report. *Menopause (New York, N.Y.),* 23(5), 584-586. https://doi.org/10.1097/GME.0000000000000593

373 Harvard Health Publishing. (2020, July 7). *Blue Light has a dark side.* Harvard Health. Retrieved February 1, 2022, from https://www.health.harvard.edu/staying-healthy/blue-light-has-a-dark-side

374 West, K. E., Jablonski, M. R., Warfield, B., Cecil, K. S., James, M., Ayers, M. A., Maida, J., Bowen, C., Sliney, D. H., Rollag, M. D., Hanifin, J. P., & Brainard, G. C. (2011). Blue light from light-emitting diodes elicits a dosedependent suppression of melatonin in humans. *Journal of Applied Physiology,* 110(3), 619-626. https://doi.org/10.1152/japplphysiol.01413.2009

375 *Oyster extract: Oystermax: Premium supplement: Immune booster.* Marine Healthfoods. (n.d.). Retrieved February 1, 2022, from https://marinehealthfoods.com/product/oystermax/

376 Lynch, B. (2018). *Dirty genes: A breakthrough program to treat the root cause of illness and optimize your health.* HarperOne.

377 Harvard School of Public Health. (n.d.). *Folate (folic acid) -vitamin B9.* The Nutrition Source. Retrieved February 1, 2022, from https://www.hsph.harvard.edu/nutritionsource/folic-acid/

378 *Quatrefolic strikes again.* Nutraceutical Business Review. (2016, April 21). Retrieved February 2, 2022, from https://nutraceuticalbusinessreview.com/news/article_page/Quatrefolic_strikes_again/117505

379 Kresser, C. (2011, May 6). *A silent epidemic with serious consequences— What you need to know about B12 deficiency.* Chris Kresser. Retrieved February 1, 2022, from https://chriskresser.com/b12-deficiency-a-silentepidemic-with-serious-consequences/

380 Link, R. (2020, May 11). *Methylcobalamin vs. cyanocobalamin: What's the difference?* Healthline. Retrieved February 2, 2022, from https://www.healthline.com/nutrition/methylcobalamin-vscyanocobalamin#synthetic-vs-natural

381 Kira, J.-ichi, Tobimatsu, S., & Goto, I. (1994). Vitamin B12 metabolism and massive-dose methyl vitamin B12 therapy in Japanese patients with multiple sclerosis. *Internal Medicine,* 33(2), 82-86. https://doi.org/10.2169/internalmedicine.33.82

382 Paul, C., & Brady, D. M. (2017). Comparative bioavailability and utilization of particular forms of B12 supplements with potential to mitigate B12-related genetic polymorphisms. *Integrative Medicine (Encinitas, Calif.),* 16(1), 42-49.

383 Kresser, C. (2011, May 6). *A silent epidemic with serious consequences— What you need to know about B12 deficiency.* Chris Kresser. Retrieved February 1, 2022, from https://chriskresser.com/b12-deficiency-a-silentepidemic-with-serious-consequences/

384 Axe, J. (2021, December 10). *Top 11 omega-3 benefits and how to get more in your diet.* Dr. Axe. Retrieved February 2, 2022, from https://draxe.com/nutrition/omega-3-benefits-plus-top-10-omega-3-foodslist/

385 OmegaQuant. (2018, July 9). *What is the omega-3 index?* OmegaQuant. Retrieved February 2, 2022, from https://omegaquant.com/what-is-theomega-3-index/

386 Bolland, M. J., Avenell, A., Baron, J. A., Grey, A., MacLennan, G. S., Gamble, G. D., & Reid, I. R. (2010). Effect of calcium supplements on risk of myocardial infarction and cardiovascular events: Meta-analysis. *BMJ,* 341(Jul29 1), c3691-c3691. https://doi.org/10.1136/bmj.c3691

387 Greger, M. (2015, November 18). *Are calcium supplements effective?* NutritionFacts.org. Retrieved February 5, 2022, from https://nutritionfacts.org/video/are-calcium-supplements-effective/

388 Lam, T. P., Yip, B. H. K., Yu, F. W. P., Tang, N. L. S., To, K. K. W., Lee, K. M., Lee, W. Y. W., Ng, B. K. W., Hung, A. L. H., Qiu, Y., & Yeng, J. C. Y. (2018). The 12th meeting of International Research Society on Spinal Deformities (IRSSD). In *Scoliosis and Spinal Disorders.* Utrecht. Retrieved February 5, 2022, from https://aims.cuhk.edu.hk/converis/portal/detail/Publication/78022768?auxfun=&lang=en_GB.

389 *Calcium supplements may damage the heart.* Johns Hopkins Medicine. (2016, October 11). Retrieved February 5, 2022, from https://www.hopkinsmedicine.org/news/media/releases/calcium_supplements_may_damage_the_heart

390 Harvard Health Publishing Staff. (2020, February 28). *Could too much calcium cause heart disease?*

Harvard Health. Retrieved February 6, 2022, from https://www.health.harvard.edu/blog/study-links-too-much-calciumto-heart-disease-20100812204

391 *Iron in your diet.* Cleveland Clinic. (n.d.). Retrieved February 6, 2022, from https://my.clevelandclinic.org/health/drugs/12871-iron-in-your-diet

392 Society for the Advancement of Blood Management, Inc. (2018, December). A physician' guide to oral iron supplements. Englewood. https://www.sabm.org/wp-content/uploads/2019/01/2A2-PhysiciansGuideOralIron.pdf

393 *Iron in your diet.* Cleveland Clinic. (n.d.). Retrieved February 6, 2022, from https://my.clevelandclinic.org/health/drugs/12871-iron-in-your-diet

394 American Bone Health. (2016, September 28). *Minerals for bone health.* American Bone Health. Retrieved February 6, 2022, from https://americanbonehealth.org/nutrition/minerals-for-bone-health/

395 Society for the Advancement of Blood Management, Inc. (2018). *A Physician' Guide to Oral Iron Supplements.* https://www.sabm.org/wpcontent/uploads/2019/01/2A2-PhysiciansGuideOralIron.pdf

396 Society for the Advancement of Blood Management, Inc. (2018). *A Physician' Guide to Oral Iron Supplements.* https://www.sabm.org/wpcontent/uploads/2019/01/2A2-PhysiciansGuideOralIron.pdf

397 Harvard School of Public Health. (n.d.). *Iron.* The Nutrition Source. Retrieved February 6, 2022, from https://www.hsph.harvard.edu/nutritionsource/iron/

398 Harvard School of Public Health. (n.d.). *Iron.* The Nutrition Source. Retrieved February 6, 2022, from https://www.hsph.harvard.edu/nutritionsource/iron/

399 Alves, C., Saleh, A., & Alaofè, H. (2019). Iron-containing cookware for the reduction of iron deficiency anemia among children and females of reproductive age in low- and middle-income countries: A systematic review. *PLOS ONE,* 14(9). https://doi.org/10.1371/journal.pone.0221094

400 Iliades, C. (2021, January 13). *Does cooking in cast iron help iron deficiency?* University Health News Daily. Retrieved February 6, 2022, from https://universityhealthnews.com/daily/energy-fatigue/use-cast-ironcookware-as-an-iron-deficiency-treatment/

401 Park, J. H., Hogrebe, M., Fobker, M., Brackmann, R., Fiedler, B., Reunert, J., Rust, S., Tsiakas, K., Santer, R., Grüneberg, M., & Marquardt, T. (2018). SLC39A8 deficiency: Biochemical correction and major clinical improvement by manganese therapy. *Genetics in Medicine,* 20(2), 259-268. https://doi.org/10.1038/gim.2017.106

402 Bonaventura, E., Barone, R., Sturiale, L., Pasquariello, R., Alessandrì, M. G., Pinto, A. M., Renieri, A., Panteghini, C., Garavaglia, B., Cioni, G., & Battini, R. (2021). Clinical, molecular and glycophenotype insights in SLC39A8- CDG. *Orphanet Journal of Rare Diseases,* 16(1). https://doi.org/10.1186/s13023-021-01941-y

403 Park, J. H., Hogrebe, M., Grüneberg, M., DuChesne, I., von der Heiden, A. L., Reunert, J., Schlingmann, K. P., Boycott, K. M., Beaulieu, C. L., Mhanni, A. A., Innes, A. M., Hörtnagel, K., Biskup, S., Gleixner, E. M., Kurlemann, G., Fiedler, B., Omran, H., Rutsch, F., Wada, Y., Tsiakas, K., . . . Marquardt, T. (2015). SLC39A8 Deficiency: A disorder of manganese transport and glycosylation. *American Journal of Human Genetics,* 97(6), 894-903. https://doi.org/10.1016/

j.ajhg.2015.11.003

404 RxList. (n.d.). *Manganese.* RxList. Retrieved February 12, 2022, from https://www.rxlist.com/manganese/supplements.htm

405 Calcaterra, V., Verduci, E., Magenes, V. C., Pascuzzi, M. C., Rossi, V., Sangiorgio, A., Bosetti, A., Zuccotti, G., & Mameli, C. (2021). The role of pediatric nutrition as a modifiable risk factor for precocious puberty. *Life,* 11(12), 1353. https://doi.org/10.3390/life11121353

406 Campbell, B. (2021, April 7). *How to improve estrogen imbalance naturally.* Dr. Becky Campbell. Retrieved February 1, 2022, from https://drbeckycampbell.com/how-to-improve-estrogen-imbalancenaturally/

407 Axe, J. (2021, March 30). *6 steps to balance hormones naturally.* Dr. Axe. Retrieved February 1, 2022, from https://draxe.com/health/10-waysbalance-hormones-naturally/

408 *The best anti-inflammatory diets.* Harvard Health. (2020, October 21). Retrieved February 12, 2022, from https://www.health.harvard.edu/stayinghealthy/the-best-anti-inflammatory-diets

409 Mastroianni, B. (2019, January 30). *Paleo diet for autoimmune diseases: Can it help with MS, psoriasis, and IBD?* EverydayHealth. Retrieved February 12, 2022, from https://www.everydayhealth.com/dietnutrition/paleo-diet/paleo-diet-autoimmune-diseases-can-it-help-with-mspsoriasis-ibd/

410 Harvard Health Publishing. (2021, November 16). *Foods that fight inflammation.* Harvard Health. Retrieved February 12, 2022, from https://www.health.harvard.edu/staying-healthy/foods-that-fightinflammation

411 Wong, C. (n.d.). *What should you eat for an anti-inflammatory diet?* Verywell Health. Retrieved February 12, 2022, from https://www.verywellhealth.com/anti-inflammatory-diet-88752

412 Oregon State University. (n.d.). *Indole-3-carbinol.* Linus Pauling Institute. Retrieved February 1, 2022, from https://lpi.oregonstate.edu/mic/dietaryfactors/phytochemicals/indole-3-carbinol#food-sources

413 Axe, J. (2021, March 30). *6 steps to balance hormones naturally.* Dr. Axe. Retrieved February 1, 2022, from https://draxe.com/health/10-waysbalance-hormones-naturally/

414 Brighten, J. (2019, January 9). *Seed cycling for hormone balance.* Dr. Jolene Brighten. Retrieved February 1, 2022, from https://drbrighten.com/seedcycling-for-hormone-balance/

415 Wszelaki, M. (n.d.). *Seed cycling diet: How to increase progesterone & regulate your period.* Annmarie Skin Care. Retrieved February 1, 2022, from https://www.annmariegianni.com/the-seed-rotation-diet/?cnreloaded=1

416 WebMD Editorial Contributors. (n.d.). *6 foods high in melatonin and why you need it.* WebMD. Retrieved February 1, 2022, from https://www.webmd.com/diet/foods-high-in-melatonin

417 Meng, X., Li, Y., Li, S., Zhou, Y., Gan, R.-Y., Xu, D.-P., & Li, H.-B. (2017). Dietary sources and bioactivities of melatonin. *Nutrients,* 9(4), 367. https://doi.org/10.3390/nu9040367

418 Howatson, G., Bell, P. G., Tallent, J., Middleton, B., McHugh, M. P., & Ellis, J. (2011). Effect of tart cherry juice (prunus cerasus) on melatonin levels and enhanced sleep quality. *European Journal of Nutrition,* 51(8), 909-916. https://doi.org/10.1007/s00394-011-0263-7

419 Pereira, N., Naufel, M. F., Ribeiro, E. B., Tufik, S., & Hachul, H. (2019). Influence of dietary

sources of melatonin on sleep quality: A review. *Journal of Food Science,* 85(1), 5-13. https://doi.org/10.1111/1750-3841.14952

420 WebMD Editorial Contributors. (n.d.). *6 foods high in melatonin and why you need it.* WebMD. Retrieved February 1, 2022, from https://www.webmd.com/diet/foods-high-in-melatonin

421 U.S. Department of Health and Human Services. (n.d.). *Zinc.* NIH Office of Dietary Supplements. Retrieved February 1, 2022, from https://ods.od.nih.gov/factsheets/Zinc-HealthProfessional/

422 U.S. Department of Health and Human Services. (n.d.). *Zinc.* NIH Office of Dietary Supplements. Retrieved February 1, 2022, from https://ods.od.nih.gov/factsheets/Zinc-HealthProfessional/

423 Harvard School of Public Health. (n.d.). *The microbiome.* The Nutrition Source. Retrieved February 12, 2022, from https://www.hsph.harvard.edu/nutritionsource/microbiome/#roleprobiotics

424 Harvard School of Public Health. (n.d.). *The microbiome.* The Nutrition Source. Retrieved February 12, 2022, from https://www.hsph.harvard.edu/nutritionsource/microbiome/#roleprobiotics

425 Lynch, B. (2018). *Dirty genes: A breakthrough program to treat the root cause of illness and optimize your health.* HarperOne.

426 Levy, J. (2018, July 27). *MTHFR mutation symptoms, diagnoses & natural remedies.* Dr. Axe. Retrieved February 2, 2022, from https://draxe.com/health/mthfr-mutation/

427 U.S. Department of Health and Human Services. (n.d.). *Vitamin B12.* NIH Office of Dietary Supplements. Retrieved February 2, 2022, from https://ods.od.nih.gov/factsheets/VitaminB12-HealthProfessional/#h3

428 Semeco, A. (n.d.). *Top 12 foods that are high in vitamin B12.* Healthline. Retrieved February 2, 2022, from https://www.healthline.com/nutrition/vitamin-b12-foods#top-foods

429 Koyyalamudi, S. R., Jeong, S.-C., Cho, K. Y., & Pang, G. (2009). Vitamin B12 is the active corrinoid produced in cultivated white button mushrooms (agaricus bisporus). *Journal of Agricultural and Food Chemistry,* 57(14), 6327-6333. https://doi.org/10.1021/jf9010966

430 Watanabe, F., Takenaka, S., Katsura, H., Masumder, S. A., Abe, K., Tamura, Y., & Nakano, Y. (1999). Dried green and purple lavers (nori) contain substantial amounts of biologically active vitamin B12 but less of dietary iodine relative to other edible seaweeds. *Journal of Agricultural and Food Chemistry,* 47(6), 2341-2343. https://doi.org/10.1021/jf981065c

431 Greger, M. (2020, December 15). *What vegan foods have vitamin B12 & how can vegans get B12?* NutritionFacts.org. Retrieved February 2, 2022, from https://nutritionfacts.org/questions/what-foods-contain-vitamin-b12/

432 U.S. Department of Health and Human Services. (n.d.). *Vitamin B12.* NIH Office of Dietary Supplements. Retrieved February 2, 2022, from https://ods.od.nih.gov/factsheets/VitaminB12-HealthProfessional/#h3

433 Greger, M. (2020, December 15). *What vegan foods have vitamin B12 & how can vegans get B12?* NutritionFacts.org. Retrieved February 2, 2022, from https://nutritionfacts.org/questions/what-foods-contain-vitamin-b12/

434 U.S. Department of Health and Human Services. (n.d.). *Vitamin B12.* NIH Office of Dietary Supplements. Retrieved February 2, 2022, from https://ods.od.nih.gov/factsheets/VitaminB12-HealthProfessional/#h3

435 Semeco, A. (n.d.). *Top 12 foods that are high in vitamin B12.* Healthline. Retrieved February 2, 2022, from https://www.healthline.com/nutrition/vitamin-b12-foods#top-foods

436 Axe, J. (2021, December 10). *Top 11 omega-3 benefits and how to get more in your diet.* Dr. Axe. Retrieved February 2, 2022, from https://draxe.com/nutrition/omega-3-benefits-plus-top-10-omega-3-foodslist/

437 U.S. Department of Health and Human Services. (n.d.). *Vitamin D.* NIH Office of Dietary Supplements. Retrieved February 12, 2022, from https://ods.od.nih.gov/factsheets/VitaminD-HealthProfessional/

438 McCracken, S. (n.d.). Nutrition and Scoliosis [web log]. Retrieved February 13, 2022, from https://hollywoodhomestead.com/nutrition-and-scoliosis/.

439 Scoliotrack. (2013, July 11). *Beyond calcium and vitamin D—How to really build strong bones.* Health Is in Your Hands. Retrieved February 13, 2022, from https://scoliotrack.com/article.php?art_id=279

440 Vukovic, D. (2021, August 18). *Vitamin K2: The most important yet underrated vitamin for your heart and bones.* PlenteousVeg. Retrieved February 13, 2022, from https://plenteousveg.com/vitamin-k2/

441 Greger, M. (2014, November 20). *How beans help our bones.* NutritionFacts.org. Retrieved February 13, 2022, from https://nutritionfacts.org/2014/11/20/how-beans-help-our-bones/

442 *Calcium and strong bones.* Physicians Committee for Responsible Medicine. (n.d.). Retrieved February 13, 2022, from https://www.pcrm.org/goodnutrition/nutrition-information/health-concerns-about-dairy/calcium-andstrong-bones

443 McCracken, S. (n.d.). Nutrition and Scoliosis [web log]. Retrieved February 13, 2022, from https://hollywoodhomestead.com/nutrition-and-scoliosis/.

444 U.S. Department of Health and Human Services. (n.d.). *Iron.* NIH Office of Dietary Supplements. Retrieved February 2, 2022, from https://ods.od.nih.gov/factsheets/Iron-Consumer/

445 *Iron in your diet.* Cleveland Clinic. (n.d.). Retrieved February 13, 2022, from https://my.clevelandclinic.org/health/drugs/12871-iron-in-your-diet

446 Kaufman, C. (2020, January 23). *Foods to fight iron deficiency.* EatRight. Retrieved February 13, 2022, from https://www.eatright.org/health/wellness/preventing-illness/iron-deficiency

447 Carneglia, E. (2020, September 11). *5 plant-based iron-rich foods.* Nutrition Stripped®. Retrieved February 13, 2022, from https://nutritionstripped.com/plant-based-iron-rich-foods/

448 Conde Nast. (n.d.). *Tomatoes, sun-dried nutrition facts & calories.* Nutrition Data. Retrieved February 13, 2022, from https://nutritiondata.self.com/facts/vegetables-and-vegetableproducts/3021/2

449 U.S. Department of Health and Human Services. (n.d.). *Iron.* NIH Office of Dietary Supplements. Retrieved February 2, 2022, from https://ods.od.nih.gov/factsheets/Iron-Consumer/

450 Chen, L., Liu, R., Zhao, Y., & Shi, Z. (2020). High consumption of soft drinks is associated with an increased risk of fracture: A 7-year follow-up study. *Nutrients,* 12(2), 530. https://doi.org/10.3390/nu12020530

451 Tucker, K. L., Morita, K., Qiao, N., Hannan, M. T., Cupples, L. A., & Kiel, D. P. (2006). Colas, but not other carbonated beverages, are associated with low bone mineral density in older women: The Framingham osteoporosis study. *The American Journal of Clinical Nutrition,* 84(4), 936-942. https://doi.org/10.1093/ajcn/84.4.936

452 Tufts University. (2016, November). Drinking lots of cola raises risk for osteoporosis. *Tufts Journal.* Retrieved February 13, 2022, from http://tuftsjournal.tufts.edu/archive/2006/november/briefs/index.shtml.

453 López-González, A. A., Grases, F., Roca, P., Mari, B., Vicente-Herrero, M. T., & Costa-Bauzá, A. (2008). Phytate (myo-inositol hexaphosphate) and risk factors for osteoporosis. *Journal of Medicinal food,* 11(4), 747-752. https://doi.org/10.1089/jmf.2008.0087

454 Gupta, R. C., Mostrom, M., & Evans, T. J. (2011). Phytoestrogens. *Reproductive and Developmental Toxicology.* (707-722). Elsevier/Academic Press.

455 Greger, M. (2014, November 20). *How beans help our bones.* NutritionFacts.org. Retrieved February 13, 2022, from https://nutritionfacts.org/2014/11/20/how-beans-help-our-bones/

456 Greger, M. (2015). *Is milk good for our bones?* NutritionFacts.org. Retrieved February 13, 2022, from https://nutritionfacts.org/video/is-milk-good-forour-bones/.

457 Kassi, E., Papoutsi, Z., Fokialakis, N., Messari, I., Mitakou, S., & Moutsatsou, P. (2004). Greek plant extracts exhibit selective estrogen receptor modulator (SERM)-like properties. *Journal of Agricultural and Food Chemistry,* 52(23), 6956-6961. https://doi.org/10.1021/jf0400765

458 *Chamomile and calcium.* Nutrition Breakthroughs. (2019, November 28). Retrieved February 13, 2022, from https://www.nutritionbreakthroughs.com/tag/chamomile-and-calcium/

459 Filip, R., Possemiers, S., Heyerick, A., Pinheiro, I., Raszewski, G., Davicco, M. J., & Coxam, V. (2015). Twelve-month consumption of a polyphenol extract from olive (Olea europaea) in a double blind, randomized trial increases serum total osteocalcin levels and improves serum lipid profiles in postmenopausal women with osteopenia. *The Journal of Nutrition, Health & Aging,* 19(1), 77-86. https://doi.org/10.1007/s12603-014-0480-x

460 Chin, K. Y., & Ima-Nirwana, S. (2016). Olives and bone: A green osteoporosis prevention option. *International Journal of Environmental Research and Public Health,* 13(8), 755. https://doi.org/10.3390/ijerph13080755

461 Straith, M. (2017, November 10). *The bone health benefits of tea.* AlgaeCal. Retrieved February 13, 2022, from https://www.algaecal.com/expertinsights/bone-health-benefits-of-tea/

462 Shen, C. L., Yeh, J. K., Cao, J. J., & Wang, J. S. (2009). Green tea and bone metabolism. *Nutrition Research (New York, N.Y.),* 29(7), 437-456. https://doi.org/10.1016/j.nutres.2009.06.008

463 Barrell, A. (2021, May 5). *15 high selenium foods: Why we need them, and more.* Medical News Today. Retrieved February 13, 2022, from https://www.medicalnewstoday.com/articles/foods-with-selenium

464 WebMD Editorial Contributors. (n.d.). *Brazil nuts: Health benefits, nutrients per serving,*

preparation information, and more. WebMD. Retrieved February 13, 2022, from https://www.webmd.com/diet/health-benefitsbrazil-nuts

465 Yazdi, P. (n.d.). *Manganese deficiency symptoms & causes + food sources.* SelfDecode Labs. Retrieved February 10, 2022, from https://labs.selfdecode.com/blog/manganese-deficiency/

466 The Institute for Functional Medicine. (n.d.). Retrieved February 13, 2022, from https://www.ifm.org/

467 Medical Academy of Pediatric Special Needs. (n.d.). Retrieved February 13, 2022, from https://www.medmaps.org/

468 American Association of Naturopathic Physicians. (n.d.). Retrieved February 13, 2022, from https://www.naturopathic.org/

469 van der Kolk, Bessel. (2015). *The body keeps the score: Brain, mind, and body in the healing of trauma.* Penguin Books, 121.

470 Payne, W. K., Ogilvie, J. W., Resnick, M. D., Kane, R. L., Transfeldt, E. E., & Blum, R. W. (1997). Does scoliosis have a psychological impact and does gender make a difference? *Spine,* 22(12), 1380-1384. https://doi.org/10.1097/00007632-199706150-00017

471 Carrasco, M. I., & Ruiz, M. C. (2014). Perceived self-image in adolescent idiopathic scoliosis: An integrative review of the literature. *Revista Da Escola De Enfermagem Da USP,* 48(4), 748-757. https://doi.org/10.1590/s0080-623420140000400024

472 Anastasio, A. T., Farley, K. X., & Rhee, J. M. (2020). Depression and anxiety as emerging contributors to increased hospital length of stay after posterior spinal fusion in patients with adolescent idiopathic scoliosis. *North American Spine Society Journal (NASSJ),* 2, 100012. https://doi.org/10.1016/j.xnsj.2020.100012

473 Payne, W. K., Ogilvie, J. W., Resnick, M. D., Kane, R. L., Transfeldt, E. E., & Blum, R. W. (1997). Does scoliosis have a psychological impact and does gender make a difference? *Spine,* 22(12), 1380-1384. https://doi.org/10.1097/00007632-199706150-00017

474 Disabled girl commits suicide after being bullied on Twitter -She was told she is still ugly after a decade challenge. (2019, December 19). *IReport South Africa.* Retrieved January 25, 2022, from https://ireportsouthafrica.co.za/2019/12/20/watch-disabled-girl-commitssuicide-after-being-bullied-on-twitter-she-was-told-she-is-still-ugly-after-adecade-challenge/.

475 Freidel, K., Petermann, F., Reichel, D., Steiner, A., Warschburger, P., & Weiss, H. R. (2002). Quality of life in women with idiopathic scoliosis. *Spine,* 27(4). https://doi.org/10.1097/00007632-200202150-00013

476 Albay, C., & Kaygusuz, M. A. (2021). Effect of instrumentation level on mental health subscale of Scoliosis Research Society outcomes questionnaire in adolescent idiopathic scoliosis. *Cureus.* https://doi.org/10.7759/cureus.14234

477 Albay, C., & Kaygusuz, M. A. (2021). Effect of instrumentation level on mental health subscale of Scoliosis Research Society outcomes questionnaire in adolescent idiopathic scoliosis. *Cureus.* https://doi.org/10.7759/cureus.14234

478 Hanscom, David. (2017). *Back in control: A surgeon's roadmap out of chronic pain.* Vertus Press.

479 Hanscom, David. (2019). *Do you really need spine surgery?: Take control with a surgeon's advice.* Vertus Press.

480 Dodd, C. (2014). *The voice of the heart: A call to full living.* Sage Hill Resources, 80.

481 Brown, Brené. (2008). *I thought it was just me (but it isn't): Telling the truth about perfectionism, inadequacy, and power.* Gotham Books, 5.

482 Brown, Brené. (2010). *The gifts of imperfection: Let go of who you think you're supposed to be and embrace who you are.* Hazelden Publishing, 41.

483 Brown, Brené. (2008). *I thought it was just me (but it isn't): Telling the truth about perfectionism, inadequacy, and power.* Gotham Books, 82.

484 Brown, Brené. (2010). *The gifts of imperfection: Let go of who you think you're supposed to be and embrace who you are.* Hazelden Publishing, 9.

485 Holt-Lunstad, J., Smith, T. B., & Layton, J. B. (2010). Social relationships and mortality risk: A meta-analytic review. *PLoS Medicine,* 7(7). https://doi.org/10.1371/journal.pmed.1000316

486 Brown, Brené. (2010). *The gifts of imperfection: Let go of who you think you're supposed to be and embrace who you are.* Hazelden Publishing.

487 Mayo Foundation for Medical Education and Research. (2019, October 29). *Body dysmorphic disorder.* Mayo Clinic. Retrieved January 25, 2022, from https://www.mayoclinic.org/diseases-conditions/body-dysmorphicdisorder/symptoms-causes/syc-20353938

488 Arthur, Kay. (2003). *Lord, heal my hurts: A devotional study on God's care and deliverance.* WaterBrook Press, 130.

489 van der Kolk, Bessel. (2015). *The body keeps the score: Brain, mind, and body in the healing of trauma.* Penguin Books, 139.

490 Bedell, S. E., Graboys, T. B., Bedell, E., & Lown, B. (2004). Words that harm, words that heal. *Archives of Internal Medicine,* 164(13), 1365. https://doi.org/10.1001/archinte.164.13.1365

491 van der Kolk, Bessel. (2015). *The body keeps the score: Brain, mind, and body in the healing of trauma.* Penguin Books.

492 van der Kolk, Bessel. (2015). *The body keeps the score: Brain, mind, and body in the healing of trauma.* Penguin Books.

493 van der Kolk, Bessel. (2015). *The body keeps the score: Brain, mind, and body in the healing of trauma.* Penguin Books.

494 Ryder, Johnny Ray. (n.d.). *The oak tree - a self-esteem poem.* Ellen Bailey Poems. Retrieved February 4, 2022, from https://www.ellenbailey.com/poems/ellen_143.htm

495 Niebuhr, R. (n.d.). *Serenity prayer.* Wikipedia. Retrieved February 14, 2022, from https://en.wikipedia.org/wiki/Serenity_Prayer

저자에 대하여

에린 마이어는 척추측만증에 대한 국제적 전문가이자 척추측만증이 있는 사람들의 삶을 풍요롭게 하기 위해 고안된 회사인 스파이럴 스파인Spiral Spine의 설립자입니다. 그녀는 테네시주 브렌트우드에 '스파이럴 스파인 필라테스 스튜디오Spiral Spine Pilates Studio'를 운영하고 있으며, 이를 통해 척추측만증 환자를 열정적으로 돕고 있습니다.

에린 마이어의 교육 철학은 간단합니다. 해부학적으로 올바른 움직임을 통해 사람들의 삶의 질을 개선하는 것입니다. 운동 기능 장애의 근본 원인을 찾는 그녀의 접근법은 그녀의 쉬운 교육 스타일과 결합되어 전 세계 모든 연령대의 고객에게 적용되고 있습니다.

그녀가 운영하는 '스파이럴 스파인'은 점점 더 많은 척추측만증 자료를 제공하고 있습니다. 에린 마이어가 독점적으로 만든 책에는 먼저 출간된 『척추측만증 분석』과 아직 한국에는 출간되지 않은 『The Beautiful Scoliotic Back』, 『My Scoli Journal』, 온라인 운동인 'Scoliosis Series' 및 'Hard Core Scoli'가 포함됩니다. 그녀는 척추측만증 분석부터 척추측만증 척추 유합이나 척추측만증이 있는 어린이에 대한 접근 방법과 초기 척추측만증 수업 방법이나 척추측만증으로 인한 다리 길이 불균형 교정법을 포함하여 온라인에서 척추측만증에 대한 여러 지속적인 교육 워크숍을 진행하고 있습니다. 그녀가 운영하고 있는 앱인 스파이럴 스파인의 척도계Scoliometer는 의사와 사용자가 척추와 갈비뼈 회전을 측정하여 사용자가 척추를 더 잘 관리하도록 돕고 있습니다.

에린 마이어는 라디오 시티 로켓Radio City Rockettes 발레단에서 전문 댄서로 경력을 시작했으며 케인 코어 통합 학교Kane School of Core Integration에서 필라테스 교육을 받았습니다. 그녀는 신체 균형의 마스터 강사이며 자이로토닉GYROTONIC® 협회에서 레벨 2 인증을 받았습니다. 그녀는 미국 운동 협의회American Council on Exercise 및 국립 필라테스 인증 프로그램National Pilates Certification Program의 인증과 함께 뉴욕(NYC)의 페이스 대학교Pace University에서 경영학 학사 학위를 받았습니다.

역자에 대하여

대표 역자 백형진

차의과학대학교 의학과 통합의학전공 의학박사

동국대학교 산학협력단 겸임교수

가천대학교 특수치료대학원 운동치료학 전공 겸임교수

NUMSS National University of Medical Sciences (DO, DN)

공동 역자(가나다순)

- 김동후 한의사

  원광대 한의학과 졸

  한방 재활의학과 전문의

  응용근신경학회 인정의

- 김무성

  세계태권도전문트레이너협회(WTPTA) 사무국장

  서울본브릿지병원 대외협력 팀장

  서울시태권도협회 의무분과 부위원장

- 김소정

  수원대학교 스포츠과학과 객원교수

  동덕여자대학교 체육학 박사

  맘스 테라피 대표

- 김용주
  남서울대학교 스포츠건강관리학과 외래교수
  충청대학교 스포츠재활학부 외래교수
  한양대학교 미래인재교육원 겸임교수

- 박만기
  ITN 피트니스 대표
  더블유 주식회사 대표
  대한예방운동협회 강원지부 대표

- 박원일
  現 중앙대학교 산학협력단 전임연구원
  現 중앙대학교 학교체육연구소 전임연구원
  現 건국대학교 일반대학원 스포츠의학과 강사

- 박호연 한의사
  피트니스 한의원 대표원장
  대한스포츠한의학회 공인 팀닥터
  NUMSS Doctor of Osteopathy

- 양지혜
  現 인덕대학교 방송헤어미용예술학과 외래교수
  現 한양대학교 미래인재교육원 겸임교수
  前 국민대학교 평생교육원 외래교수

- 양홍석
  차의과학대학교 통합의학대학원 자세체형교정 전공
  W GYM / W 필라테스& PT 대표
  짐볼필라테스 교과서 대표저자 외 다수 공저

- 우연준

경희대학교 체육대학원 스포츠의과학 전공
현) 삼성생명 배드민턴팀 트레이너
전) 알파인 스노보드 국가대표팀 의무트레이너

- 이동준

現 명지대학교 체육학부 체육학전공 교수
現 명지대학교 체육학부 체육부장
現 한국대학수영연맹 이사

- 전선혜

중앙대학교 체육교육과 교수
중앙대학교 스포츠지도사 연수원장
교수창업기업 THE FIRSTEP CEO

- 조승현

Doctor of Chiropractic
미국 팔머 카이로 프랙틱 졸업
척추측만증 분석 대표역자

- 한단희

더바디랩 대표
한양대학교 미래교육원 겸임교수
분당서울대학교병원 고령친화산업 전문가

- 홍승현 한의사

경희대 한의학과 졸
한방 재활의학과 석사 과정
한방비만학회 정회원

척추측만증 솔루션
I Have Scoliosis; Now What?

1판 1쇄 펴냄: 2023년 10월 20일

지은이: 에린 마이어
옮긴이: 김동후, 김무성, 김소정, 김용주, 박만기, 박원일, 박호연, 백형진,
양지혜, 양홍석, 우연준, 이동준, 전선혜, 조승현, 한단희, 홍승연
펴낸이: 권오현
펴낸곳: 대성의학사

출판등록 2009년 6월 22일(제301-2013-095호)
서울특별시 중구 을지로 126-1 (을지로3가, 3층)
전화 02)2279-3444 / 팩스 02)2285-0108
Homepage www.medibook.co.kr

값 35,000원

ISBN 979-11-90868-37-2(13690)